# 康复医学

## （供临床医学专业用）

主　编　李丽英　李　渤

副主编　鲁　海　王忠磊　刘　尊　谭吉勇

编　者　（以姓氏笔画为序）

马曼华（商丘医学高等专科学校）

王忠磊（重庆三峡医药高等专科学校）

任永利（山东省临沂市人民医院）

李　渤（聊城职业技术学院）

李丽英（山东医学高等专科学校）

刘　尊（沧州医学高等专科学校）

陈　旭（遵义医学高等专科学校）

张姗姗（重庆护理职业学院）

肖　湘（重庆医药高等专科学校）

苏　雁（福建生物工程职业技术学院）

柏　平（山东医学高等专科学校）

赵　娅（曲靖医学高等专科学校）

梁旭霞（乌兰察布医学高等专科学校）

董芳明（山东中医药高等专科学校）

鲁　海（广东食品药品职业学院）

谭吉勇（聊城市退役军人医院）

秘　书　柏　平

中国健康传媒集团

中国医药科技出版社

## 内 容 提 要

本教材是"全国高等职业教育临床医学专业第二轮教材"之一，根据国家高等职业教育临床医学专业教学大纲的基本要求和课程特点编写而成，内容上涵盖了绪论、康复评定技术、康复治疗技术、神经系统疾病的康复、骨与关节疾病的康复和内脏疾病的康复等内容。本教材具有科学性、先进性、思想性、启发性和实用性等特点。本教材为书网融合教材，即纸质教材有机融合电子教材、教学配套资源（PPT、微课、视频等）、题库系统、数字化教学服务（在线教学、在线作业、在线考试），使教学资源更加多样化、立体化。

本教材主要供临床医学专业使用，也可作为临床医学专业、康复治疗技术专业工作者的专业参考书。

**图书在版编目（CIP）数据**

康复医学/李丽英，李渤主编 . —北京：中国医药科技出版社，2022.12

全国高等职业院校临床医学专业第二轮教材

ISBN 978 - 7 - 5214 - 3550 - 4

Ⅰ. ①康… Ⅱ. ①李… ②李… Ⅲ. ①康复医学 - 高等职业教育 - 教材 Ⅳ. ①R49

中国版本图书馆 CIP 数据核字（2022）第 241943 号

美术编辑 陈君杞

版式设计 友全图文

出版 **中国健康传媒集团** | 中国医药科技出版社

地址 北京市海淀区文慧园北路甲 22 号

邮编 100082

电话 发行：010 - 62227427 邮购：010 - 62236938

网址 www. cmstp. com

规格 889 × 1194mm $\frac{1}{16}$

印张 11 $\frac{1}{2}$

字数 329 千字

版次 2022 年 12 月第 1 版

印次 2023 年 7 月第 2 次印刷

印刷 北京盛通印刷股份有限公司

经销 全国各地新华书店

书号 ISBN 978 - 7 - 5214 - 3550 - 4

定价 **39. 00 元**

获取新书信息、投稿、为图书纠错，请扫码联系我们。

　　为贯彻落实《国家职业教育改革实施方案》《职业教育提质培优行动计划（2020—2023年）》《关于推动现代职业教育高质量发展的意见》等有关文件精神，不断推动职业教育教学改革，对标国家健康战略、对接医药市场需求、服务健康产业转型升级，支撑高质量现代职业教育体系发展的需要，中国医药科技出版社在教育部、国家药品监督管理局的领导下，在本套教材建设指导委员会主任委员厦门医学院王斌教授，以及长春医学高等专科学校、江苏医药职业学院、江苏护理职业学院、益阳医学高等专科学校、山东医学高等专科学校、遵义医学高等专科学校、长沙卫生职业学院、重庆医药高等专科学校、重庆三峡医药高等专科学校、漯河医学高等专科学校、辽宁医药职业学院、承德护理职业学院、楚雄医药高等专科学校等副主任委员单位的指导和顶层设计下，通过走访主要院校对2018年出版的"全国高职高专院校临床医学专业'十三五'规划教材"进行了广泛征求意见，有针对性地制定了第二版教材的出版方案，旨在赋予再版教材以下特点。

**1. 强化课程思政，体现立德树人**

　　坚决把立德树人贯穿、落实到教材建设全过程的各方面、各环节。教材编写应将价值塑造、知识传授和能力培养三者融为一体，在教材专业内容中渗透我国医疗卫生事业人才培养需要的有温度、有情怀的职业素养要求，着重体现加强救死扶伤的道术、心中有爱的仁术、知识扎实的学术、本领过硬的技术、方法科学的艺术的教育，为人民培养医德高尚、医术精湛的健康守护者。

**2. 体现职教精神，突出必需够用**

　　教材编写坚持现代职教改革方向，体现高职教育特点，根据《高等职业学校专业教学标准》《职业教育专业目录（2021）》要求，以人才培养目标为依据，以岗位需求为导向，进一步优化精简内容，落实必需够用原则，以培养满足岗位需求、教学需求和社会需求的高素质技能型人才准确定位教材。

**3. 坚持工学结合，注重德技并修**

　　本套教材融入行业人员参与编写，强化以岗位需求为导向的理实教学，注重理论知识与岗位需求相结合，对接职业标准和岗位要求。在教材正文适当插入临床案例，起到边读边想、边读边悟、边读边练，做到理论与临床相关岗位相结合，强化培养学生临床思维能力和操作能力。

#### 4. 体现行业发展，更新教材内容

教材建设要根据行业发展要求调整结构、更新内容。构建教材内容应紧密结合当前临床实际要求，注重吸收临床新技术、新方法、新材料，体现教材的先进性。体现临床程序贯穿于教学的全过程，培养学生的整体临床意识；体现国家相关执业资格考试的有关新精神、新动向和新要求；满足以学生为中心而开展的各种教学方法的需要，充分发挥学生的主观能动性。

#### 5. 建设立体教材，丰富教学资源

依托"医药大学堂"在线学习平台搭建与教材配套的数字化资源（数字教材、教学课件、图片、视频、动画及练习题等），丰富多样化、立体化教学资源，并提升教学手段，促进师生互动，满足教学管理需要，为提高教育教学水平和质量提供支撑。

本套教材凝聚了全国高等职业院校教育工作者的集体智慧，体现了凝心聚力、精益求精的工作作风，谨此向有关单位和个人致以衷心的感谢！

尽管所有参与者尽心竭力、字斟句酌，教材仍然有进一步提升的空间，敬请广大师生提出宝贵意见，以便不断修订完善！

# 数字化教材编委会

**主　编**　李丽英　李　渤

**副主编**　鲁　海　王忠磊　刘　尊　谭吉勇

**编　者**　（以姓氏笔画为序）

马曼华（商丘医学高等专科学校）

王忠磊（重庆三峡医药高等专科学校）

任永利（山东省临沂市人民医院）

李　渤（聊城职业技术学院）

李丽英（山东医学高等专科学校）

刘　尊（沧州医学高等专科学校）

陈　旭（遵义医学高等专科学校）

张姗姗（重庆护理职业学院）

张东宁（山东医学高等专科学校）

肖　湘（重庆医药高等专科学校）

苏　雁（福建生物工程职业技术学院）

柏　平（山东医学高等专科学校）

赵　娅（曲靖医学高等专科学校）

梁旭霞（乌兰察布医学高等专科学校）

董芳明（山东中医药高等专科学校）

鲁　海（广东食品药品职业学院）

谭吉勇（聊城市退役军人医院）

# 前言 PREFACE

随着我国社会经济的不断发展，生物－心理－社会医学模式的转变，人们对健康有了新的认识，对以提高患者或伤残者生存质量为主要目标的康复医学需求日益增多。作为一名临床医学专业学生，在掌握一般疾病防治的同时，还要掌握一定的康复医学知识和技能，才能更好地服务患者。

本教材编写依照育人的根本在于立德的宗旨，将培育和践行社会主义核心价值观贯串于教学内容的始终，将思政内容和专业知识相结合，坚持"五育并举"。根据高等职业教育临床医学专业教学标准，遵循"三基五性"原则，根据高职高专教学特点，突出"新颖、可操作性、可视性"等特点，教材增加了实景图片，易于理解和学习，另外，学生可利用"医药大学堂"在线学习平台，学习网络增值服务内容（如PPT、题库、微课等），使内容更加生动化、形象化。使之成为指向学生学业提高和精神成长完美融合的教材，实现教材向"学材"的转变。

本教材共分为6章，内容涵盖了绪论、康复评定技术、康复治疗技术、常见疾病和损伤的康复等内容。通过学习，可以让临床医学专业学生深刻理解康复及康复医学的概念，熟悉康复临床诊疗流程及其特有的诊疗技术，能够运用所学康复知识进行常见疾病的康复指导。本教材可供全国高等职业教育临床医学专业教学使用，也可作为临床医学专业、康复治疗技术专业的工作者的相关参考书。

本教材作者都是在教学和临床方面有丰富经验的康复专业人才以及临床一线工作者，他们结合自己多年的康复医学教学和临床经验，参考了国内外有关康复医学的最新、最实用的专业资料，完成本书的编写工作。本教材编写过程中得到了所有编者及其所在单位领导的大力支持与帮助，在此一并表示衷心的感谢！

由于编写人员工作经验和学术水平有限，书中难免存在不足之处，请各位专家、读者不吝指正，以便今后进一步修订和完善。

编　者
2022 年 9 月

CONTENTS **目录**

# 第一章　康复医学绪论

PPT

## 学习目标

1. 通过本章学习，重点掌握康复、全面康复的概念；康复医学的概念、对象、内容；康复医学的组成、团队工作模式及康复工作流程；熟悉常用功能评定和康复治疗内容；常见疾病的康复原则；了解康复医学的运动学、神经学及残疾学等理论基础。

2. 学会康复医学的团队工作方式，具有不同医学专业的团队协作精神。

## 情境导入

患者，男，32岁，钢琴演奏家，1个月前因外伤导致左侧环指骨折。现去除外固定后，因屈伸不利就诊于康复医学科。现患者日常生活完全自理。

讨论　1. 该患者是否有功能障碍？

2. 如有功能障碍，根据国际功能、残疾和健康分类理论体系进行分析。

3. 该如何指导患者职业生活？

## 第一节　基本概念 微课

### 一、康复

#### （一）定义

康复（rehabilitation）是指通过综合、协调地应用各种措施，消除或减轻病、伤、残者身心、社会功能障碍，达到或保持最佳功能水平，增强自理能力，使其重返社会，提高生存质量。尽管有些病理变化无法消除，但经过康复，仍然可以达到个体最佳生存状态。

Rehabilitation一词的应用存在一个演变过程，起初并非医学概念。在中世纪，指教徒违反了教规而被逐出教门，经过改造后又重新回到教会，也曾用于表示囚犯刑满释放后重返社会。20世纪初叶被引入医学领域，1910年起美国、英国等才把康复正式用于残疾人的治疗上，用以表示残疾人重新适应正常的社会生活，恢复做人的权利和尊严的过程。

经过多年不断的研究、实践，康复的定义逐渐形成。1942年，在美国纽约召开的全美康复会上首次确定了康复的定义："康复是使残疾者最大限度地恢复其身体的、精神的、社会的、职业的和经济的能力。"此后，康复不断发展，康复工作者们一致认为，经过系统康复，残疾人应该达到的康复目标：能够和健全的人平等地参与社会生活，即重返社会。因此，在1981年世界卫生组织（WHO）医疗康复专家委员会上修订的康复定义："康复是指采用各种有效的措施以减轻残疾的影响和使残疾人重返社会。康复不仅是训练残疾人使其适应周围的环境，而且也需要调整残疾人周围的环境和社会条件以利于他们重返社会。在拟订康复实施计划时应有残疾者本人、他们的家属以及他们所在的社区参与。"

1993年，联合国的一份正式文件中提出："康复是一个促使残疾人身体的、感官的、智能的、精神的和/或社会生活的功能达到和保持在力所能及的最佳水平的过程，从而使他们能借助一切措施和手段，改变其生活而增强自理能力。康复包括重建或恢复功能，提供补偿功能缺失或受限的各种手段。"

1998年，著名康复医学专家Delisa从医学模式角度提出："康复是一个帮助伤病员或残疾人在其生理解剖缺陷和环境条件许可的范围内，根据其愿望和生活计划，促进其在身体上、心理上、社会生活上、职业上、业余消遣上、教育上的潜能得到最充分发展的过程。"

我们追求的最高目标是让残疾人的各种功能能够恢复到正常水平，但由于受残疾人病情、医疗条件等诸多因素的影响，相当一部分残疾人是无法达到这一理想目标的。因此，不能简单地把康复理解成伤病后完全恢复到健康的过程，这有悖于康复的真正含义。

### （二）内涵

在康复工作中，需要全面地分析残疾所带来的问题，采取医学的、教育的、职业的、社会的综合而有效的措施使残疾人得到完整康复，从而构成全面康复（comprehensive rehabilitation）。

全面康复是现代康复的基本原则，应贯穿于康复医疗服务的始终，以保证残疾人能够得到真正的救助，使他们顺利地回归社会。全面康复有赖于国家政策、法规的支持，经济的发展，科技的进步，各学科康复工作者的共同努力。

**1. 医学康复**（medical rehabilitation） 医学康复是指运用一切医学技术和方法对残疾人进行康复诊断、功能评估、康复治疗等，以减轻因残疾造成的各种不利影响，实现康复目标。

医学康复是全面康复的第一步，是全面康复的基础，是实现全面康复目标的根本保证。医学康复的手段是综合性的，包括手术、药物治疗、康复的基本技术（物理疗法、作业疗法、语言治疗、心理治疗、康复护理等）、辅助器具的应用等，同时需要残疾人和家属的积极配合。正确把握好康复的时机，尽早进行康复治疗，减少各种继发障碍，尽快和最大可能地改善其功能，提高生活自理能力，促进回归家庭和社会。

**2. 教育康复**（educational rehabilitation） 教育康复是使残疾人实现受教育的权利，通过教育与训练的手段提高残疾人的素质和各方面的能力。教育康复的对象大部分是残疾儿童和残疾青少年。既包含对肢体残疾人进行的普通教育，如九年义务教育和中高等教育及职业教育；更有对智力残疾人、听力残疾人、视力残疾人、精神残疾人进行的特殊教育，如对盲人的盲文教育和对聋哑人的手语教育等。教育康复应根据残疾人的身心特点和需求，进行思想品德教育、文化教育和自身缺陷补偿的教育，同时要加强劳动和职业技术能力的培养，为他们适应社会、参与社会打下良好基础。

**3. 职业康复**（vocational rehabilitation） 职业康复是帮助残疾人选择、提高适合自身特点的职业就业能力，获得就业机会的过程，包括对残疾后就业能力的评定、选择能够充分发挥其潜能的最佳职业、就业前的训练、决定就业方式、安排就业、就业后随访等。职业康复是残疾人自食其力、自立于社会的根本途径。职业康复不是一个简单的工作安置问题，而是使残疾人确实能够达到具有适应某项工作的能力，并从事这项适当工作。

**4. 社会康复**（social rehabilitation） 社会康复是指从社会的角度，采取各种有效措施为残疾人创造一种适合其生存、创造、发展、实现自身价值的环境，并使残疾人享受与健全人同等的权利，达到全面参与社会生活的目的。社会应对残疾人提供帮助，减少和消除社会上存在的不利于残疾人回归社会的各种障碍，营造一个健康、和谐的社会环境。社会康复是康复工作的一个重要方面，并与社会制度、经济发展水平及地域文化等密切相关。

全面康复的四个内容在康复过程中所起的作用是不同的，但又相互联系。对于不同类型的残疾人所采取的康复方法和介入的时间也是不同的。一般情况下，医学康复首先介入，其他的康复工作在医学康复基础上进行，介入稍晚。社会康复持续时间最长，常贯穿于康复的全过程。但并非所有残疾人都需要这四个过程，某些残疾人可能不需要经过教育康复和职业康复就可以重返社会。

## 二、康复医学

### （一）定义

康复医学（rehabilitation medicine）是医学的一个重要分支，具有独特的理论基础、功能评定方法及治疗技术，以研究各年龄组病、伤、残者功能障碍的预防、评定和治疗为主要任务，改善功能、降低障碍、预防和处理并发症、提高生活自理能力，改善生存质量，促进回归家庭、回归社会为目的的医学专科。与保健、预防、临床共同组成全面医学。

国际上，有的国家把康复医学称为物理医学与康复（physical medicine and rehabilitation），这两个名词是同义词。从这个名称可以理解为，康复医学是用物理医学的原理、手段融入现代康复的理念和临床康复技术而形成的一个医学学科，但不等于是物理医学。

### （二）康复医学的对象

康复医学的对象主要是急、慢性疾病或损伤等各种原因导致的功能障碍者和能力减退的老年人群、先天发育障碍的残疾人等。障碍可以是现存的，也可以是潜在的，康复医学的服务对象包括所有功能障碍者。

### （三）康复医学的基本原则

**1. 早期介入**　早期介入是指从疾病的预防、疾病或残疾发生后，就需要介入康复医学的手段，尽可能避免或减轻残疾的出现，维护其最佳功能状态。早期康复治疗，一方面对原发病进行处理，康复医学的方法尽早融入整个治疗过程中；另一方面要对并发症尽早进行康复医学方法干预，避免或减轻继发性残疾，特别是尽可能减少废用综合征、误用综合征、过用综合征等的出现。一般认为，只要患者病情稳定，没有康复治疗禁忌证，就应该尽早进行康复治疗。早期康复医学治疗与其他临床医学治疗同步进行，以提高整体治疗效果。

**2. 主动参与**　主动参与有两个含义。一是把康复医学的理念和方法主动应用到各类疾病的治疗过程中，扩大康复医学的作用；二是在康复治疗中努力争取患者的主动参与，提高治疗效果。前者可实现康复医学治疗与其他临床医学治疗同步进行，争取治疗的良好时机，取得理想的治疗效果；后者能充分调动患者的潜能，使得康复医学的技术和方法能得到更好地应用。

**3. 功能训练**　康复医学关注的是伤病引起的功能变化，以恢复人体的正常功能为主要目的。这一目的的完成，需要采取各种方法进行功能训练，提高运动、感觉、言语、心理、日常生活、社会活动等各方面的能力。功能训练包括针对患者肢体或脏器功能训练、辅助器具使用训练、环境利用能力训练等多方面，使患者能够适应家庭和社会生活。

**4. 全面康复**　从医学角度上采取多学科、多专业合作的方式，针对伤病带来的各种问题进行处理；从全面康复的角度上采取医学、教育、职业、社会的各种方法，解决因残疾而带来的各种问题。

**5. 提高生活质量的原则**　生活质量又称生命质量，是指人们在躯体上、精神上及社会生活中处于一种完全良好的状态。提高残疾人的生活质量是康复医学的重要目标。这一目标是使残疾人在躯体上、心理上、社会上、职业上等全面得到康复，能够回归家庭和社会。

### （四）康复医学与临床医学的关系

临床医学是以治愈疾病为主，以保证人的生存为主，在诊治过程中虽然也要从人的整体出发，但核心是考虑病理过程，治疗病理改变；康复医学是以患者为主体，以恢复功能和改善生活质量为目标，使残疾者最大限度地恢复功能，回到社会中去，在临床的第一阶段就可以与临床医学同时并进。

临床医学主要根据病史、体格检查、必要的实验室检查和影像诊断学依据，对患者作出明确诊断后，即由医师开具医嘱，由护士及相关人员执行。而康复医学则不同，通常以综合的、具有专门技能的多学科协作组的形式完成，以解决因各种功能障碍所带来的复杂问题。康复医学更强调患者的主观能动性。康复医学和临床医学的区别见表1-1。

表1-1 临床医学和康复医学的区别

| 项目 | 临床医学 | 康复医学 |
| --- | --- | --- |
| 对象 | 疾病（患病的个体） | 功能障碍（病残的个体） |
| 目的 | 治愈疾病或稳定病情 | 功能恢复（3个水平） |
| 诊断 | 疾病诊断（按 ICD-10 分类） | 功能诊断（按 ICF 分类） |
| 治疗 | 被动性医学处理（如物理、手术等） | 主动性康复训练为主（如物理治疗、作业治疗等） |
| 专业人员 | 临床医师 | 康复小组（康复医师、物理治疗师、作业治疗师、康复护士等） |
| 治疗结果 | 治愈、好转、无变化、死亡等 | 3个功能水平的提高程度 |
| 社会性 | 多从医学的角度考虑 | 多从社会学的角度考虑 |

# 第二节　康复医学的发展

## 一、康复与康复医学的行成与发展

康复医学作为一个相对年轻的学科，诞生于20世纪40年代，迄今已有80余年的发展历史。从世界范围看，大致可以分为4个时期。

### （一）萌芽期（1910年以前）

2000多年前我国占代就有应用针灸、按摩、导引、热敷、药浴等进行治疗的记载。我国现存最早的医学著作《黄帝内经》在论述瘫痪、肌肉萎缩的治疗与预防中，就已经应用针灸、推拿、导引等方法进行功能的康复。中国古代武术更是世界公认的运动疗法。古代西方也开始运用日光、海水、矿泉等自然因子镇痛和消炎，通过运动训练肌肉力量、加速身体痊愈。公元2世纪后开始应用滑轮悬挂肢体治疗瘫痪；16世纪法国人运用运动疗法促进骨折恢复期功能恢复；18世纪英国人开始了盲聋儿童的特殊教育和职业教育；19世纪末，电、光、磁、热等物理因子逐步用于医疗，形成了物理疗法的雏形。在20世纪初，现代康复治疗技术迅速发展，运动疗法、作业疗法、电光疗法逐步形成。对残疾者的社会服务也已逐步开展，如聋哑人及盲人的特殊教育、残疾人的职业培训、精神障碍的心理治疗等。

### （二）形成期（1910—1946年）

康复一词于1910年后应用于残疾人，此时期建立了很多康复机构。1917年美国陆军成立了最早的康复机构：身体功能重建部和康复部；同年美国在纽约成立了国际残疾人中心。战争造成的大量的伤残者以及20世纪二三十年代脊髓灰质炎的流行所形成的功能障碍问题，给人们的生活质量造成了严重的困扰，引起人们对康复的重视。在康复评定方面，出现了手法肌力检查、电诊断、言语功能评定等方法；在康复治疗方面，出现了增强肌力的运动疗法、代偿和矫正肢体功能的假肢和矫形器、超声治疗、言语治疗、文娱治疗等方法。1942年，在美国纽约召开的全美康复会议上给康复下了第一个著名的定义："康复就是使残疾者最大限度地恢复其身体的、精神的、社会的、职业的和经济的能力。"此阶段，康复医学面对的主要病种有周围神经损伤、脑卒中后偏瘫、小儿脑瘫、骨折、截肢、脊髓损伤、脊髓灰质炎后遗症等。

### （三）确立期（1946—1970 年）

被尊称为美国康复医学之父的 Howand A. Rusk 教授等专家在第二次世界大战后积极推动康复医学的发展，提出了康复医学的系统理论及特有的治疗方法，康复医学作为医学领域中一门独立的学科，其观念逐步为医学界所认识。战后，各国大力推行康复治疗，把战时取得的康复经验运用到和平时期，许多康复中心、综合医院的康复医学科应运而生。1949 年，"美国物理医学会"改名为"美国物理医学与康复学会"；1950 年，国际物理医学与康复学会成立；1969 年，国际康复医学会（IRMA）成立。1958 年，Howand A. Rusk 主编并出版了康复医学专业第一部权威性著作《康复医学》，其内容包括康复医学的基本理论、康复评定方法、康复治疗技术及各种常见伤病的康复治疗。这标志着康复医学体系的成熟，康复医学成为了继预防、保健、临床医学领域后的第四大医学学科。

### （四）发展期（1970 年以后）

1970 年以后，康复医学在医疗、教育和科研方面都进入蓬勃的发展时期。在医疗方面，一些发达国家无论是康复病床，还是康复治疗专业人员的数量都已具有一定的规模，Howard A. Rusk 教授建立的美国纽约大学康复医学研究所（IRM），著名的世界物理医学之父 Krusen 和著名专家 Kottke 创建的美国明尼苏达大学物理医学与康复科，英国著名治疗师 Bobath 领导的脑瘫中心等都因优异的成绩闻名于世，为世界培养了大量的康复专业人才。在教学和科研方面，国际康复医学会于 1976 年发表了《教育与培训》白皮书，其后修订了三次。在康复治疗技术人员培养方面，各相关治疗师学会均提出了相应的专业人员培训标准、制度；一些国家和非政府性的国际专业学术组织加强了康复技术的研究，同时大力推行康复医学技术的交流与合作。随着社会发展和经济水平的提高，人类对健康需求不断增加，计算机、工程学等各相关学科与康复医学的不断渗透与融合，必将促进康复医学技术的进一步发展，康复医学的未来也将更加辉煌。

## 二、康复医学的发展基础

因为预防医学的发展，使各种传染病得以有效控制，改变了疾病谱，临床医学的发展延长了人类的生命。随着社会的发展，人民生活水平的提高，人们的健康理念发生了根本的转变，健康不再是单纯的生理上的无病痛与伤残，它涵盖了生理、心理、社会及道德的全面健康。旨在提高人类生存质量，改变生存谱的康复医学得到迅速发展并日益为社会所重视。

### （一）社会和患者的迫切需要

在医学取得巨大进展的今天，慢性病已成为威胁人类生存的主要疾病，这些患者除急性期死亡外，对于存活患者的生存质量的提高，就有待于康复医学的服务。如心肌梗死患者中，参加康复治疗者的病死率比不参加者低 36.8%；在脑卒中存活的患者中，通过积极的康复治疗，90% 的存活患者能重新步行和自理生活，30% 的患者能恢复一些较轻的工作，相反，如果不进行康复治疗，上述两方面恢复的百分率相应地只有 6% 和 5%，在病死率方面康复组比未经康复组低 12%。

### （二）经济发展的必然结果

经济发达和生活水平提高以后，人口平均寿命延长，老年人占总人口的比重明显增加，60% 的老年人患有多种老年病或慢性病，迫切需要进行康复。因而近年来老年康复问题越来越突出：老年人心肌梗死、脑卒中和癌症的发病率比年轻人高，这也使得康复医学的重要性更为突出。工业与交通日益发达导致的工伤和车祸所形成的残疾同样需要积极的康复治疗，使他们残而不废。因经济和生活水平提高而蓬勃发展的赛车、摔跤、攀岩、杂技等难度较高或危险性大的文体活动，在训练和竞赛过程中，可能会出现受伤致残的危险，同样需要康复使他们重返旧业，或使他们残而不废。

### （三）应付巨大自然灾害和战争

人类目前还不能完全控制自然灾害和战争根源，飓风、地震、水火灾害和战争都是难以避免的，地震造成了大量残疾人，战争也产生许多伤残者。这些伤残人都需要进行康复治疗，这也是推动康复医学发展的主要原因之一，例如康复专业人士在 2008 年汶川地震后患者的康复中发挥了重要的作用。

### （四）医疗体制改革为康复医学的发展提供了政策依据

2009 年 4 月 6 日颁布的《中共中央国务院关于深化医药卫生体制改革的意见》文件中阐明人民群众的基本医疗包括慢性病防治和康复，强调本科和大专并举的教育策略，给大专层次的康复治疗师培训提供活力。

2016 年 10 月中共中央、国务院印发了《"健康中国 2030"规划纲要》，在纲要中我们看到如下与康复发展相关的重要信息：制定实施残疾预防和残疾人康复条例，将符合条件的残疾人医疗康复项目按规定纳入基本医疗保险支付范围；建立残疾儿童康复救助制度，有条件的地方对残疾人基本型辅助器具给予补贴；将残疾人康复纳入基本公共服务，实施精准康复，为城乡贫困残疾人、重度残疾人提供基本康复服务；建立医疗机构与残疾人专业康复机构双向转诊机制，推动基层医疗卫生机构优先为残疾人提供基本医疗、公共卫生和健康管理等签约服务。国家政策的出台，为康复医学的发展提供了政策依据。

💡 **素质提升**

> 随着生活水平的提高，医学模式的转换，社会对康复医学专业方面的人才需求越来越大。康复医学工作者作为实用型专业人才，需要提高专业认知度，立足专业发挥个人价值，增强自己的社会责任感和使命感，树立并且实现正确的人生梦想，为国家发展奉献自己的力量，在学习专业知识的同时，提升自身职业道德水平，树立正确的社会主义核心价值观，努力成为优秀的医务工作者。

# 第三节　康复医学的组成与工作流程

## 一、康复医学的组成

康复医学包括康复医学基础理论、康复评定和康复治疗。

### （一）康复医学基础理论

康复医学基础理论包含康复、康复医学的定义、研究对象、工作流程、发展，与康复功能有关的运动解剖学、神经生理学、人体发育及运动学、残疾学等相关知识。

### （二）康复功能评定

**1. 定义**　康复功能评定是康复医学领域对功能障碍进行评定的专门诊断技术，在临床检查基础上，对病、伤、残者的功能状况及其水平进行客观、定性和定量描述并作出合理解释的过程。

**2. 目的**　判断患者功能障碍性质、部位、范围、程度，制订相应的康复目标；确定患者尚存的代偿能力；找出功能障碍的发展、转归和预后；制订可行的康复治疗措施；决定康复治疗后患者回归及去向过程；根据治疗前后评定结果判定疗效等。

**3. 康复评定过程**　康复评定分为初期评定、中期评定和末期评定。初期评定是指制订康复计划和治疗前首次评定，患者入院初期完成，可全面了解患者功能状况和障碍程度、致残原因和康复潜力，并估计康复的预后，是制订康复目标和计划的依据。康复治疗中期评定，目的是了解经过一段康复治疗后，患者功能改变情况，有无康复疗效，分析原因，作为调整康复治疗计划的依据，可多次进行。末期评定是康复治疗结束时评定，目的是了解患者经过一段康复治疗后，患者总体功能状况、评价康复治疗效果，提出今后重返家庭和社会进一步康复治疗建议。

**4. 康复评定的内容**

（1）躯体功能评定　包括肌力评定、肌张力评定、关节活动度评定、感觉评定、协调与平衡功能评定、日常生活活动能力评定、步态分析、神经电生理评定、心肺功能评定、泌尿和性功能评定等。

（2）精神功能评定　包括认知功能评定、情绪评定、失用症和失认症的评定、智力测定、性格评定等。

（3）言语功能评定　包括失语症评定、构音障碍评定、失用症评定、语言发育迟缓评定等。

（4）社会功能评定　包括社会生活能力评定、生活质量评定、就业能力评定等。

### （三）康复治疗

康复治疗是指应用各种有效治疗手段最大程度地改善病、伤、残者的功能障碍、提高生活能力和社会参与能力的过程。康复治疗以患者功能为中心，强调患者主动参与。根据康复评定的结果，设计和制订康复治疗方案，并结合不同时期的康复评定结果加以调整康复治疗方案。康复治疗常用手段主要包括物理治疗、作业疗法、言语治疗、心理治疗、文体治疗、中国传统治疗、康复护理、康复工程、社会康复服务和职业康复治疗。

**1. 物理治疗**　物理治疗分为运动疗法和物理因子治疗。运动疗法是指利用器械、徒手或患者自身力量，通过某些运动方式（主动或被动运动等），使患者获得全身或局部运动功能、感觉功能恢复的训练方法。运动疗法着重进行躯干、四肢的运动、感觉、平衡等功能的训练，包括关节功能训练、肌力训练、有氧训练、平衡训练、易化训练、移乘训练、步行训练等。物理因子治疗是应用天然或人工物理因子如电、光、声、磁、冷、热等，通过神经、体液、内分泌等生理调节机制作用于人体，以达到预防和治疗疾病的方法。物理因子治疗不仅具有消炎镇痛、改善血液循环、调节自主神经、松解粘连及软化瘢痕的作用，还可以通过功能性刺激促进病、伤、残者功能恢复，提高日常生活活动能力和社会参与能力。临床上常用的理疗包括超声波疗法、电疗、磁疗、温热疗法等。

**2. 作业疗法**　作业疗法是应用有目的的、经过选择的作业活动，对由于身体上、精神上、发育上有功能障碍或残疾，以致不同程度地丧失生活自理和劳动能力的患者，进行评价、治疗和训练的过程，目的是帮助患者的功能障碍恢复，使患者最大限度地恢复或提高独立生活和劳动能力，改变异常运动模式，提高生活自理能力，早日回归家庭、回归社会。常用的作业疗法有日常生活能力训练、假肢、矫形器及特殊轮椅的操纵和使用训练、自助具的使用训练等。

**3. 言语治疗**　言语治疗是由言语治疗专业人员对各类言语障碍者进行治疗或矫治的方法。其内容包括对各种言语障碍进行评定、诊断、治疗和研究，对象是脑外伤、脑卒中、先天缺陷等各类言语障碍的成人和儿童，常用的言语治疗技术有单音刺激、物品命名练习、读字练习、情景会话练习等。

**4. 心理治疗**　心理治疗是指通过观察、谈话、实验和心理测验（智力、性格、人格、神经心理等方面）对病、伤、残者进行心理学评价、心理咨询和心理治疗的方法。旨在通过心理治疗，提高病、伤、残者的康复治疗积极性，促进其早日回归家庭、回归社会。常用的心理治疗方法有催眠疗法、行为疗法、脱敏疗法、音乐疗法和心理咨询等。

**5. 文体治疗**　文体治疗指采用日常娱乐、体育及健身等文娱、体育活动融入康复治疗中，并利用文体活动的主动性、竞争性、趣味性、目的性等特点，让患者在十分放松的状态下进行训练，使身体功能、日常生活能力和心理状态得到提高和改善，从而对他们的整体康复治疗日标起积极作用。

**6. 中国传统治疗** 中国传统治疗是以阴阳五行学说、脏腑经络学说、病因病机学说、气血津液学说等为基础，以中医学整体观念和辨证论治为指导，针对病残者、伤残者或老年病患者等进行中药、针灸、按摩、熏洗、气功、食疗、传统体育运动等方法，进一步提高机体的整体功能。

**7. 康复护理** 康复护理是根据总的康复诊疗计划，围绕全面康复（躯体、精神、社会、职业）目标，通过护理工作，与康复医师等其他康复专业人员的紧密配合，以帮助病、伤、残者达到康复或减轻残疾、预防继发残疾的目的。康复护理是早期康复内容的主要组成部分，同时也是决定康复成功与否的关键因素，如在病房中指导患者早期进行肢体的主动、被动运动，预防压疮、下肢静脉血栓等。

**8. 康复工程** 康复工程是利用工程学的手段（假肢、自助具、矫形器、环境家居改造等）代偿、弥补患者功能的不足，并为患者能最大限度地实现生活自理，回归社会创造条件。特别对于一般治疗效果不佳的身体器官缺损和功能障碍者，它是一种主要甚至是唯一的治疗手段。

**9. 社会康复服务** 社会康复服务是指为残疾人的社会需求提供服务，是全面康复的组成部分。从社会学角度依靠社会帮助和残疾人自身力量，采取有效措施以减少和消除不利于残疾人进入社会的各种障碍，使残疾人充分参与社会生活并为社会发展作出力所能及的贡献。如社会环境中的物理性障碍，建立无障碍环境，包括住宅、公共建筑设施、交通、道路等，为残疾人提供方便；发展特殊教育，使残疾人与健全人一样接受义务教育、职前培训，提高文化素质和科学文化水平等。

**10. 职业康复治疗** 职业康复是对伤残人员致残前的职业专长、工作习惯、工作技能、心身功能状况、就业潜力等各项内容做综合性分析和评估，帮助选择适合其职业潜力的工作项目，采取各种适当手段，综合利用药物、器具、疗养护理帮助伤残人员恢复健康和工作能力，促进早期回归社会。

## 二、康复医学的工作方式

康复医学面临的任务是艰巨、复杂的，任何单一的专业或学科均难以解决因伤病所带来的全部问题。因此，康复医学在实践中逐渐形成了多学科、多专业合作的团队工作形式，在残疾的防治工作中起到了非常重要的作用。包含①学科间团队：指与康复医学密切相关的学科，如神经内科、骨科、老年医学科等；②学科内团队：指康复医学机构内部的多种专业，以康复医师为组长，成员包括物理治疗师（physical therapist，PT）、作业治疗师（occupational therapist，OT）、言语治疗师（speech therapist，ST）、康复工程人员（rehabilitation engineer，RE）、康复护士（rehabilitation nurse，RN）、文体治疗师（recreation therapist，RT）、心理治疗师（psychologist，Psy）、社会工作者（social worker，SW）、中国传统康复治疗师（traditional Chinese medicine，TCM）等。在组长领导下，各专业人员对患者进行检查评定，讨论患者功能障碍的性质、部位、严重程度、预后、转归，提出各自对策（包括近期、中期、远期目标及治疗方法等），由康复医师归纳总结为一个完整的诊疗计划，各专业人员分头付诸实施。治疗中期，再召开治疗组会，对计划的执行结果进行评价、修改、补充。治疗结束后，再召开治疗组会对康复效果进行总结，为出院后的康复给出指导意见。

## 三、康复医学的工作流程

当患者需要介入康复，首先由康复医师接待门诊患者及由临床各科转来的患者，确定患者门诊或住院治疗。同时组织各专业人员结合临床病史、影像学检查、实验室检查，对患者功能进行康复评定，拟定康复计划（包括近期、中期、远期康复目标和治疗方法），再由各专业人员分别实施治疗。治疗过程中定期召开治疗团队的讨论会，对患者再次进行康复评定，对康复治疗的效果进行评价、调整和补充。本阶段治疗结束时，需要再次召开治疗谈论会议，再次对康复治疗效果进行评价总结，并制订下阶段康复治疗计划或提出出院后的康复建议。康复医学工作流程见图1-1。

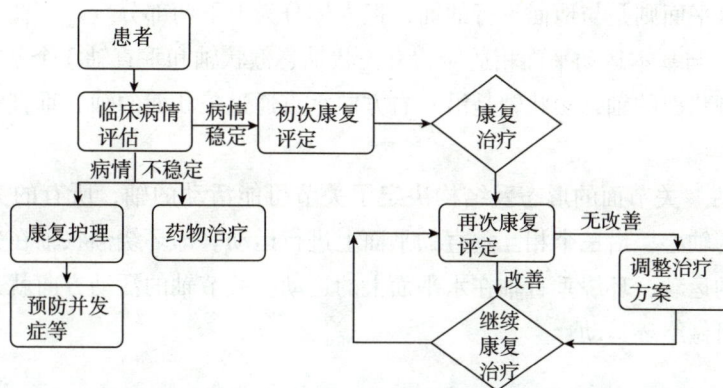

图 1-1　康复医学工作流程图

# 第四节　康复医学的理论基础

## 一、康复医学的运动学基础

### （一）人体生物力学

**1. 作用于人体的力**　当力作用于物体时，使物体之间发生位置变化或状态改变的过程称为运动。与人体运动有关的力主要有内力和外力两种。内力是指人体内部各种组织器官相互作用的力，如肌肉收缩所产生的主动拉力，它是维持人体姿势和产生运动的动力；各种组织器官产生的被动阻力，包括肌肉、骨、软骨、韧带、筋膜等受压力或拉力作用时对抗变形的阻力等。外力是指外界环境作用于人体的力，包括重力、支撑反作用力、摩擦力等。各种外力经常被用作运动训练的负荷，肢体运动的方向和力量与之相适应，因此选择合适的肌群及收缩强度，是肌力训练的方法学理论基础。

**2. 人体的力学杠杆**　人的躯体运动遵循杠杆原理，杠杆包括支点、力点和阻力点。其中，支点与力点间的垂直距离称为力臂，支点与阻力点间的垂直距离称为阻力臂。根据杠杆上支点、力点和阻力点的不同位置关系，可将人体中的杠杆分成三类。

（1）第 1 类杠杆（平衡杠杆）　支点处于力点与阻力点之间。主要作用是传递动力和保持平衡，支点靠近力点时起到增大速度和幅度的作用，支点靠近阻力点时起到省力的作用。

（2）第 2 类杠杆（省力杠杆）　阻力点处于力点和支点之间。因为杠杆的力臂始终大于阻力臂，所以用较小的力即可克服较大的阻力，具有利于做功。

（3）第 3 类杠杆（速度杠杆）　力点处于阻力点和支点的之间。因为力臂始终小于阻力臂，力大于阻力时才能引起关节运动，虽然不省力，却可以获得较大的运动速度。人体活动时大部分都是速度杠杆。

**3. 运动平面和运动轴**　人体运动的方向用三个相互垂直的平面和轴来表示。

（1）基本姿势位　是人体运动的始发姿势。身体直立，面向前，双目平视，双足并立，足尖向前，双手下垂于身体两侧，掌心贴于体侧。

（2）解剖学体位　是阐述人体各部位结构位置关系时采用的体位。身体直立，双眼向前平视，两足跟靠拢，足尖向前，两上肢垂于躯干两侧，手掌向前。

（3）基本运动平面　人体可分为三个基本运动平面，即矢状面、额状面和水平面，相互间呈垂直状。矢状面是与人体侧面向平行的面，把人分为左右两部分；额状面是与身体前或后面平行的面，把身体分为前后两部分；水平面则是与地面平行的面，把人体分为上下两部分。

（4）基本运动轴　与基本运动平面相适应，有矢状轴、额状轴和垂直轴3个基本运动轴。矢状轴是沿前后方向垂直通过额状面的轴，额状轴是沿左右方向垂直通过矢状面的轴，垂直轴是沿上下方向垂直通过水平面的轴。

**4. 关节的力学特性**　关节面的形态及结构决定了关节可能活动的轴，所有的关节运动都可以分解为环绕三个相互垂直的轴心，沿三个相互垂直的平面上进行运动。即环绕额状轴在矢状面上的运动，环绕矢状轴在额状面上的运动，环绕垂直轴在水平面上的运动。关节轴的活动方向就是自由度，具有两个以上自由度的关节都可做绕环运动。

（1）关节的分型

1）单轴关节　围绕一个运动轴在一个平面上运动，如指间关节（滑车关节），近侧、远侧桡尺关节（车轴关节）的屈伸运动。

2）双轴关节　围绕两个互为垂直的运动轴并在两个平面上运动，包括桡腕关节（椭圆关节）、拇指腕掌关节（鞍状关节）的屈伸、收展和环转运动。

3）三轴关节　围绕三个互相垂直的运动轴并在三个平面上运动，可做屈伸、收展及旋转、环转等多方向的运动，包括肩关节（球窝关节）、髋关节（杵臼关节）、肩锁关节（平面关节）。

（2）关节的稳定性和灵活性　关节的运动方式和运动幅度取决于关节的形态结构，后者又决定了关节的功能。各关节在形态和结构上各有特点，稳定性大的关节（例如膝关节）活动度较小，灵活性较差；而灵活性大的关节（例如肩关节）稳定性较差。影响关节稳定性和灵活性的因素：构成关节的两个关节面的弧度之差、关节囊的厚薄与松紧度、关节韧带的强弱与多少、关节周围肌群的强弱与伸展性。骨骼和韧带对关节的静态稳定起主要作用，肌肉对动态稳定起重要作用。

**5. 骨与骨骼肌的力学特性**　骨主要由细胞、胶原纤维与羟磷灰石组成，有密质骨与松质骨之分，两者的强度与刚度不同。成人成熟密质骨的极限应力值：压缩＞拉伸＞剪切。每块肌肉由许多肌纤维组成，每条肌纤维是一个肌细胞。肌肉的理化性质为兴奋性、收缩性、伸展性和弹性。

## （二）运动生理学基础

**1. 运动与骨骼肌**　尽管运动有各种各样复杂的形式，但每一个单一动作基本上都是骨骼肌在神经支配下，以关节为轴心，以骨骼肌收缩为动力，牵动骨骼所完成的杠杆运动。运动的基本类型取决于关节形态、参与运动的关节数量、肌肉分布特点和神经发放冲动的强弱、频率等。由运动神经元及其所支配的肌纤维合称为运动单位。每一块肌肉可包含很多的运动单位。运动单位的功能是按全或无定律进行。同一块肌肉的运动单位越多，动作的精细程度越高。同样，一个运动神经元所支配的肌纤维数量越少，动作的精细程度也越高。

**2. 肌肉的收缩形式**

（1）等张收缩　肌力大于阻力时产生的加速度运动和小于阻力时产生的减速度运动。运动时肌张力大致恒定，故称等张收缩。等张收缩又分向心收缩（肌肉的止点和起点互相靠近的肌肉收缩）和离心收缩（肌肉的止点和起点互相远离的肌肉收缩）。

（2）等长收缩　当肌肉收缩力与阻力相等时，肌肉长度不变，也不引起关节运动，称等长收缩或静力收缩，如半蹲位时的股四头肌收缩。

（3）等速收缩　肌肉收缩的速度保持一定。这不是人类肌肉的自然收缩形式，而是人为地借助等速肌力训练器将其收缩速度限制在一定的范围之内，以便测定关节活动度及处于任意关节角度时的肌力，并进行训练。

**3. 肌肉的协同**　肢体的每一动作都需要多组肌肉恰当地通力合作才能完成。

（1）原动肌 直接完成动作的肌群称原动肌。其中起主要作用者称主动肌，协助完成动作或仅在动作的某一阶段起作用者称副动肌。

（2）拮抗肌 与原动肌作用相反的肌群。原动肌收缩时，拮抗肌应协调地放松或做适当的离心收缩，以保持关节活动的稳定性及增加动作的精确性，并能防止关节损伤。

（3）固定肌 为了发挥原动肌对肢体运动的动力作用，需要参加固定作用的肌群。

（4）中和肌 其作用为抵消原动肌收缩时所产生的一部分不需要的动作。

**4. 运动时心血管的调节** 运动时心血管系统为了满足运动肌群的代谢性需要自动进行复杂的功能调节，其调节程度取决于运动的强度。这种调节主要表现为局部的自动调节和神经性调节，前者为组织提供氧的需求和清除代谢废物，后者参与血压的维持。

## 二、康复医学的神经学基础

康复医学中涉及许多功能评定、基本康复治疗技术和神经系统疾病的康复，它们与神经系统解剖基础、生理基础、发育基础密切相关。

### （一）神经传导系统的结构与功能

**1. 突触** 突触是神经传导系统中最基本的单位。神经元受到刺激后产生动作电位，神经元可以将自身的兴奋传至其他神经元或外周肌细胞。兴奋传导是通过突触来完成，突触传递信息是通过化学递质转变为电变化实现的。

**2. 运动终板（神经－肌肉接头）** 运动终板是指运动神经元轴突末梢与肌肉接头部位形成的突触，它是将神经兴奋性传递到肌肉的重要部位。

**3. 中枢的兴奋传递** 中枢的兴奋传递必须经过一次以上的突触接替，中枢兴奋传布的特征与突出传递的特点有关。中枢兴奋的传导有以下特征：单向传导；中枢延搁；兴奋的总和；兴奋的后作用；兴奋的扩散；兴奋的节律转化。

**4. 抑制在中枢的传导** 中枢神经系统除产生兴奋过程外，还会产生抑制过程，产生抑制的基础是抑制性突触活动的结果，主要表现为突触后抑制和突触前抑制。

### （二）感觉神经系统的结构与功能

**1. 外周感觉** 外周感觉主要包括浅感觉（痛、温、触压觉）、深感觉（本体感觉）和特殊感觉（视、听、嗅觉）。本体感受器是接受身体活动刺激的末梢感觉器，主要分布在骨骼肌（肌梭）、肌腱、关节等处，挤压、牵拉振动及拍打活动中肢体位置的改变等刺激均可引起本体感受器兴奋，通过反射弧在中枢神经的调控下出现反射性活动，调整肌张力，感觉肢体和身体在空间的位置，以实现维持姿势和调整运动的目的。

**2. 躯体感觉中枢传导通路** 脊髓向上传至大脑皮质的感觉传导通路分2类。

（1）浅感觉传导路径 头部以下躯体浅感觉—脊神经后根—脊髓后角换神经元—神经交叉到脊髓对侧—脊髓丘脑侧束（痛、温觉）及脊髓丘脑前束（轻触觉）—丘脑。

（2）深部感觉传导路径 肌肉本体感觉、深部压觉、辨别觉—脊神经后根—脊髓同侧后索上行—延髓（薄束、楔束核）换神经元—神经交叉到对侧—内侧丘系—丘脑。

**3. 丘脑投射系统**

（1）特异性传入系统及其作用 机体各种感受器传入的神经冲动，进入中枢神经系统后，需通过丘脑交换神经元，然后由丘脑发出特异性投射纤维，投射到大脑中央后回的感觉皮质区，引起机体特异感觉（皮肤感觉、本体感觉、特殊感觉），故称特异性传入系统。其作用除引起特异性感觉外，还能将这些感觉传至大脑皮质其他区域，激发大脑皮质发出传出冲动，使机体作出相应的反应。

（2）非特异性传入系统及其作用　特异性传入系统传至脑干时，发出侧支与脑干网状结构联系，网状结构神经元通过其短轴突多次更换神经元后到达丘脑内侧，弥散投射至大脑皮质广泛区域，不产生特异性感觉，称非特异性传入系统。它的作用是传入冲动增加维持大脑皮质的兴奋状态，保持机体的觉醒－清醒状态。传入冲动减少使大脑皮质由兴奋转入抑制状态，机体处于安静和睡眠状态。这一系统的损伤可导致昏睡。

**4. 大脑皮质的感觉分布区**　所有感觉传入冲动最后汇集在大脑皮质，通过大脑皮质中枢的整合、分析作出各种感觉应答，大脑皮质是感觉分析的最高部位。大脑皮质不同区域的感觉功能支配区：体表感觉在中央后回，肌肉本体感觉在中央前回，视觉在大脑枕叶，前庭感觉在中央后回，嗅觉在大脑皮质边缘叶的前底部，味觉在中央后回。

### （三）神经系统对躯体运动功能的调节

神经控制躯体产生的各种反射活动用来维持身体的各种姿势和体位，使人体能够完成各种复杂运动，如体操、技巧等。反射是最基本的神经活动，人体的反射分为两种，非条件反射和条件反射。反射弧是完成反射活动的结构基础，包括感受器、传入神经、中间神经元、传出神经和效应器五部分。只有在反射弧完整的情况下，反射才能完成。

**1. 脊髓对躯体运动的调节**　躯体运动最基本的反射中枢在脊髓，脊髓前角灰质有大量运动神经元，其中运动神经元既接受来自皮肤、关节、肌肉等外周传入的感觉信息，同时还接受从脑干到大脑皮质各高级中枢下传的信息，参与反射活动过程。在脊髓平面有自己的反射中枢，称脊髓反射，如牵张反射、屈肌反射、对侧伸肌反射等，主要通过肌梭、腱器官等本体感受器来实现，同时脊髓反射受高位中枢的调控。

**2. 脑干在人体运动中的作用**

（1）脑干对姿势反射的调节　直立是人体经常保持的姿势，一旦常态姿势受到破坏后，身体肌肉张力立即发生重新调整，以维持身体的平衡或恢复正常姿势，这种保持或调整身体在空间位置的反射称姿势反射。脊髓水平的牵张反射、对侧伸肌反射是最简单的姿势反射。脑干部位的翻正反射是姿势反射的重要部分。此外，大脑的平衡反应也参与姿势反射的调节。

（2）脑干网状结构对肌紧张的调节　从延髓、脑桥、中脑直至丘脑底部这一脑干中央部分的广泛区域中神经细胞和神经纤维交织在一起呈网状，称网状结构。网状结构上行系统形成非特异性传入系统，接受来自全身各部位的传入冲动，通过许多突触由丘脑的非特异投射系统传至大脑皮质。网状结构下行系统形成网状脊髓束，构成椎体外系重要组成。其中脑干网状结构下行易化系统，对肌紧张起易化作用，脑干网状结构下行抑制系统，对肌紧张起抑制作用。脑干网状结构还接受来自小脑、基底神经节、丘脑和大脑皮质传入纤维的会聚。因此，脑干网状结构是大脑高位中枢和脊髓低位中枢的中间联络枢纽。

**3. 小脑和基底神经节在运动控制中的作用**　小脑是重要的运动控制调节中枢，其本身不引发动作，但对动作起共济协调作用，可以调节肌紧张、控制躯体姿势和平衡，协调感觉运动和参与运动学习过程。在学习精细运动过程中，大脑皮质和小脑之间不断进行环路联系，同时小脑不断接受感觉传入冲动信息，逐步纠正运动中的偏差，达到精细运动的协调。

**4. 大脑皮质在运动控制中的作用**

（1）皮质运动区　有精细的运动功能定位，刺激大脑运动皮质相应的区域，可引起身体相应部位肌肉的收缩；对躯体运动的调节呈现交叉支配，即同侧皮质运动区支配对侧肢体的运动功能；皮质代表区的大小与运动的精细复杂程度有关，动作越精细复杂，该动作运动代表区的范围就越大；皮质细胞的代偿能力很强，部分皮质运动神经元坏死后，其周围神经元甚至不同系统、不同部位的神经元可以代偿它的功能，这是脑功能重塑的基础；刺激某运动代表区，仅产生该代表区所支配的肌肉收缩。如果刺激强度增强超过该肌肉的收缩阈值，延长刺激时间可引起邻近协同肌的收缩。

（2）锥体束的功能　它是由皮质运动区锥细胞发出的神经，经内囊处汇聚成束下行，止于脑干神经核运动神经元（皮质脑干束）、脊髓运动神经元及中间神经元（皮质脊髓束），在锥体束下行过程中一部分交叉至对侧。锥体束的主要功能是调节脊髓前角运动神经元和中间神经元的兴奋性，易化或抑制由其他途径引起的活动，特别是在快速随意控制肌肉的精细运动中起基本作用。锥体束损害可造成随意运动功能丧失、肌张力低下、手的精细运动功能丧失。

（3）锥体外系　是指除锥体束以外主管控制躯体运动功能的所有运动纤维通路。锥体外系起源于大脑皮质，下行终止于皮质下纹状体、小脑、丘脑、脑桥和网状结构等部位，由这些部位分别发出的红核脊髓束、顶盖脊髓束、前庭脊髓束和网状脊髓束下至脊髓，支配脊髓的运动神经元。锥体外系的特点是，不经过延髓锥体。作用不能直接迅速抵达下运动神经元，不能引起肌肉的随意收缩，只是影响运动的协调性、准确性。此外还通过影响肌张力来维持人体的正常姿势。只有在锥体外系使肌肉保持适宜的紧张度和协调的情况下，锥体束才能完成肌肉的精细活动。大脑皮质的运动冲动沿着上述两条通路下行，二者互相协调，完成有机体整体性的复杂随意运动。

（4）大脑对低位中枢的调节　大脑是神经系统的高位中枢，小脑、脑干、脊髓是大脑的低位中枢，正常情况下，低位中枢受高位中枢的控制，高位中枢通过消除抑制或抑制脊髓上抑制或兴奋脊髓上兴奋，使脊髓反射活动易化产生运动，以及抑制脊髓上兴奋或兴奋脊髓上抑制，减弱脊髓反射活动而使运动减弱来实现对低位中枢的调节，其中基底神经节和脑干核团在运动整合和调节中起到重要作用，而小脑神经核对外周活动信息进行处理、修饰、记忆、计算和整合运动信息。

总之，运动系统是在神经系统支配下的一个完整体系，神经系统各部位对运动进行逐级调控，脊髓低位中枢的牵张反射闭环环路是随意运动的基础。脑干和网状结构的易化、抑制中枢对脊髓反射进行调节。大脑高级中枢通过激活脑干、脊髓及锥体外系所传导的抑制和易化活动来调节较低级的活动，并通过锥体束直接控制低级中枢，最终达到统辖随意、协调、精细、稳定的肌肉运动，以完成人体各种复杂、高难度的功能活动。

### （四）中枢神经系统的可塑性

神经系统的可塑性（plasticity）是指在神经系统结构和功能上有自身修改以适应环境变化的能力，包括后天的差异、损伤、环境及经验对神经系统的影响。神经系统的可塑性决定机体对内外环境刺激发生行为改变的反应能力。可塑性高，意味着神经细胞功能的易变性和神经系统损伤后更容易恢复功能。可塑过程或形式有多种，如儿童在生长发育期间在运动能力和学习能力上获得的正常生理性可塑性。脑损伤功能障碍发生后通过药物、康复功能训练达到自身功能代偿的病理性可塑性。

## 三、残疾学基础

### （一）概念

**1. 残疾（disability）**　是指因外伤、疾病、发育缺陷等各种因素导致身心功能障碍，不同程度地丧失正常生活、工作和学习能力的状态。在国际社会中最新表述：残疾是涵盖损伤、活动受限和参与局限在内的概括性术语。残疾是人身体的失调，反映损伤给器官功能和个人活动所造成的后果。

**2. 残疾人**　即肢体、语言、听力、精神、智力或多重存在长期缺损的人。这些缺损与各种障碍相互作用，或可阻碍残疾人与健全人一样在平等的基础上充分和切实地参与社会。

### （二）导致残疾的原因

常见的致残原因主要分为以及几类。

**1. 疾病** 如脊髓灰质炎、乙型脑炎等传染病；心脑血管疾病、慢性阻塞性肺疾病、类风湿关节炎等慢性病或老年病；精神发育迟滞、精神病等遗传病；风疹、宫内感染等孕期疾病。

**2. 营养不良** 可见于蛋白质缺乏引起的智力发育迟缓、维生素 A 缺乏引起的角膜软化而致盲等。

**3. 意外事故** 如交通意外、高处落伤、运动损伤等引起脊髓损伤、骨骼肌肉系统损伤致残等。

**4. 理化因素** 如烧伤、药物中毒、酒精中毒等。

**5. 社会、心理因素** 如精神病等。

### （三）残疾分类

残疾的分类包括 ICIDH 和 ICF 分类系统。

**1. ICIDH 分类** 1980 年世界卫生组织制定了《国际残损、残疾和残障分类》（international classification of impairment, disability and handicaps, ICIDH）。根据残疾的性质、程度和影响，该分类方法将残疾分为残损、残疾与残障 3 个水平，并可以相互转化。它是从组织器官水平的功能障碍、个体水平的能力障碍和社会水平的障碍 3 个层面反映肢体（或器官）、个体及社会的功能损害程度。ICIDH 现已被康复医学界普遍采用。

（1）残损（impairment） 指各种原因所导致的身体结构、外形、器官或系统生理功能以及心理功能的异常，干扰了个人正常生活活动，对日常生活、工作的速度、效率、质量产生一定影响，但实际操作能独立完成，是器官或系统水平的功能障碍。

（2）残疾（disabilities） 指按正常方式进行的日常独立生活活动和工作能力受限或丧失，是个体或整体水平的障碍。

（3）残障（handicaps） 指残疾者社会活动、交往、适应能力的障碍，包括工作、学习、社交等，个人在社会上不能独立，是社会水平的障碍。

**2. ICF 分类** 《国际功能、残疾和健康分类》（International Classification of Functioning, Disability and Health，ICF）是由世界卫生组织在 2001 年 5 月 22 日第 54 届世界卫生大会上正式命名并在国际上使用的分类标准。ICF 将组织器官水平的功能障碍、个体水平的能力障碍和社会水平的障碍这三种功能障碍统称为残疾。残疾可分为暂时性残疾和永久性残疾两类：残疾状态持续不到 12 个月为暂时性残疾，持续 12 个月及以上时为永久性残疾。ICF 为从生物、心理和社会角度认识损伤所造成的影响提供了一种理论模式。它为从身体健康状态、个体活动和个体的社会功能上探索提供了理论框架。ICF 由两大部分组成：第一部分是功能和残疾，包括身体功能（以字母"b"表示）和身体结构（以字母"s"表示）、活动和参与（以字母"d"表示）；第二部分是背景性因素，主要指环境因素（以字母"e"表示）。ICF 运用了一种字母数字编码系统，因而可以对广泛的有关健康的信息进行编码（如诊断、功能和残疾状态等），为临床提供一种统一和标准的语言和框架来描述患者的健康状况和与健康有关的状况；同时，运用这种标准化的通用语言可以使全世界不同学科和领域能够相互进行交流。ICF 成分间的相互作用见图 1 – 2。

### （四）我国残疾分类方法

1987 年全国残疾人抽样调查时，是按照五类残疾分类，即视力残疾、听力语言残疾、智力残疾、肢体残疾和精神残疾。根据 1995 年中国残疾人联合会制定并下发执行的《中国残疾人实用评定标准（试用）》的规定，将残疾分为六类：视力残疾、听力残疾、言语残疾、智力残疾、肢体残疾、精神残疾。

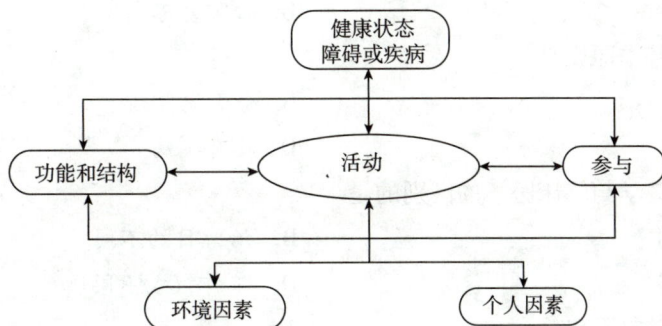

图1-2　ICF成分间的相互作用图

### （五）残疾预防

残疾预防是针对常见的致残原因，如遗传、发育、外伤、疾病、环境、行为等危险因素，采取有效措施和方法，预防或减少致残性疾病和伤害的发生，限制或逆转由伤病而引起的残疾，并在残疾发生后防止残疾转变成为残障。

目前国际和我国对残疾都采取了三级预防措施。

**1. 第一级预防**　是有效预防疾病和致残性伤害的发生，需要通过免疫接种、咨询及指导、预防性保健、选择健康生活方式、重视合理行为及精神卫生、安全防护等措施得以实现。

**2. 第二级预防**　是防止疾病和伤害导致残疾，需要通过早期筛查、定期检查、控制危险因素、改变不良生活方式，早期医疗干预、早期康复治疗等措施得以实现。

**3. 第三级预防**　是防止残疾发生后出现更严重的残障，需要通过康复训练、辅助器具适配、康复咨询，支持性医疗及适当的护理等措施得以实现。

## 目标检测

答案解析

### 一、选择题

1. 全面康复不包括
   A. 教育康复
   B. 职业康复
   C. 社会康复
   D. 临床康复

2. 康复的最高目标是
   A. 运动功能改善
   B. 日常生活的改善
   C. 感觉功能的恢复
   D. 回归家庭和社会

3. 康复医学的主要工作方式是
   A. 康复团队进行
   B. 学科独立
   C. 康复医师指导
   D. 医师为主，治疗师辅助

4. 康复医学的特点之一是
   A. 以功能障碍为基础
   B. 以疾病为中心
   C. 以患者为目标
   D. 以疼痛为主要对象

5. 下列不属于康复治疗技术的是
   A. 物理治疗
   B. 作业治疗

  C. 言语治疗          D. 心肺复苏术

6. 不是康复治疗的基本原则是

  A. 循序渐进           B. 全面康复

  C. 持之以恒           D. 没有疾病

7. 下列不属于康复医学与临床医学的区别的是

  A. 核心理念不同        B. 治疗目的不同

  C. 治疗手段不同        D. 工作模式不同

8. 康复医学服务的对象不包括

  A. 传染病患者         B. 残疾者

  C. 功能障碍者         D. 生活不能自理者

## 二、简答题

1. 简述康复医学与临床医学的区别。

2. 简述残疾的三级预防及治疗措施。

（李丽英 李 渤）

书网融合……

      本章小结       微课       题库

# 第二章 康复评定技术

⊙ 学习目标

　　1. 通过本章学习，重点掌握躯体功能、言语与吞咽、认知功能、心肺功能、电生理、个体活动能力、社会参与能力的评定方法；熟悉躯体功能、言语与吞咽、认知功能、心肺功能、电生理、个体活动能力、社会参与能力评定的注意事项；了解躯体功能、言语与吞咽、认知功能、心肺功能、电生理、个体活动能力、社会参与能力评定的基本理论。

　　2. 学会运用康复评定技术对患者进行康复评定的能力，具有较好的康复理念及人文关怀精神，具有一定的分析问题及解决问题的临床康复思维能力。

## ▶▶ 情境导入

　　患者，女，35 岁，右侧肢体活动不利 6 个月余。患者 6 个月前因颅脑外伤在当地医院住院治疗，病情好转后出院。现患者遗留右侧肢体活动不利，上肢可抬高，但不过肩，手部仅有勾状抓握，拄拐下可行走，成划圈步态。大小便可自理，日常生活能力部分依赖。

　　讨论　作为一名康复科医生，你会为患者进行哪些康复评定？

## 第一节　躯体功能评定

PPT

## 一、肌张力的评定 📱微课 1

### （一）肌张力的概述

**1. 肌张力的定义**　肌张力（muscle tone）是指肌肉组织在松弛状态下的紧张度，表现为肌肉组织在静息状态下非随意、持续、微小地收缩。肌张力是维持身体各种姿势以及正常运动的基础。

**2. 肌张力的分类**　根据身体所处的不同状态，肌张力可分为以下 3 类。

（1）静止性肌张力　是指肌肉处于静息状态下具有的紧张度。

（2）姿势性肌张力　是指人体维持一定姿势（如站立或坐位）时，躯体前后肌肉所具有的紧张度。

（3）运动性肌张力　是指肌肉在运动过程中的张力，是保证肌肉连续、平滑（无颤抖、抽搐、痉挛）运动的重要因素。

**3. 肌张力异常的类型**

（1）肌张力增高　是指肌张力高于正常静息水平。

1）痉挛　是由牵张反射高兴奋性所致的，表现为速度依赖性的牵张反射亢进。检查者在被动活动患者肢体时，伴随肌肉牵伸速度的增加，痉挛肌的阻力（痉挛的程度）也增加。常由上运动神经元损伤后所致。其特殊表现：巴宾斯基反射、折刀样反射、阵挛、去脑强直和去皮质强直。

2）僵硬 表现为在肢体被动运动过程中。主动肌和拮抗肌同时收缩，各方向上的阻力均匀一致，与弯曲铅管的感觉类似，因此称为铅管样强直，多见于椎体外系病变。若同时伴有震颤则出现规律而断续的阻力降低或消失，称齿轮现象，常见于帕金森病。

（2）肌张力低下 是指肌张力低于正常静息水平。表现为肌肉松弛软弱，牵张反射减弱，触诊见肌腹柔软，弹性减小，被动活动时肌肉的抵抗减弱甚至消失，活动范围增大。肢体的整体运动功能受损，伴有肢体肌力减弱或瘫痪，腱反射减弱或消失。见于下运动神经元病、小脑病变、脑卒中软瘫期、脊髓损伤的休克期、原发性肌病等。

（3）肌张力障碍 是一种以肌张力损害、持续和扭曲的不自主运动为特征的运动功能亢进性障碍。表现为肌肉收缩快或慢，且表现为重复、模式化，肌张力以不可预料的形式由低到高变动。姿态为持续扭曲畸形，可持续数分钟或更久。临床常见类型有扭转性、模式性和颤抖性动作等。

**4. 肌张力的影响因素**

（1）体位和肢体位置 不良的姿势和肢体放置位置可导致肌张力增高。

（2）中枢神经系统的状态 中枢抑制系统和中枢易化系统失衡，可使肌张力发生变化。

（3）不良心理因素 紧张和焦虑等情绪以及不良的心理状态都可以使肌张力增高。

（4）合并问题的存在 合并有疼痛、便秘等问题时，可使肌张力增高。

（5）其他 如骨折、外伤、疾病、外界温度的变化、药物等均可使肌张力发生变化。

## （二）肌张力的检查方法

**1. 肌张力的手法检查**

（1）病史 了解异常肌张力对受试者功能的影响，包括受累肌肉及数目、引发痉挛的原因、痉挛发生的频率等。

（2）视诊 观察肢体或躯体的异常姿态。

（3）触诊 肌张力高，触之较硬；肌张力低，触之较软。

（4）反射 检查受试者是否存在腱反射亢进等现象。

（5）被动运动 被动运动检查是肌张力手法检查的主要内容，检查中评定者通过体会患者肢体被动运动过程中的运动范围和对运动的抵抗来判断肌张力情况。

## （三）异常肌张力的评定标准

**1. 痉挛的评定标准** 常采用改良 Ashworth 分级，受试者处于舒适体位，一般采用仰卧位，分别对双侧上下肢体进行被动关节活动。评定标准见表 2 - 1。

表 2 - 1 改良 Ashworth 痉挛量表

| 级别 | 评定标准 |
| --- | --- |
| 0 级 | 无肌张力的增加 |
| 1 级 | 肌张力略微增加：受累部分被动屈伸时，被动活动患侧肢体到终末端时呈现最小的阻力或出现突然卡住和释放 |
| 1 + 级 | 肌张力轻度增加：在关节活动范围后 50% 范围内出现突然卡住，然后在关节活动范围的后 50% 均呈现最小的阻力 |
| 2 级 | 肌张力较明显增加：通过关节活动范围的大部分时，肌张力均较明显增加，但受累部分仍能较易地被移动 |
| 3 级 | 肌张力严重增高：被动运动困难 |
| 4 级 | 僵直：受累部分被动屈伸时呈现僵直状态，不能活动 |

**2. 肌张力迟缓的评定标准** 见表 2 - 2。

表 2 - 2 弛缓性肌张力分级

| 级别 | 评定标准 |
| --- | --- |
| 轻度 | 肌张力降低，肌力下降，肢体放在可下垂的位置并放下，肢体只有短暂抗重力的能力，随即落下。能完成一定的功能性动作 |
| 中度 | 肌张力显著降低，若把肢体放于可下垂的位置上，检查者松手时，肢体立即下垂，同时有肌力显著下降（或1级），不能产生有功能的活动 |
| 重度 | 肌张力消失，若把肢体放于可下垂的位置上，检查者松手时，肢体立即下垂，同时有肌力的丧失（或0级），不能产生有功能的活动 |

### （四）注意事项

1. 测定前向患者说明检查目的、方法和感受，使患者了解评定全过程，消除紧张。
2. 体位摆放正确、舒适，充分暴露受检部位，先检查健侧，再检查患侧，两侧比较。
3. 检查环境要求安静、温暖舒适。避免在运动后、疲劳时及情绪激动时进行检查。
4. 手法检查为被动运动检查。
5. 被动运动的方向与被检肌群作用方向相反（如检测屈肌肌群肌张力时，应被动向伸展方向活动）。

## 二、肌力的评定

### （一）肌力的概述

**1. 肌力的定义** 肌力（muscle strength）是指肌肉收缩时产生的最大力量，又称绝对肌力。

**2. 肌力评定目的** 判断肌力有无减弱及其减弱的部位与程度；分析肌力减弱的原因；预防肌力失衡引起的损伤和畸形；为制订康复治疗、训练计划提供依据；评价康复治疗、训练的效果。

### （二）肌力评定的工具和方法

常用的肌力评定方法有徒手肌力评定（manual muscle testing，MMT）、器械肌力评定等。低于3级的肌力主要依靠徒手肌力评定；当所测肌力超过3级时，为了进一步作更细致的定量评定，可用专门器械做肌力测试。

**1. 徒手肌力评定** 徒手肌力评定（MMT）是指通过被检者自身重力和检查者用手施加阻力而产生的主动运动来评定肌肉或肌群的力量和功能的方法。在评定过程中，要求评定对象分别处于减重力、抗重力和抗阻力等特定体位下，评定者通过触摸所测肌肉肌腹、肌腱收缩的感觉，观察所测肌肉在特定体位下完成运动的能力以及关节活动范围来判断肌力的大小和等级。

（1）肌力评级依据 ①外加阻力的大小：对肌力在3级以上的肌肉（或肌群）施加阻力；②重力作用：根据肌肉（或肌群）对抗重力与否进行评定2级和3级；③有无肌肉或肌腱的收缩：对肌力在0级及1级的肌肉（或肌群）主要根据是否触及或观察到肌肉或肌腱的收缩来进行评定。

（2）评级标准 主要的评级标准有 Lovett 分级法（表2-3）。

表 2 - 3 Lovett 分级法评定标准

| 级别 | 名称 | 评定标准 |
| --- | --- | --- |
| 0 | 零（zero，0） | 无可见或可感觉到的肌肉收缩 |
| 1 | 微缩（trace，T） | 可扪及肌肉轻微收缩，但不能引起关节活动 |
| 2 | 差（poor，P） | 在减重状态下能做关节全范围活动 |
| 3 | 可（fair，F） | 能抗重力做关节全范围活动，但不能抗阻力 |
| 4 | 良好（good，G） | 能抗重力及抗一定阻力运动 |
| 5 | 正常（normal，N） | 能抗重力及抗充分阻力运动 |

（3）肌力评定的适应证和禁忌证

1）适应证 下运动神经元损伤、脊髓损伤、原发性肌病、骨关节疾病等。

2）禁忌证 严重疼痛、关节活动度极度受限、严重的关节积液或滑膜炎、软组织损伤后刚刚愈合、骨关节不稳定、关节急性扭伤或拉伤等为绝对禁忌证；疼痛、关节活动受限、亚急性和慢性扭伤或拉伤、心血管系统疾病为相对禁忌证。

（4）徒手肌力评定注意事项 ①把握好肌力评定的适应证和禁忌证；②测试前评定者必须做好动员，使评定对象理解并主动参与和配合；③选择舒适的检查室，不宜在评定对象容易被干扰的环境中进行测试；④采取正确的测试姿势，注意防止其他肌肉对被测肌肉的代偿；⑤选择适当的测试时机，疲劳时、运动后或饱餐后不宜进行；⑥测试时应左右比较，尤其在 4 级和 5 级肌力难以鉴别时，更应做健患侧的对比观察；⑦当肌力达 4 级以上时，所作阻抗需连续施加，并保持与运动相反的方向；⑧中枢神经系统病损所致痉挛性瘫痪患者不宜作 MMT；⑨避免检查过程中的假性运动影响评定结果。

**2. 器械肌力测定**

（1）常用器械 肌力≥3 级时，可通过器械进一步准确定量评定，得到客观、精确的数据。常用肌力评定器械有握力计、捏力计、背拉力计、电子肌肉测力计等。

（2）常用器械评定方法

1）握力评定 测试时，上肢在体侧自然下垂，握力计表面向外，将把手调节至适当的宽度，重复测量 3 次，取最大值。握力指数 = 握力（kg）/体重（kg）×100%，正常握力指数一般大于体重的50%，具体评定时应注意性别、年龄、职业及优势肢体的差异。

2）捏力评定 测试时，用拇指与示指或其他手指对捏，压捏力计受力面，正常值约为握力的30%。

3）等速肌力评定 在预先设定的角速度下记录运动中被测肌肉功能和关节角度的相关数据，能够获得参数有峰力矩、峰力矩体重比和角度、总做功和单次最大做功、平均功率、力矩加速能、耐力比、主动肌与拮抗肌峰力矩比及平均关节活动范围等。

**（三）人体主要肌肉的徒手评定** ⓔ 微课2

1. 上肢主要肌肉（或肌群）的徒手肌力评定具体见表 2 - 4。

表 2 - 4　上肢主要肌肉（或肌群）的徒手肌力评定

| 部位 | 运动 | 主动肌 | 神经支配 | 检查方法与评定 |
|------|------|--------|----------|----------------|
| 肩肱 | 前屈 | 三角肌前部<br>喙肱肌 | 腋神经、$C_{5\sim7}$<br>肌皮神经、$C_7$ | 5、4级端坐，上肢做前平屈动作，阻力加于肘部向下压<br>3级体位同上，上肢能抗重力做全范围前屈<br>2、1级对侧卧，放在光滑平面上可主动前屈或可触及肌肉收缩 |
| | 后伸 | 背阔肌<br>大圆肌<br>三角肌后部 | 胸背神经、$C_{6\sim8}$<br>肩胛下神经、$C_6$<br>腋神经、$C_5$ | 5、4级俯卧，上肢做后伸动作，阻力加于肘部向下压<br>3级体位同上，上肢能抗重力做全范围后伸<br>2、1级对侧卧，放在光滑平面上可主动后伸或可触及肌肉收缩 |
| | 外展 | 三角肌中部<br>冈上肌 | 腋神经、$C_5$<br>肩胛上神经、$C_5$ | 5、4级端坐，稍屈肘，上臂外展，阻力加于肘部向下压<br>3级体位同上，上臂能抗重力做全范围外展<br>2、1级仰卧，放在光滑平面上能主动外展或可触及肌肉收缩 |
| | 水平后伸 | 三角肌后部 | 腋神经、$C_5$ | 5、4级俯卧，肩外展90°，屈肘，上臂做后伸动作，阻力加于肘后向下压<br>3级体位同上，上臂能抗重力做全范围的水平后伸<br>2、1级端坐，放在光滑平面上可后伸或可触及肌肉收缩 |

续表

| 部位 | 运动 | 主动肌 | 神经支配 | 检查方法与评定 |
|---|---|---|---|---|
| 肩肱 | 水平前屈 | 胸大肌 | 胸内、外神经，$C_5 \sim T_1$ | 5、4级仰卧，肩外展90°，做水平前屈动作，阻力加于肘部向外拉<br>3级体位同上，上臂能抗重力做全范围的水平前屈<br>2、1级端坐，放在光滑平面上能主动水平前屈或可触及肌肉收缩 |
| | 外旋 | 冈下肌<br>小圆肌 | 肩胛上神经、$C_5$<br>腋神经、$C_{5\sim7}$ | 5、4级俯卧，肩外展90°，肘屈曲90°，前臂在床外下垂，做肩内、外旋动作，阻力加于腕部<br>3级体位同上，上臂不抗阻力能做全范围的内、外旋动作<br>2、1级侧卧，肩外展90°，肘屈曲90°，放置光滑平面上，肩可内、外旋或可触及肌肉收缩 |
| | 内旋 | 肩胛下肌<br>胸大肌<br>背阔肌<br>大圆肌 | 肩胛下神经、$C_{5\sim6}$<br>胸内、外神经，$C_5 \sim T_1$<br>胸背神经、$C_{6\sim8}$<br>肩胛下神经、$C_{5\sim6}$ | |
| 肘 | 屈曲 | 肱二头肌<br>肱肌 | 肌皮神经、$C_{5\sim7}$<br>肌皮神经、$C_{5\sim7}$ | 5、4级端坐，测肱二头肌时前臂旋后，测肱肌时旋前，测肱桡肌时中立，做屈肘动作，阻力加于腕部<br>3级体位同上，上臂下垂可抗重力做全范围屈肘<br>2、1级端坐，肩外展90°，放在光滑平面上前臂时可屈肘或可触及肌肉收缩 |
| | 伸展 | 肱三头肌<br>肘肌 | 桡神经、$C_5 \sim T_1$<br>桡神经、$C_{7\sim8}$ | 5、4级仰卧，肩前屈90°，肘关节屈曲。做伸肘动作，阻力加于腕部<br>3级体位同上，可抗重力做全范围伸肘<br>2、1级端坐，肩外展90°，放在光滑平面上前臂时可伸肘或可触及肌肉收缩 |
| 腕 | 掌屈 | 尺侧腕屈肌<br>桡侧腕屈肌 | 尺神经、$C_8 \sim T_1$<br>正中神经、$C_6$ | 5、4级端坐，上臂下垂，屈肘90°，前臂旋后，手放松，固定前臂做屈腕动作，阻力加于手掌<br>3级体位同上，无阻力时能做全范围的屈腕动作<br>2、1级体位同上，前臂中立位，放在光滑平面上，固定前臂，可屈腕或可触及肌肉收缩 |
| | 背伸 | 尺侧腕伸肌<br>桡侧腕伸肌 | 桡神经、$C_7$<br>桡神经、$C_{6\sim7}$ | 5、4级端坐，上臂下垂，屈肘90°，前臂旋前，手放松，固定前臂做伸腕动作，阻力加于手背<br>3级体位同上，无阻力时能做全范围的伸腕动作<br>2、1级体位同上，前臂中立位，放在光滑平面上，固定前臂，可伸腕或可触及肌肉收缩 |
| 掌指 | 屈 | 蚓状肌<br>骨间掌侧肌<br>骨间背侧肌 | 正中、尺神经，$C_7 \sim T_1$<br>尺神经、$C_8$、$T_1$<br>尺神经、$C_8$、$T_1$ | 5、4级前臂旋后，掌心向上，伸直指间关节，屈掌指关节，阻力加于近节指腹<br>3级体位同上，无阻力时可做全范围的掌指关节屈曲动作<br>2、1级前臂中立位，可部分屈曲掌指关节或可触及掌心肌肉收缩 |
| | 伸 | 指伸肌<br>示指伸肌<br>小指伸肌 | 桡神经、$C_6$<br>桡神经、$C_7$<br>桡神经、$C_7$ | 5、4级前臂旋前，掌心向下，指间关节屈曲，伸掌指关节，阻力加于近节指背<br>3级无阻力时可做全范围掌指关节伸直动作<br>2、1级前臂中立位，可部分伸直掌指关节或可触及掌背肌腱活动 |
| | 内收 | 骨间掌侧肌 | 尺神经、$C_8$、$T_1$ | 5、4级前臂旋前，手置于桌面，做指内收动作，阻力加于示、环、小指内侧<br>3级体位同上，无阻力时能做全范围的指内收动作<br>2、1级体位同上，可部分内收手指或可触及指基部的肌腱活动 |
| | 外展 | 骨间背侧肌<br>小指展肌 | 尺神经、$C_8$、$T_1$<br>尺神经、$C_8$、$T_1$ | 5、4级前臂旋前，手置于桌面，做指外展动作，阻力加于手指外侧<br>3级体位同上，无阻力时能做全范围的指外展动作<br>2、1级体位同上，可部分外展手指或可触及指基部的肌腱活动 |

2. 下肢主要肌肉（或肌群）的徒手肌力评定具体见表2-5。

表2-5 下肢主要肌肉（或肌群）的徒手肌力评定

| 部位 | 运动 | 主动肌 | 神经支配 | 检查方法与评定 |
|---|---|---|---|---|
| 髋 | 屈 | 髂腰肌 | 腰丛神经、$L_{2\sim3}$ | 5、4级仰卧或端坐，小腿置于床沿外，做屈髋动作，阻力加于膝上<br>3级体位同上，可抗重力做全范围屈髋<br>2、1级被检侧侧卧，托起对侧下肢，可主动屈髋或于腹股沟上缘触及肌肉收缩 |
| | 伸 | 臀大肌<br>腘绳肌 | 臀下神经、$L_2\sim S_4$<br>坐骨神经、$L_4\sim S_2$ | 5、4级俯卧，固定骨盆，测臀大肌时屈膝，测腘绳肌时伸膝，做伸髋动作，阻力加于大腿远端<br>3级体位同上，可抗重力做全范围伸髋<br>2、1级被检侧侧卧，托起对侧下肢，可伸髋或触及肌肉收缩 |
| | 内收 | 内收肌群<br>股薄肌<br>耻骨肌 | 闭孔神经、$L_{2\sim4}$<br>闭孔神经、$L_{2\sim4}$<br>闭孔神经、股神经、$L_{2\sim3}$ | 5、4级被检侧侧卧，托起对侧下肢，做髋内收动作，阻力加于大腿下端<br>3级体位同上，可抗重力做全范围髋内收<br>2、1级仰卧，可在面板上作髋内收或触及肌肉收缩 |
| | 外展 | 臀中肌<br>梨状肌 | 臀上神经、$L_{4\sim5}$<br>骶丛神经、$L_5$、$S_{1\sim2}$ | 5、4级对侧侧卧，做髋外展动作，阻力加于大腿下段外侧<br>3级体位同上，可抗重力做全范围髋外展<br>2、1级仰卧，可在面板上作髋外展或触及肌肉收缩 |
| | 外旋 | 股方肌<br>梨状肌<br>臀大肌<br>上下孖肌<br>闭孔内外肌 | 骶丛神经、$L_5\sim S_1$<br>骶丛神经、$L_5$、$S_{1\sim2}$<br>臀下神经、$L_2\sim S_4$<br>闭孔神经、$L_{3\sim4}$<br>骶丛神经、闭孔神经、$S_{1\sim4}$ | 5、4级仰卧，小腿垂于床外，做髋外旋、内旋动作，即小腿向外、向内摆，阻力加于小腿下端<br>3级体位同上，无阻力下可做全范围髋外、内旋<br>2、1级仰卧伸腿，可部分髋外旋或内旋，或可触及肌肉收缩 |
| | 内旋 | 臀小肌<br>阔筋膜张肌 | 臀上神经、$L_1\sim S_4$<br>臀上神经、$L_1\sim S_4$ | |
| 膝 | 屈 | 腘绳肌 | 坐骨神经、$L_4\sim S_2$ | 5、4级俯卧，做屈膝动作，评定者一手固定骨盆，另一手阻力加于后踝<br>3级体位同上，可抗重力做全范围屈膝<br>2、1级被检侧侧卧位，托起对侧下肢，可屈膝或触及肌肉收缩 |
| | 伸 | 股四头肌 | 股神经、$L_{3\sim4}$ | 5、4级仰卧，小腿垂于床边，做伸膝动作，阻力加于踝前方<br>3级体位同上，可抗重力做全范围伸膝<br>2、1级被检侧侧卧位，托起对侧下肢，可伸膝或触及肌肉收缩 |
| 踝 | 跖屈 | 腓肠肌<br>比目鱼肌 | 胫神经、$S_{1\sim2}$<br>胫神经、$S_{1\sim2}$ | 5、4级俯卧，测腓肠肌时伸膝，测比目鱼肌时屈膝，然后做踝跖屈动作，阻力加于足后跟<br>3级体位同上，可抗重力做全范围踝跖屈<br>2、1级侧卧，可跖屈或触及跟腱活动 |
| | 内翻背伸 | 胫骨前肌 | 腓深神经、$L_{4\sim5}$ | 5、4级端坐，小腿下垂，做足内翻踝背伸动作，阻力加于足背内缘向足外足底方向推<br>3级体位同上，可抗重力做全范围足内翻、踝背伸<br>2、1级侧卧，可做足内翻背伸或触及肌肉收缩 |
| | 内翻跖屈 | 胫骨后肌 | 胫神经、$L_5$、$S_1$ | 5、4级同侧侧卧位，做足内翻跖屈动作，阻力加于足内缘向足外足背方向推<br>3级体位同上，可抗重力做全范围足内翻跖屈<br>2、1级仰卧，可做足内翻跖屈或触及内踝后肌腱活动 |
| | 外翻跖屈 | 腓骨长、短肌 | 腓浅神经、$L_4\sim S_2$ | 5、4级对侧卧位，做足外翻跖屈动作，阻力加于足外缘向足内足背方向推<br>3级体位同上，可抗重力做全范围足外翻跖屈<br>2、1级仰卧，可做足外翻跖屈或触及内踝后肌腱活动 |

### 三、关节活动度的评定

#### （一）关节活动度的概述

**1. 关节活动度的定义** 关节活动度（range of motion，ROM）是指关节运动时可达到的最大弧度，是衡量一个关节运动量的尺度，常以度数表示。根据关节运动的动力来源可分为主动关节活动度和被动关节活动度。

主动关节活动度（active range of motion，AROM）是人体自身的主动随意运动而产生的运动弧。被动关节活动度（passive range of motion，PROM）是通过外力如治疗师的帮助而产生的运动弧。正常情况下，被动运动至终末时会产生一种关节囊内的、不受随意运动控制的运动，因此，PROM 略大于 AROM。

**2. 关节活动度异常的原因** 关节活动受限的常见原因包括人体老化导致骨骼、关节的结构发生退行性变，如退行性脊柱炎、退行性关节炎、骨质疏松等；另外还包括关节、软组织、骨骼病损所致的疼痛与肌肉痉挛，制动、长期保护性痉挛、肌力不平衡及长期不良姿势等所致的软组织缩短与挛缩，关节周围软组织瘢痕与粘连，关节内损伤与积液，关节周围水肿，关节内游离体，关节结构异常，各种病损所致肌肉瘫痪或无力，运动障碍等。

**3. 关节活动范围测定的目的** 判断 ROM 受限的程度；根据整体的临床表现，分析可能的原因；选择合理的治疗方法；评估治疗效果。

#### （二）关节活动度评定方法 🅔 微课3

**1. 测量方法**

（1）测量工具 常用的有通用量角器、直尺、皮尺、电子角度计等，也可以使用 X 线片、摄像机等设备。皮尺、直尺主要用于脊柱、手指等特殊部位的关节活动度测量。通用量角器由于其简单便携在临床上最常用，通用量角器由移动臂、固定臂和一个轴心组成（图 2-1）。

（2）测量步骤

1）向被检查者说明测量的目的和方法，获得患者的积极配合。

2）充分暴露被测量的关节，确定合适的测量体位。

3）固定近端，要求被检查者做相应的关节活动。

4）先测量关节的 AROM，量角器的轴心对准关节运动的轴心，固定臂与构成关节的近端肢体平行，移动臂与构成关节的远端肢体平行，记录关节起始位置的角度后，待患者主动运动至最大关节角度，再次放置量角器，读数并记录。

5）若被检查者 APOM 下降需测量 PROM，用同样的方式放置量角器，治疗师小心、轻柔地移动被检查关节至被检查者能忍受的最大范围，重新摆放量角器并记录终末位的角度。

6）测量结束。

（3）各关节活动范围测量及正常参考值（表 2-6、表 2-7、表 2-8）

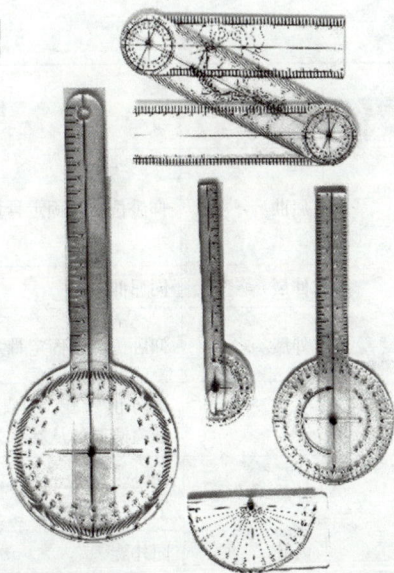

**图 2-1 关节活动度尺**

表 2-6　上肢关节活动范围的测量方法及正常参考值

| 关节名称 | 运动方向 | 检查位置 | 测角位置 | | | 参考值（°） |
| --- | --- | --- | --- | --- | --- | --- |
| | | | 固定臂 | 移动臂 | 轴心 | |
| 肩 | 屈曲 | 站位（从侧面测要固定，防止躯干活动和脊柱前后屈伸） | 与腋中线平行 | 肱骨长轴平行 | 肩峰 | 0～180 |
| | 伸展 | 同屈曲 | 同屈曲 | 同屈曲 | 同屈曲 | 0～50 |
| | 外展 | 站位，从前面测 | 与脊柱平行 | 同屈曲 | 同屈曲 | 0～180 |
| | 内收 | 同外展 | 同外展 | 同屈曲 | 同屈曲 | 0～80 |
| | 外旋 | 坐位，肩关节外展90°，肘关节屈曲90°，前臂中立位 | 与地面垂直 | 前臂长轴 | 尺骨鹰嘴 | 0～90 |
| | 内旋 | 同外旋 | 同外旋 | 同外旋 | 同外旋 | 0～90 |
| | 水平内收 | 坐位，肩外展90°，上肢伸直，掌心向下 | 过一侧肩峰的额面线 | 伸直上肢的长轴 | 肩峰 | 0～135 |
| | 水平外展 | 同水平内收 | 同水平内收 | 同水平内收 | 同水平内收 | 0～30 |
| 肘 | 屈曲 | 坐或站位，肩外展90°，在背面测 | 肱骨长轴 | 桡骨长轴 | 肱骨外上髁 | 0～150 |
| | 伸展 | 同屈曲 | 同屈曲 | 同屈曲 | 同屈曲 | 0～5 |
| 前臂 | 旋前 | 坐位，上臂紧靠身旁，肘屈90°，前臂中立位，手握铅笔 | 与地面垂直 | 与铅笔平行 | 第三掌指关节 | 0～90 |
| | 旋后 | 同旋前 | 同旋前 | 同旋前 | 同旋前 | 0～90 |
| 腕 | 背伸 | 坐位，前臂置于中立位，在桡侧测 | 桡骨长轴平行 | 第二掌骨 | 桡骨茎突 | 0～70 |
| | 掌屈 | 同背伸 | 同背伸 | 同背伸 | 同背伸 | 0～90 |
| | 桡偏 | 掌指伸直掌心向下前臂与手成直线，在手背测 | 前臂长轴的延长线 | 第三掌骨 | 腕横纹背侧中点 | 0～25 |
| | 尺偏 | 同桡偏 | 同桡偏 | 同桡偏 | 同桡偏 | 0～55 |

表 2-7　下肢关节活动范围的测量方法及正常参考值

| 关节名称 | 运动方向 | 检查位置 | 测角位置 | | | 参考值（°） |
| --- | --- | --- | --- | --- | --- | --- |
| | | | 固定臂 | 移动臂 | 轴心 | |
| 髋 | 屈曲 | 仰卧位，要固定骨盆 | 躯干长轴 | 股骨长轴平行 | 股骨大转子 | 0～90，0～120（屈膝时） |
| | 伸展 | 同屈曲 | 同屈曲 | 同屈曲 | 同屈曲 | 0～15 |
| | 外展 | 仰卧位，要固定骨盆 | 两髂前上棘连线上 | 股骨长轴平行 | 髂前上棘 | 0～45 |
| | 内收 | 为防止外旋，对侧下肢屈曲上举，受检测肢体从其下方通过 | 同外展 | 同外展 | 同外展 | 0～30 |
| | 外旋 | 仰卧（坐位），膝以下部分垂床沿下，从床脚端测 | 地面垂直 | 小腿长轴 | 髌骨下端 | 0～45 |
| | 内旋 | 同外旋 | 同外旋 | 同外旋 | 同外旋 | 0～45 |
| 膝 | 屈曲 | 一般在俯卧位测，如髋关节挛缩可在侧卧位测 | 股骨外侧髁 | 腓骨长轴平行 | 膝关节 | 0～130 |
| | 伸展 | 侧卧位 | 同屈曲 | 同屈曲 | 同屈曲 | 0 |

续表

| 关节名称 | 运动方向 | 检查位置 | 测角位置 | | | 参考值（°） |
| --- | --- | --- | --- | --- | --- | --- |
| | | | 固定臂 | 移动臂 | 轴心 | |
| 踝 | 背伸 | 坐位，足悬空 | 与胫骨长轴平行 | 与第5跖骨平行 | 外踝下2.5cm | 0~20 |
| | 跖屈 | 同背伸 | 同背伸 | 同背伸 | 同背伸 | 0~45 |
| | 外翻 | 坐位或仰卧位 | 小腿长轴 | 踝关节前方中点与第二趾尖的连线 | 踝关节前方中点 | 0~20 |
| | 内翻 | 同外翻 | 同外翻 | 同外翻 | 同外翻 | 0~30 |

表2-8 躯干活动范围的测量方法及正常参考值

| 关节名称 | 运动方向 | 检查位置 | 测角位置 | | | 参考值（°） |
| --- | --- | --- | --- | --- | --- | --- |
| | | | 固定臂 | 移动臂 | 轴心 | |
| 颈椎 | 前屈 | 在头和躯干的侧面测，坐或立位 | 额面中心线 | 头顶与耳孔连线 | 肩峰 | 0~60 |
| | 后伸 | 同前屈 | 同前屈 | 同前屈 | 同前屈 | 0~50 |
| | 右旋 | 坐位或仰卧位，从头顶方向进行 | 矢状面中央线 | 鼻梁与枕骨结节连线 | 枕部中央 | 0~70 |
| | 左旋 | 同右旋 | 同右旋 | 同右旋 | 同右旋 | 0~70 |
| | 左侧屈 | 坐位，在背面进行 | $C_7$与$L_5$棘突连线 | 头顶正中与$C_7$棘突连线 | $C_7$棘突 | 0~50 |
| | 右侧屈 | 同左侧屈 | 同左侧屈 | 同左侧屈 | 同左侧屈 | 0~50 |
| 胸腰 | 前屈 | 站位，在侧面进行 | 过$L_5$棘突上下引的垂线 | $C_7$与$L_5$棘突连线 | $L_5$棘突 | 0~45 |
| | 后伸 | 同前屈 | 同前屈 | 同前屈 | 同前屈 | 0~30 |
| | 右旋 | 坐位，在头上方测 | 平直椅子靠背的上沿线 | 两肩胛的切线 | 左方两线的交点 | 0~40 |
| | 左旋 | 同右旋 | 同右旋 | 同右旋 | 同右旋 | 0~40 |
| | 左侧屈 | 坐位在躯干后面测 | 通过髂嵴的水平线中点的垂线 | $C_7$与$L_5$棘突连线 | $L_5$棘突 | 0~50 |
| | 右侧屈 | 同左侧屈 | 同左侧屈 | 同左侧屈 | 同左侧屈 | 0~50 |

**2. 注意事项**

（1）测量过程中要充分固定近端骨，避免出现代偿动作，导致测量结果发生变化，固定的方法可以借助被测者的体重、体位以及测量者所施加的外力。

（2）需要多次测量时，尽量由同一治疗师完成，且与对侧相应关节进行比较。

（3）读取量角器度数时，视线要与量角器刻度盘保持在同一水平。

（4）分别记录AROM与PROM，一般是从0°开始到终末度数，例如肩关节关节正常前屈ROM记录为0~180°，屈曲受限0~100°。

（5）不同器械、不同方法测得的ROM有差异，不宜互相比较。

## 四、平衡与协调功能评定

平衡与协调是维持人体姿势、保持体位、完成日常生活活动的基本保证，因此平衡与协调功能评定是躯体功能评定的重要内容。

### （一）平衡功能评定

平衡（balance）是指人体无论处在何种位置，运动或受到外力作用时，自动调整姿势并维持所需姿势的过程。平衡能力（balance ability）是指当人体重心垂线偏离稳定基底时，能立即通过主动的或反射性的活动使重心垂线返回到稳定基底的能力。

**1. 影响平衡的因素** 维持平衡需要三个环节的参与：感觉输入、中枢整合和运动控制。

（1）感觉输入 人体站立时身体所处位置与地球引力及周围环境的关系通过视觉、躯体感觉、前庭的信息传导被大脑接受。视觉系统提供周围环境、身体运动和方向信息；躯体感觉提供触压觉和本体感觉；前庭感觉接受加速度的变化，其发挥作用的顺序为躯体－视觉－前庭。

（2）中枢整合 当体位或姿势发生变化时，中枢神经系统将三种感觉信息整合，迅速做出判断，选择正确的定位信息，放弃错误的感觉输入。

（3）运动控制 中枢神经系统在对多种感觉信息进行分析整合后下达运动指令，运动系统以不同的协同运动模式控制姿势变化，将身体重心调整到原来的范围内或重新建立新的平衡模式。协同运动模式有以下三种。

1）踝调节机制 是指人体站在一个坚固和较大的支撑面上受到一个较小的外界干扰时，身体以踝关节为轴心进行前后转动或摆动，以保持身体的稳定。

2）髋调节机制 正常人站立在较小的支撑面上（小于双足面积）受到一个较大的外界干扰时，稳定性明显降低，身体前后摆动幅度增大，人体通过髋关节的屈伸来调整身体重心位置和保持身体平衡。

3）跨步调节机制 当外力干扰过大，身体的摆动幅度进一步增加，重心超出稳定极限，髋调节机制不能稳定身体平衡时，人体向用力方向快速跨出或跳跃一步，建立新的平衡模式。

**2. 平衡的分类**

（1）静态平衡 又称一级平衡，是指身体保持不动时，维持身体姿势的能力，如坐、站、倒立等。

（2）自动动态平衡 又称二级平衡，是指在自我运动过程中调整和控制身体姿势的能力，如站起、坐下、行走等。

（3）他动动态平衡 又称三级平衡，是指人体在外力作用下维持姿势或稳定性的能力，如保护性伸展反应、跨步反应等。

**3. 平衡功能评定的目的** 了解患者是否存在平衡功能障碍；找出引起平衡障碍的原因；评估患者发生跌倒的风险性；依据评定结果，制订康复治疗计划；再次评定以评估治疗效果。

**4. 平衡功能评定的适应证** 任何引起平衡功能障碍的疾病都需要进行平衡功能的评定。

主要评定对象：①中枢神经系统损伤，如脑外伤、脑卒中、帕金森病、多发性硬化、小脑疾患、脑肿瘤、脑性瘫痪、脊髓损伤等；②耳鼻喉科疾病，如各种眩晕症、前庭综合征等；③骨科疾病或损伤，如骨折及骨关节疾患、截肢、关节置换术后、周围神经损伤、肌肉损伤等；④其他人群，如老年人、运动员、飞行员及宇航员等。

**5. 平衡功能的评定方法** 评定方法包括主观评定和客观评定两个种。主观评定以观察法和量表法为主，客观评定用平衡测试仪评定。

（1）观察法 观察被评定者在静止和运动状态下能否保持平衡。观察法比较粗略和主观，缺乏量化，但应用简便，可对平衡功能障碍进行粗略的筛选，具有一定的敏感性和判断价值。

（2）量表法　不需要专门的设备、评分简单、应用方便，临床应用广泛。信度和效度较好的量表主要有 Berg 平衡量表和 Fugl–Meyer 平衡反应测试。

（3）平衡测试仪评定　仪器采用高精度的压力传感器和电子计算机技术，通过监测身体作用于压力传感器表面的垂直力的移动轨迹来确定身体摆动幅度，用身体摆动幅度反映平衡功能，将平衡功能进行定量分析。

其评定项目主要包括：①静态平衡测试：评定人体在静止状态下姿势的稳定性，主要参数包括重心移动的轨迹类型、长度、范围及移动中心点的偏移距离等；②动态平衡测试：评定包括身体向各个方向主动转移的能力和在支持面不稳定时身体重新获得平衡的能力，主要参数包括稳定极限、调整反应等。

### （二）协调功能评定

协调（coordination）是指人体产生平滑、准确、有控制的运动的能力。协调障碍是指以笨拙的、不平衡的和不准确的运动为特点的异常运动，又称为共济失调（dystaxia）。

**1. 协调功能评定的目的**　协调功能评定是评定肌肉或肌群共同完成一种作业或功能活动的能力。通过评定，可以判断患者是否存在协调障碍；了解协调障碍的程度、类型及引起协调障碍的原因；根据评定结果，制订康复治疗计划；再次评定以评估治疗效果。

**2. 协调评定的内容**　协调功能评定时，应依次检测以下内容：①是否能完成指定的动作；②完成动作所用的时间是否正常；③睁、闭眼时动作有无差异；④动作过程中有无辨距不良、震颤、僵硬；⑤加快速度是否影响动作质量；⑥动作完成的精确程度；⑦有无多余的动作；⑧是一侧性或双侧性，哪个部位最明显；⑨是否容易感到疲劳。

**3. 评定方法**　协调试验是最常用的协调功能评定方法，分为平衡性和非平衡性两类。

（1）平衡性协调试验

1）双足站立（正常舒适的姿势站立）。

2）双足站立（两足并拢站立，窄的支撑面）。

3）一足在另一足前方站立（一足的大趾接触另一足的足跟）。

4）单足站立。

5）站立位，上肢交替地放在身旁、头上方或腰部。

6）在保护下，出其不意地让受试者失去平衡。

7）弯腰，返回直立位。

8）身体侧弯。

9）直线走，一足跟在另一足尖之前。

10）侧方走和倒退走。

评分标准：4 分，能完成活动；3 分，能完成活动，需要较少帮助；2 分，能完成活动，需要较大帮助；1 分，不能完成活动。

（2）非平衡性协调试验

1）指鼻试验　被测试者用自己的示指先接触自己的鼻尖，再去接触检查者的示指。检查者通过改变自己示指的位置，来评定被测试者完成该试验的能力。

2）指–指试验　检查者与被测试者相对面坐，将示指放在被测试者面前，用示指去接触检查者的示指。检查者通过改变示指的位置来评定被测试者对方向、距离改变的应变能力。

3）轮替试验　被测试者双手张开，一手向上，一手向下，交替转动；也可以一侧手在对侧手背上交替转动。

4）示指对指试验　被测试者双肩外展90°，伸肘，同时向正中线运动，双手示指相对。

5）拇指对指试验　被测试者拇指依次与其他四指相对，速度可以由慢渐快。

6）握拳试验　被测试者双手握拳、伸开，可以同时进行或交替进行（一手握拳，一手伸开），速度可以逐渐加快。

7）拍膝试验　被测试者一侧用手掌拍膝，对侧握拳拍膝，或一侧手掌在同侧膝盖上做前后运动，对侧握拳在膝盖上做上下运动。

8）跟－膝－胫试验　被测试者仰卧，抬起一侧下肢，先将足跟放在对侧下肢的膝关节上，再沿着胫骨前缘向下滑动。

9）旋转试验　被测试者上肢在身体一侧屈肘90°，前臂交替旋前、旋后。

10）拍地试验　被测试者足跟触地，足尖抬起做拍地动作，可双足同时做或分别做。

评分标准：5分，正常；4分，轻度障碍，能完成指定活动，但速度和熟练程度比正常稍差；3分，中度障碍，能完成指定活动，但协调缺陷极明显，动作慢、笨拙和不稳定；2分，重度障碍，只能发起运动而不能完成；1分，不能活动。

## 五、步态分析

### （一）基本概念

步态（gait）是指人体走路时的姿势。步态是人体在神经系统的控制下依靠骨盆、髋、膝、踝和足趾的一系列活动完成的。中枢神经系统和骨骼肌肉系统疾病或损伤时可以引起步态异常。步态分析是检查一个人的行走方式，在脑卒中、脑外伤、脊髓损伤、关节韧带损伤、下肢截肢、肌萎缩等疾患和创伤的诊治过程中具有重要价值。

**1. 步行周期**　步行周期是人体在行走时一侧足跟着地到该侧足跟再次着地时所经过的时间，包括支撑相和摆动相两种状态，每侧下肢各有其步行周期（图2-2）。

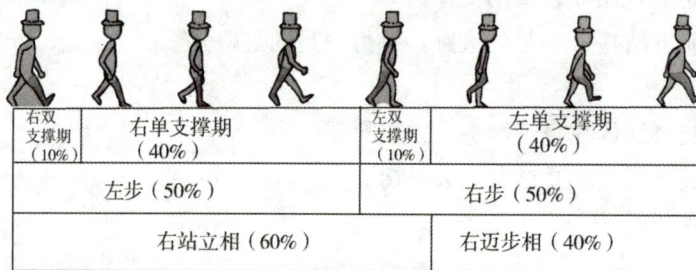

| 右双支撑期（10%） | 右单支撑期（40%） | | 左双支撑期（10%） | 左单支撑期（40%） |
|---|---|---|---|---|
| | 左步（50%） | | | 右步（50%） |
| | 右站立相（60%） | | | 右迈步相（40%） |

图 2-2　步行周期

**2. 正常步态参数**

（1）步长（step length）　指一侧足跟着地到对侧足跟着地的距离，正常人平地行走时步长为50~80cm。

（2）步幅（stride length）　指由一侧足跟着地到该侧足跟再次着的距离，又称跨步长，是步长的两倍。

（3）步宽（stride width）　是指左、右两足间的横向距离，正常人为（8±3.5）cm。

（4）足偏角（foot angle）　行走中前进的方向与足的长轴之间的夹角，正常人约为6.75°。

（5）步频（cadence）　是指单位时间内行走的步数，正常人平均自然步频为95~125步/分。

（6）步速（walking velocity）　是指单位时间内行走的直线距离，即行走速度，正常人平均自然步速约为（65~95）米/分。

### （二）评定方法

步态分析（gait analysis）是利用生物力学、人体解剖学和生理学的原理对人体行走姿势进行对比分析的一种研究方法，包括定性和定量两种方式。

**1. 定性分析**　目测观察分析法是通过观察患者行走的过程，注意观察身体的不同部位的对称性、协调性和节奏性，观察顺序由远端至近端，从足、踝关节开始依次评价膝、髋、骨盆及躯干。目测观察不需要价格昂贵的设备，仍可以获得有关步态的特征性资料。但其结果的准确性或可靠性与观察者的临床经验有密切关系。

**2. 定量分析**　定量分析是通过器械或专业设备获得的客观数据，对步态进行分析的方法。

（1）足印法

主要设备：行走通道、墨汁、秒表、直尺。

过程：在患者足底涂上墨汁，正常行走，从一侧足跟着地时开始计时，走完全程后于同一侧足跟着地时停止计时，计算平均步行周期的时间，测量行走距离、步长和步宽，计算步频和步速，分析结果。

（2）步态分析系统

主要设备：高速摄像机、测力台、肌电遥测系统、计算机处理系统。

过程：运动图像捕捉分析系统，包括6～8个专业用摄像头和标志点，通过摄像头捕捉人体标志点的运动轨迹，再通过计算机分析得到标志物的三维空间坐标，从而得到人体、肢体关节运动角度的参数。

（3）足底压力测量系统　足底压力步态分析仪是计算机化测量人站立或行走中足底接触面压力分布的系统，通过不同压力点数据计算步态的时空参数。对行走中的各种参数进行实时采集和处理，并在此基础上计算如关节角度、重心的位移、肌肉产生的力矩及肌肉功率等反映人体步态特征的特征性参数，从而实现对步态的定性分析。

（4）动态肌电图　通过贴在皮肤上的表面电极测量肌肉活动，对人体骨骼肌的电信号进行采集和分析，对肌肉电信号进行幅度、频率、激活顺序、频谱等分析。通过显示的信号可以鉴别和分析步态的相关因素。

### （三）临床常见的异常步态

**1. 中枢神经系统疾病常见异常步态**

（1）偏瘫步态　偏瘫患者常见股四头肌痉挛导致膝关节屈曲受限，小腿三头肌痉挛导致足下垂，胫后肌痉挛导致足内翻等畸形，患者在摆动相时会通过骨盆代偿性抬高、髋关节外展外旋、患侧下肢以向外侧划圈的方式迈步，称为划圈步态。

（2）脑瘫步态　常见于痉挛型脑瘫患者，患者表现为小腿肌肉痉挛导致足下垂和足内翻、股内收肌痉挛导致摆动相足向内侧偏、腘绳肌痉挛导致膝关节屈曲障碍等，表现为剪刀步态。

（3）共济失调步态　患者由于肌肉张力不稳定，步行时通过增加步宽来提高稳定，通过加快步频来控制躯干的前后稳定，通过躯干和上肢摆动的协助来保持步行时的平衡，状如醉汉，又称为醉酒步态。

（4）帕金森步态　帕金森病患者以肌张力异常增高、静止性震颤、运动迟缓为特征，在步行时表现为启动困难、下肢摆动幅度减小、髋膝关节轻度屈曲、重心前移、步频加快以保持平衡，又称为慌张步态。

**2. 外周神经损伤常见异常步态**

（1）臀大肌步态　臀大肌无力导致在支撑相早期臀部出现后撤，中期腰部前凸，表现为躯干前后摆动显著增加，出现仰胸凸腹的姿势，类似鹅行走，又称为鹅步。

（2）臀中肌步态　臀中肌无力导致在支撑相早期和中期骨盆向患侧下移超过5°，髋关节向患侧移动，以增加骨盆稳定度，表现为躯干左右摆动显著增加，类似鸭子行走，又称为鸭步。

（3）股四头肌无力步态　股四头肌无力导致支撑相早期膝关节处于过伸位，用臀大肌保持股骨近端位置，用比目鱼肌保持股骨远端位置，以此获得膝关节的稳定，长期保持这种姿势会增加膝关节韧带和关节囊的压力，出现损伤和疼痛。

（4）胫前肌无力步态　胫前肌无力导致踝关节跖屈功能受限，患者在摆动相出现足下垂，下肢功能性增长，通过增加屈髋和屈膝的角度将足抬离地面，在支撑相早期由全脚掌或前脚掌先接触地面，类似跨越门槛，又称为跨栏步态。

### 3. 骨关节疾病常见异常步态

（1）短腿步态　当患肢缩短幅度超过 2.5cm，行走时会出现患侧骨盆下降，肩下沉，腿摇摆，称为斜肩步；如果缩短幅度超过 4cm，则会通过患侧足尖着地来代偿的异常步态。

（2）关节僵直步态　当髋关节屈曲挛缩时出现代偿性骨盆前倾，腰椎过度后伸，步长缩短；当膝关节屈曲挛缩超过 30°，会出现短腿步态；当膝关节伸直挛缩时，摆动相患肢外展或同侧骨盆上提，以防足趾拖地；当踝关节跖屈挛缩时足跟不能着地，摆动相通过增加屈髋、屈膝角度来代偿。

（3）疼痛步态　由于各种原因导致患腿负重时出现疼痛，人体会尽可能缩短患肢的支撑相时间，使对侧腿跳跃式摆动前行，步长缩短，又称短促步。

# 第二节　言语与吞咽功能评定

PPT

## 一、言语功能评定

### （一）概述

言语是指人说话及表达的能力，是人类交流最基本的部分，其形成主要是由肺部喷出气体，经气管进入声道，通过呼吸、发声、共振、构音及韵律产生声音，实现交流的运动活动和实际过程，其中声道对声音的产生起着重要的作用，包括唇、舌、硬腭、软腭、咽、喉和声带。

### 1. 生理基础

（1）神经系统　言语的产生是由中枢神经系统支配的，大脑半球的额叶、颞叶等部位对言语运动的产生至关重要，尤其是左侧大脑半球为语言功能的优势半球，负责管理言语的运动，使与语言产生有关的肌肉协调工作。

（2）呼吸系统　呼吸是人体重要的生命活动之一。

（3）发声系统　呼吸器官呼出的气流通过声门使发音器官（即声带）颤动，从而发出声音，声带的长短和颤动影响音调的高低。

（4）构音与共鸣系统　言语产生在喉部，形成于声道，并经过口腔、鼻腔和咽腔的共鸣从而发出的声音。构音系统是由下颌、唇、舌、软腭、腭垂以及咽腔等器官组成。口部的唇、牙、舌和软腭的灵活协调运动，改变气流状况，即产生了语音的区别；咽部起着共鸣腔的作用；口腔和鼻腔共同产生语音。

（5）听觉系统　听觉系统将人体发出的语音转换成神经传导信号，言语者可以调节自己所说出来的话。聋儿或者成年听力障碍患者由于听力不同程度的减退，其语言表达能力也随之减退。

### 2. 言语障碍常见类型

（1）失语症　失语症是言语获得后的障碍，是指意识清楚的情况下，由于优势半球的语言中枢病变导致的语言表达或理解障碍，常表现为发音和构音正常但不能言语，肢体运动功能正常但不能书写，视力正常但不能阅读，听力正常但不能理解言语，即听、说、读、写、计算等方面的障碍。

根据患者的表达、理解、复述及书写等方面的特点，可将失语症分为以下几类。

1）布罗卡失语（Broca aphasia，Broca 失语）　又称运动性失语，以口语表达障碍较为突出，自发语言呈非流利性，话少，复述及阅读困难，语言呈电报文样，甚至无言状态，病灶部位在优势半球的额下回后部。

2）感觉性失语（Wernicke aphasia，Wernicke 失语）　患者无构音障碍，自发言语呈流利性，但不知说什么，表现所答非所问，话多，有较多的错语或不易于被别人理解的新语，理解、命名、阅读及书写均较困难，病变部位在优势半球的颞上回后部。

3）命名性失语　又称健忘性失语。语言流畅，忘记熟悉人的名字，或对物品的命名有障碍，但可以通过描述的方式表达，病变部位在优势半球的颞中回后部或颞顶枕结合处。

4）完全性失语　是一种严重的获得性全部语言功能的损害，主要表现为自发言语极少，命名、复述、读写不能。

5）传导性失语　自发言语表现为流利，找词困难，谈话中断，错语等表现突出，复述不成比例的受损。

6）分水岭区失语综合征　主要包括经皮质运动性失语、经皮质感觉性失语和经皮质混合性失语。其表现区别于运动性失语和感觉性失语的是复述相对保留。

（2）构音障碍　构音障碍是指由于神经系统损害导致与言语有关肌肉的麻痹或运动不协调而引起的言语障碍。患者通常听觉理解正常并能正确选择词汇，而表现为发音和言语不清，重者甚至不能闭合嘴唇、完全不能讲话或丧失发声能力。主要分为以下几类。

1）运动性构音障碍　指神经肌肉病变引起构音器官的运动障碍，出现发声和构音不清等症状。常见于脑血管疾病、颅脑损伤、脑瘫、多发性硬化等疾病患者。

2）器质性构音障碍　构音器官异常导致的构音障碍，如腭裂。

3）功能性构音障碍　在不存在任何运动障碍、听觉障碍和形态异常的情况下，部分发音不清晰。多见于学龄前儿童及癔症患者。

（3）语言发育迟缓　语言发育迟缓是指儿童语言发育落后于实际年龄水平。大脑功能发育不全、脑性瘫痪、自闭症等儿童由于言语信息的输入、理解及与语言产生密切相关的认知水平低下等原因，而使儿童的语言获得和发展困难。

（4）口吃　口吃是指言语的流畅性受到障碍。儿童在言语发育过程中的口吃是由遗传、周围语言环境的影响及心理障碍等因素导致。

（5）听力障碍所致的言语障碍　听力障碍指听觉系统中的传音和感音以及对声音的综合分析的各级神经中枢发生器质或功能性异常而导致听力出现不同程度的减退。听力障碍会影响语言的获得和表达，听力学对于听力的轻度减退称为重听，对于重度听力障碍称为聋。

### （二）评定方法

#### 1. 失语症

（1）国际常用的失语症评定方法。

1）波士顿诊断性失语症检查（BDAE）　由 27 个分测验组成，分为五个大项目：对话和自发性言语；听觉理解；口语表达；书面语言理解；书写。

2）日本标准失语症检查（SLTA）　由听、说、读、写、计算五大项目组成，共包括 26 个分测验，按 6 阶段评分，在图册检查设计上以多图选一的形式，避免了患者对检查内容的熟悉，使检查更加客观。

（2）国内常用的失语症评定方法

1）汉语标准失语症检查　由两大部分内组成，第一部分是通过患者回答 12 个问题了解其言语的一般情况，第二部分由 30 个分测验组成，分为 9 个大项目，包括听理解、复述、说、出声读、阅读理解、抄写、描写、听写和计算。

2）汉语失语成套测验（ABC） 由会话、理解、复述、命名、阅读、书写、结构与视空间、运用和计算、失语症总结等十大项目组成。

### 2. 构音障碍

（1）Frenchay 评定法 Frenchay 评定法包括反射、呼吸、唇、颌、软腭、喉、舌、言语 8 个项目，每项按损伤严重程度分级从 a 至 e 五级，a 为正常，e 为严重损伤。

（2）中国康复研究中心评定法 该评定法主要评定有无构音障碍、构音障碍的种类和程度，推断原发疾病及其损伤程度，包括构音器官及构音检查两部分。通过对构音器官的形态及粗大运动的观察，推断构音器官是否存在器质性异常和运动障碍，包括呼吸情况、喉、面部、口部肌肉、硬腭、腭咽肌制、舌、下颌和反射等。构音检查包括会话、词汇检查、音节复述检查、文章水平检查。

### 3. 语言发育迟缓

（1）智力评估 常用的评估有 Gesell 智能发育检查、皮博迪词汇测验（PPVT）、韦氏儿童智力量表中国修订版等。

（2）成就测验 可评定语言相关领域，例如阅读理解、表达能力测验等。

（3）利用计算机语言评定软件等语言评定工具。

（4）医学检查可做听力检查、构音器官检查、语音听辨检查、声带检查等。

（5）语言发育迟缓检查法（S－S 法）包括促进学习有关的基础过程、符号与指示内容的关系、交流态度 3 个方面。

## 二、吞咽功能评定 <sup>e</sup> 微课 4

### （一）概述

吞咽是指通过口腔、咽和食管把食物以适宜的频率和速度送入胃中的功能。吞咽困难是由于吞咽器官功能受损，不能安全有效地把食物送到胃内的进食障碍。可将正常的吞咽过程分成 4 个时期。

**1. 口腔准备期** 是指从摄入食物到完成咀嚼的过程，是食物在口腔内结合唾液磨碎形成食团的过程。

**2. 口腔期** 是指将食团运送至咽的过程。

**3. 咽期** 是指食团由咽到食管入口的过程。

**4. 食管期** 是指食物通过食管进入胃的过程。

### （二）评定方法

**1. 吞咽造影检查** 目前评估吞咽功能的金标准。调制不同黏度的造影剂，让患者于不同体位下吞服，在荧光屏幕下观察整个吞咽过程，分析吞咽器官的运动状况，评价吞咽反射有无减弱、喉是否关闭不全、环状咽肌扩张情况，食物有无误吸入气管口腔、咽后壁、梨状隐窝和会厌处有无食物滞留等异常情况。

**2. 反复唾液吞咽测试** 反复唾液吞咽测试是观察引发随意性吞咽反射的一种简单方法，具体操作步骤如下。

（1）患者取坐位，卧床患者应采取放松体位。

（2）检查者将示指横置于患者甲状软骨上缘，做吞咽动作。当确认喉头随吞咽动作上举、越过示指后复位，即判定完成一次吞咽反射。当患者诉口干难以吞咽时，可在其舌上滴注少许水，以利吞咽。

（3）患者尽快反复吞咽，并记录完成吞咽次数。

老年患者在30秒内能达到3次吞咽即可。一般有吞咽困难的患者，即使第1次吞咽动作能顺利完成，但接下来的吞咽动作会变得困难，或者喉头尚未充分上举就已下降。

**3. 洼田饮水试验**　是日本学者洼田俊夫提出的评定吞咽障碍的实验方法，分级明确清楚，操作简单，利于选择有治疗适应证的患者。

患者取坐位，喝下30ml温开水，观察所需时间和呛咳情况，结果评定见表2-9。

**4. 简易吞咽激发试验**　将0.4ml蒸馏水注射到患者咽的上部，观察患者的吞咽反射和从注射后到发生反射的时间差。如果在注射后3秒内能够诱发吞咽反射，则判定为吞咽正常。如果超过3秒，则为不正常。

表2-9　洼田饮水试验评定标准

| 级别 | 评定标准 |
| --- | --- |
| 1级（优） | 能顺利地1次将水咽下 |
| 2级（良） | 分2次以上咽下，无呛咳 |
| 3级（中） | 能1次咽下，但有呛咳 |
| 4级（可） | 分2次以上咽下，但有呛咳 |
| 5级（差） | 频繁呛咳，不能全部咽下 |

# 第三节　认知功能评定

认知（cognition）是指人们获得知识或应用知识的过程，或信息加工的过程，这是人最基本的心理过程。它包括感觉、知觉、记忆、思维、想象和语言等。人脑接受外界输入的信息，经过头脑的加工处理，转换成内在的心理活动，进而支配人的行为。这个过程就是信息加工的过程，也就是认知过程，又称为高级脑功能，认知的过程称为神经心理过程。

大脑损伤后，尤其是右侧大脑半球的损伤，易导致患者认知功能障碍，即不能对事物进行正确地理解、认识和反应，进而影响其日常生活活动，甚至影响其肢体功能的训练。由于每个人的生活经验不同，其认知方式和评价模式也有所不同，此外，随着年龄的增长，认知功能也将会有不同程度的退化。因此，对认知功能的正确评定，对正常人及脑损伤患者都具有重要的意义。

## 一、概述

### （一）概念

**1. 认知功能障碍（cognitive impairment）**　指当各种原因引起脑部组织损伤时，会导致患者记忆、语言、视空间、执行、计算和理解判断等功能中的一项或多项受损，影响个体的日常或社会活动能力，又称高级脑功能障碍，包括注意障碍、记忆障碍、知觉障碍和执行能力的障碍。

**2. 知觉**　知觉是一系列组织并解释外界客体和事件的产生的感觉信息的加工过程。对客观事物的个别属性的认识是感觉，对同一事物的各种感觉的结合，就形成了对这一物体的整体的认识，也就是形成了对这一物体的知觉。知觉是直接作用于感觉器官的客观物体在人脑中的反映。例如橘子，我们不仅仅要知道它是黄色的、酸甜味道、摸起来软的感觉，还要将它与其他物品区别开，如西瓜、梨，这就是知觉。

**3. 知觉障碍**　各种原因所致的局灶性或弥漫性脑损伤时，大脑对感觉刺激的解释和整合发生障碍，称知觉障碍。知觉障碍是心理过程障碍中最常见的，同时也是许多精神病的主要症状。

**4. 注意** 注意是心理活动对一定对象的指向和集中，是伴随着感知觉、记忆、思维、想象等心理过程的一种共同的心理特征。"聚精会神""专心致志"等就是指"注意"的意思。注意有两个基本特征：一个是指向性，是指心理活动有选择地反映一些现象而离开其余对象；二是集中性，是指心理活动停留在被选择对象上的强度或紧张度。指向性表现为对出现在同一时间的许多刺激的选择，集中性表现为对干扰刺激的抑制。当个体集中于某种事物时，必须排除外界刺激的干扰，当患者不能处理进行活动所必需的各种信息时，为存在注意障碍。

**5. 记忆** 记忆是人脑对经历过事物的识记、保持、再现或再认，它是进行思维、想象等高级心理活动的基础。人类记忆与大脑海马结构、大脑内部的化学成分变化有关。根据记忆保存的时间长短分为瞬时记忆、短时记忆、长时记忆。缺乏记忆，人类将无法学习新知识及掌握新技能，同时无法对过去所经历的事情进行总结和概括。记忆联结着人的心理活动，是人们学习、工作和生活的基本功能。

### （二）大脑半球与认知

人的左、右大脑半球具有各自的功能特点，其中右侧大脑半球主要在音乐、美术、空间、几何图形和人物面容的识别及视觉记忆功能等方面起主要作用，而左侧大脑半球在言语、逻辑思维、分析综合及计算功能等方面占优势。正常人的脑功能需要左右两个半球共同合作来完成。

## 二、评定方法

### （一）认知功能障碍的筛查

简明精神状态检查（mini-mental state examination，MMSE）总分30分，评定时间为 5~10 分钟。根据患者的文化程度划分认知障碍的标准，一般文盲≤17 分，小学文化≤20 分，中学文化≤24 分，在标准分数线下考虑存在认知功能障碍时，需进一步检查（表2-10）。

表 2-10　简明精神状态检查

| 项目 | 内容 | 得分 |
|---|---|---|
| 定向力 | 现在是什么日期？（年份）、（季节）、（月份）、（几号）、（星期几） | |
| | 我们现在是在哪里？（省）、（市）、（区县或乡镇）、（什么医院）、（第几层楼） | |
| 记忆力 | 现在我会说三样东西的名称，说完之后，请你重复一次<br>请记住它们，几分钟后我会叫你再说出来给我听 ［苹果］［报纸］［火车］<br>（每样东西一秒钟，一个一分，以第一次的表现进行打分；然后重复物件，直至全部三样都记住，至多重复6次） | |
| 注意力和计算力 | 请你用 100 减7，然后再减7，减5次后便停 | |
| | 现在我读几个字给你听，请你倒转讲出来"祝出入平安" | |
| 回忆力 | 我之前叫你记住的三样东西是什么？ | |
| 命名 | （出示铅笔、手表）这个是什么东西？ | |
| 复述 | 请你跟我讲这句话"非如果，还有，或但是" | |
| 3级指令 | 我给你一张纸，请你按我说的去做，现在开始："用你的右手（若右手不能，可用左手代替）拿起这张纸，将它对折，并放在地上。" | |
| 阅读 | 请你看看这句话，并且按上面的意思去做"闭上你的眼睛" | |
| 书写 | 你给我写一个完整的句子 | |
| 临摹 | 这里有一幅图，请你照着它一模一样地画 | |
| 总分 | | |

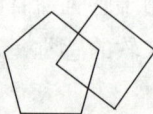

### （二）知觉障碍的评定

**1. 单侧忽略的评定**

（1）Schenkenberg 二等分线段测验法　在一张 26cm×20cm 的白纸上画三组平行线段，每组 6 条，其长度分别为 10cm、12cm、14cm、6cm、18cm，在最上边及下边各画一条 15cm 长的线段作为示范（图 2-3）。嘱患者用笔在每条线段的中点做一标记（每条线段只能画一个标记），其中最上端和最下端各一条线段用来做示范，不统计在内。被检者画完后，通过粗略目测即可发现所画"中点"是否均偏向一侧，或漏掉标注线段中点。还可通过较精细地测量和计算来判断所画"中点"普遍偏向哪侧，偏离程度如何。切分点偏移距离超出全长的 10% 或与正常组对照而偏移大于 3 个标准差者为异常。

（2）字母划消测验　纸上有许多无序排列的英文字母，从第一行开始从左至右，逐一检查每个字母，划掉其中的 A 和 F，观察错划和漏划的情况（图 2-4）。

Schenkenberg二等分线段测验法

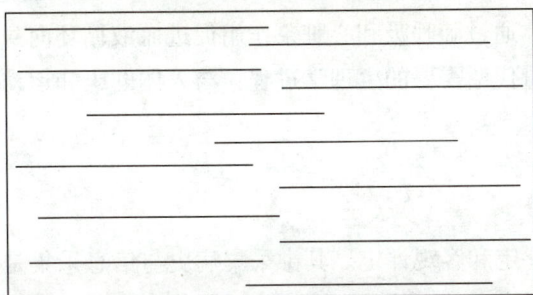

**图 2-3　Schenkenberg 二等分线段测验**

字母划消测验

纸上有许多无序排列的英文字母，划掉其中的A和F，错划或漏划一个得1分

```
QEUDNAHIOFNSUEKVNICNAOAGFOENDFZOADOFHDYW
EBOCFHRUIHFRICBAEEINGURHCJIENCIWJAOXNVNRORE
NAMZCOWQNKCKSFFHQFBWYFQBCEYRFDSJBWEGRRGF
DSADEADEFARIOFRWQKCNZBGRJCBWIZNAOFNVYERBAI
XNFRHOGNOITKWBHCHYFTORNDHCBFROTBXNGTWITN
BGWFWFRUYMBOERBCXUFURTNUONNDEWFFRFRICBAE
EINGURHCJIENCIWJAOXNVNRORENAMZCOWQNKRFWE
```

**图 2-4　字母划消测验**

**2. 失认症的评定**

（1）视物辨认　将生活中常见的物品实物或照片放在被检查者面前，如电视、牙膏、牙刷、鸡蛋、碗、筷子等，要求被检者说出物品的名称，或检查者说出某种物品的名称，被检者指出相应的物品。

（2）触物辨认　被检者闭上眼睛，触摸常用的生活物品，并说出它的名字。

（3）面容失认　出示被检者本人、亲人、朋友或著名人物的照片，要求被检者说出人物的名字和面部特征；也可以将相同的照片混杂在诸多照片中，要求其挑选出相同的；还可以根据声音、步态和服装等特征辨认，不能完成者判定存在面容失认。

（4）色彩失认　将不同颜色的物品或卡片放在被检者面前，检查者说出某种颜色，要求被检者指出来；或出示常见的水果或植物线条画，让被检者用彩笔涂上相应的颜色，如番茄、香蕉、苹果、橘子等，不能完成者可判定存在色彩失认。

**3. 失用症的评定**　失用症是中枢神经损伤后，在运动、感觉和反射均无障碍的情况下，不能按命令完成原先学会的动作。在失用症中，发病率较高的为结构性失用、运动失用和穿衣失用。

### （三）注意障碍的评定

**1. 数字距**　是检查注意广度的常用方法。方法是检查者说出一串数字，让被检者正向和逆向复述，能正确复述出的数字串最高位数为该被检者的复述数字距。测验从 2 位数开始，检查者以 1 位数/秒的速度说出一组数字，每一水平最多允许 2 次检测（2 次数字不同），通过一次即可晋级下一水平测试，两次测试均没通过，即结束测试。如 3-7，患者复述 3-7，正确后，晋级 3 位数，7-4-9，患者复述 7-4-9。正常人正数数字距为 7±2，倒数数字距为 6±2，数字距为 3 时，提示患者为临界状态，数字距为 2 时，可确诊为异常。数字距缩小是注意障碍的一个特征，数字距往往与患者的年龄和文化水平有关。

**2. 视跟踪** 要求受试者目光跟随光源做左、右、上、下移动。每一方向记 1 分，正常为 4 分。

**3. 辨认测验** 要求受试者临摹画出垂线、圆形、正方形和 A 形各一图。每项记 1 分，正常为 4 分。

### （四）记忆障碍的评定

**1. 瞬时记忆的评定** 见数字距测试方法，一次重复的数字长度（正数字距）为 7±2 为正常，低于 5 为瞬时记忆缺陷。

**2. 短时记忆** 检测内容同瞬时记忆法，但时间要求是注视 30 秒后，要求被检者回忆瞬时记忆检测的内容。

**3. 长时记忆** 要求被检者回忆其亲身经历的事件或重大公众事件，包括事件的时间、地点、内容。

# 第四节　心肺功能评定

心肺功能是人体新陈代谢与运动耐力的基础，指人体通过肺呼吸和心脏泵作用促进血液循环向身体各处输送氧气与营养物质，满足人体生命活动物质与能量代谢需要的生理学过程，与人体健康和运动能力息息相关。

## 一、概述

心肺功能的评定内容主要分为病史信息采集、主观评定和客观评定。其中采集病史与信息采集是指通过询问患者病史来获取患者康复治疗的相关信息，包括患者基本信息、现病史、既往史、药物史、家族史、社会史、吸烟史、既往治疗等；主观评定是指评定心肺系统疾病最常见的症状，例如呼吸困难、喘息、胸痛、咳嗽咳痰等；客观评定包括患者意识、生命体征、胸部视触叩听及心肺运动能力的评估。

## 二、心功能评定

### （一）概述

心功能是指心脏的泵血功能。如果将人体比喻成一台机器，心脏就是发动机，发动机每时每刻在不停地将血液泵到外周，完成血液循环。心功能评定对心脏疾病的诊断、评估心脏功能储备和适应能力、制订康复运动处方及判断患者预后都具有重要的价值。

### （二）评定方法

常用的心功能评定方法包括对体力活动的主观感觉分级（如心功能分级、自觉用力程度分级）、超声心动图、心脏负荷试验（如心电运动试验、运动负荷心肌显像试验、6 分钟步行测试）等。

**1. 美国纽约心脏病学会的心功能分级（NYHA 分级）** 见表 2 – 11。

**2. 心功能评价指标**

（1）心输出量（cardiac output，CO） 是指左或右心室每分钟泵出的血液量。即心率与每搏量的乘积。如心率以 75 次/分计算，则心输出量在男性为 5 ~ 6L，女性略低些。心输出量随着机体代谢和活动情况而变化。青年人比老年人多，在肌肉运动、情绪激动等情况下，心输出量可增加 50% 以上，剧烈运动时增加得更多。

表 2 – 11　心功能分级

| 分级 | 评定标准 |
| --- | --- |
| Ⅰ 级 | 患者活动量不受限制。一般体力活动不引起疲劳、心悸、呼吸困难或心绞痛 |
| Ⅱ 级 | 患者的体力活动稍受限制，休息时感到舒适。一般体力活动时，引起疲劳、心悸、呼吸困难或心绞痛 |

续表

| 分级 | 评定标准 |
| --- | --- |
| Ⅲ级 | 患者的体力活动明显受到限制，小于平时一般活动即可引起疲劳、心悸、呼吸困难或心绞痛 |
| Ⅳ级 | 患者不能从事任何体力活动，在休息时也有心功能不全或心绞痛症状，任何体力活动均可使症状加重 |

（2）心指数（cardiac index，CI）　是指以每平方米体表面积计算的每分输出量，研究发现人体静息时的心输出量与个体表面积成正比。因此，心指数是比较不同个体之间心脏泵血功能的较好指标。一般中等身材的成人体表面积为 $1.6 \sim 1.7m^2$，静息时每分输出量为 $4.5 \sim 6.0L$，心指数则为 $3.0 \sim 3.5L/(min \cdot m^2)$。心指数可以随不同生理条件而改变，一般 10 岁左右的静息心指数最大，可达 $4.0L/(min \cdot m^2)$ 以上，以后随年龄增长而下降。若心指数小于 $2.2L/(min \cdot m^2)$ 则须考虑心力衰竭的可能。在劳动、运动、激动及妊娠时心指数可增大。故比较时应选用静息心指数。

（3）射血分数（ejection fractions，EF）　是指每搏量占心室舒张末期容积（即心脏前负荷）的百分比，正常值为 $50\% \sim 70\%$，可通过心脏彩超进行检查，是判断心力衰竭类型的重要指征之一。计算公式：射血分数 = 每搏量（ml）/心室舒张末期容积（ml）× 100%。从公式中可以看出，射血分数是一个容积比率指标，从容积的角度反映心室的射血功能，是评价心功能的重要指标。

**3. 心电运动试验** 📱微课5　心脏负荷试验中最常用的是心电运动试验，运动试验所需设备包括心电、血压监测设备、通气量、呼出气中的氧气和二氧化碳浓度的测量分析装置以及运动计量设备。试验通过观察受试者运动时的各种反应（呼吸、血压、心率、心电图、气体代谢、临床症状和体征等），来判断其心、肺、骨骼肌等的储备功能（实际负荷能力）和机体对运动的实际耐受能力。目前常用的试验类型为平板或踏车运动试验，一般从最低负荷量开始，连续监测心电图，直至体力疲惫或出现症状时，即达到终点的负荷量，经折算成代谢当量（METS），此时就是心脏或体力工作容量。根据所测得的患者心脏功能容量，来指导患者的生活自理、家务、体育娱乐、职业等活动。

（1）运动平板试验　是目前应用最广泛的运动负荷试验方法。让患者在类似跑步机的平板上走动，根据所选择的运动方案，仪器自动调整平板的速度及坡度以调节运动负荷量，直到患者心率达到次极量负荷水平，分析运动前、中、后的心电图变化以判断结果。

运动试验方案：运动负荷试验有多种方案，不同方案的区别在于做功量递增方式、递增量、每一级做功量的持续时间和做功总量等方面。目前应用最广泛的平板运动试验方案是 Bruce、Naughton 和 ACIP 方案。Bruce 方案为变速变斜率运动，是目前最常用的方案。其优点是氧耗量值及做功递增量较大，比较容易达到预定心率，但心功能较差或病重患者不易耐受，也不易精确测定缺血阈值。Naughton 方案为恒速变斜率试验，总做功量较小，适用于病情较重的患者。ACIP 方案的特点是运动负荷增加较为平缓，可比其他方案更精确地测定缺血阈值，对已知冠心患者，了解其病情进展有独特优点。

（2）踏车运动试验　在装有功率计的踏车上做踏车运动，以蹬踏的速度和阻力调节运动负荷大小。运动前、运动中及运动后多次进行心电图记录，进行分析作判断。这种方法的主要优点是可以根据受试者的个人情况，达到各自的次极量负荷。此外，还可用于部分不适宜进行平板运动试验的患者，如关节炎、外周血栓性疾病等的患者。

**4. 6 分钟步行测试**　6 分钟步行试验是针对中、重度心肺功能障碍患者所进行的简单的心肺评估，通过对患者 6 分钟内步行进行测定，了解患者有无心肺功能下降。

（1）适用人群　适用于大部分的中老年人群，试验前应充分了解受试者的病史，并且明确是否存在禁忌证，并在医护人员指导下进行测试。

（2）场地条件　选择长 30m，宽度至少 2m 的平直硬质路面，步道中每隔 $1 \sim 3m$ 设置标识，折返处放置交通锥。

（3）设备条件　计时器（或秒表）、圈数计数器、交通锥、便于休息的椅子、血压计、指脉氧仪、氧气源、抢救设备及药品等。

（4）试验步骤　测试前需告知受试者测试目的，讲解并演示测试过程，让受试者知悉如何使用Borg量表以及发生不良反应时可减慢速度或停下来。让患者站在出发线，听到"开始"指令后以自身可耐受的最快速度行走，绕过交通锥进行折返。一位治疗师记录测试前、测试中每分钟末、测试后恢复期的血压、心率、血氧饱和度等数据，并记录往返次数，另一位治疗师跟随患者行走并汇报数据，每分钟末标准化指引患者。同时避免使用其他鼓励性语言或肢体语言。如果遇到患者不适，可让患者休息但不停止计时，并在评估表格中记录休息原因、时间与重新行走的时间。6分钟后结束试验嘱患者停留原地，计算出总的步行总距离。步行距离如果＜150m，属于重度心肺功能不全；150～300m，属于中度心肺功能不全；301～450m，属于轻度心肺功能不全；＞450m，属于基本正常。

## 三、肺功能评定 🅔 微课6

### （一）概述

肺是呼吸器官，呼吸功能是指机体通气和换气的能力。通气功能指通过呼吸使空气进入肺泡，然后再排出体外；换气功能指通过肺泡壁的毛细血管二氧化碳弥散进入肺泡，然后随呼气排出，同时将氧气吸收进入血管，与血红蛋白结合，运输到组织进行代谢。细胞代谢所需的氧和产生的二氧化碳通过心脏泵作用，经血管由血液携带在体循环毛细血管和肺循环毛细血管之间运输。肺功能的评定对临床康复具有重要的价值。

### （二）评定方法

**1. 主观呼吸功能障碍程度评定**　主观呼吸功能障碍程度评定采用6级制（表2-12）。

表2-12　主观呼吸功能障碍分级

| 分级 | 主观症状 |
| --- | --- |
| 0级 | 虽然呼吸功能有不同程度的减退，但日常生活无影响，无气短、气促 |
| 1级 | 较剧烈劳动或运动时出现气短 |
| 2级 | 平地步行不气短，速度较快或登楼、上坡时，出现气短 |
| 3级 | 慢走不及百步出现气短 |
| 4级 | 讲话或穿衣等轻微动作时有气短 |
| 5级 | 安静时也有气短，无法平卧 |

**2. 客观检查**

（1）肺容量检查　肺容量（lung volume）是指肺容纳的气体量，即呼吸道和肺泡总容量，指肺活量、残气的总和，是肺通气和换气功能的基础。

1）潮气量（tidal volume，VT）　指1次平静呼吸，进出肺内的气体量，正常成人约500ml。

2）补吸气量（inspiratory reserve volume，IRV）　指平静吸气末再尽最大努力吸气所能吸入的气体量。正常成年男性为2100ml，女性为1500ml，它反应胸廓的弹性和吸气肌的力量。

3）补呼气量（expiratory reserve volume，ERV）　指平静呼气后所能呼出的最大气体量。正常成人约1000ml。正常成年男性：约0.91L；女性：约0.56L。ERV反映了肺的气储备功能。

4）深吸气量（inspiratory capacity，IC）　指从平静呼气末做最大吸气时所能吸入的气体量。它是潮气量和补吸气量之和，是衡量最大通气潜力的一个重要指标。正常人深吸气量应占肺活量的2/3或4/5，是肺活量的主要组成部分。

5）肺活量（vital capacity，VC） 指尽最大努力吸气后完全呼出的最大通气量，即潮气容积、补吸气容积和补呼气容积之和，在一定意义上可反映呼吸功能的潜在能力。成年男子肺活量约为3500ml，女子约为2500ml。

6）肺总量（total lung capacity，TLC） 指深吸气至最大限度时肺内的气量，即深吸气量加功能残气量为肺总量。肺总量是肺容量指标中判断是否存在肺限制性疾病和疾病程度的最重要指标。

（2）肺通气检查 通气功能是指在单位时间内随呼吸运动进出肺的气量和流速，又称动态肺容积。

1）每分通气量（minute ventilation，MV 或 VE） 指静息状态下每分钟出入肺的气量，等于潮气容积×呼吸频率。正常成人潮气量为400～500ml。呼吸频率为16～20次/分。在基础代谢情况下所测得的每分通气量称每分钟静息通气量。静息时，MV 为 6～8L/min。

2）最大自主通气量（maximal voluntary ventilation，MVV） 指在单位时间内，用最大的力量进行深而快的最大呼吸所得的通气量。它反映呼吸动态功能，是通气功能测定中较有意义的一项指标，用来衡量肺组织的弹性、气道阻力、胸廓弹性和呼吸肌的力量，并能反映肺通气的储备功能和代偿能力的大小。测定方法为在限定的时间内（12 秒或 15 秒）做深而快的最大呼吸，将所测得的呼出气量乘以 5 或 4，即为每分钟的最大自主通气量值。

3）用力肺活量（forced vital capacity，FVC） 是指尽力最大吸气后，尽力尽快呼气所能呼出的最大气量。略小于没有时间限制条件下测得的肺活量。该指标是指将测定肺活量的气体用最快速呼出的能力。其中，开始呼气第一秒内的呼出气量为一秒钟用力呼气容积（forced expiratory volume in one second，FEV1.0），其临床应用较广，常以 FEV1.0/FVC% 表示。正常人 3 秒内可将肺活量全部呼出，第 1、2、3 秒所呼出气量各占 FVC 的百分率正常分别为 83%、96%、99%。FEV1.0 正常值：男性约（3 179 ±1 17）ml、女性约（2 314 ±48）ml，临床也常采用 1 秒率（FEV1/FVC，即 FEV1%）作为判定气道存在阻塞性障碍的指标，其正常值应大于 80%。

# 第五节 电生理评定

PPT

电生理评定是神经系统临床检查的延伸，它记录神经肌肉组织的电活动，或者同时应用电/磁刺激神经和肌肉系统的各个不同部分，然后根据神经解剖学和神经电生理学的原则，为神经肌肉的相关疾病诊断提供依据。电生理评定包括肌肉组织、周围神经和中枢神经的检查，其方法包括肌电图（electromyography，EMG）、神经传导测定（nerve conduction studies，NCS）、各种反射检查、诱发电位（evoked potential，EP）等。

## 一、肌电图 微课7

肌电图是将单个或多个肌细胞在各功能状态下的生物电活动加以放大、显示和记录而成。通过对肌电位的单个或整体图形进行分析以诊断或评定的方法，称为肌电图（electromyography，EMG）。其临床意义如下。

### （一）研究疾病的本质

定性：主要用于诊断及鉴别诊断神经源性损害和肌源性损害，排除神经－肌肉接头的疾病。

定位：有助于对脊髓前角细胞、神经根、神经丛、周围神经及神经－肌肉接头、肌纤维的病变进行定位。指导肌肉内药物（如肉毒毒素或其他药物）注射部位的选择。

### （二）作为康复评定的指标

纤颤电位的出现可以作为神经早期损害的指标。神经外伤后，运动单位电位的恢复早于临床恢复

3~6个月，因此可作为评价治疗效果的指标。

### （三）表面肌电图应用

1. 了解步行训练中各肌肉的启动和持续时间是否正常、各肌肉的运动是否协调、各肌肉的兴奋程度是否足够、治疗后肌肉功能是否有改善。

2. 用于生物反馈，提高运动的选择性和协调性。

3. 进行疲劳分析，既提示运动训练的恰当剂量，又提示运动训练的效果。其基本原理是肌疲劳时放电频率下降，频谱也减低。

## 二、神经传导速度

神经传导速度（nerve conduction velocity，NCV）是研究周围神经的感觉或运动兴奋传导功能。其测定结果分析的临床意义如下。

**1. 髓鞘损害** 感觉神经损害和运动神经损害一样，有以轴突损害和以髓鞘损害为主的不同病变。髓鞘损害主要表现为神经传导减慢，其中又有快纤维与慢纤维病变之分。

**2. 轴突病变的主要表现为反应波的波幅下降** 为区别轴突减少和传导速度减慢导致的反应波波幅下降，可以计算反应波的面积（以 mVms 或 μVms 表示），前者面积减少而后者变化甚微。

**3. 感觉或运动神经传导速度** 与所查神经、节段、肢体温度及受试者的年龄、性别等都有关系。

## 三、神经反射检查

### （一）F 波或 F 反应

刺激神经干时，运动纤维的兴奋双向传导，向下引起肌肉兴奋，其电反应称为 M 波。向近心端到达运动神经元，激发运动神经元的兴奋，此兴奋再回返传导，引起同一肌肉的二次兴奋，为 F 波或 F 反应（F wave，F response）。F 波在任何神经上均可诱发，刺激阈值大于 M 波即可诱发，在超强刺激时才比较容易出现，其出现率难以达到 100%。F 反应的波幅也恒小于 M 波，一般只及 M 波的 10% 左右。

F 反应的临床价值在于测定近心段的传导时间。F 波测定还可用于脊髓兴奋性的测量。测定 F 波潜伏期及传导速度有助于识别周围神经的近端阶段疾病，对神经根及脊髓的疾病，配合常规运动、感觉传导速度检查效果更好。

### （二）H 反射

刺激混合神经干而强度尚不足以刺激运动神经引起 M 反应时，即先兴奋了感觉神经，兴奋经后根至脊髓前角细胞，引起前角细胞兴奋，产生肌肉反应（M 波），即为 H 反射（Hoffman reflex，HR）。

随着刺激强度的增加，H 反射的振幅也增加。刺激强度增加到运动阈时，兴奋下传引起 M 波，也上传与 H 反射波冲突，使 H 反射的振幅下降。当刺激强度进一步增加时，H 反射逐渐消失，M 波增强。

H 反射与 F 反应的相同点和不同点：两者均是周围神经诱发的迟发反应，且两者潜伏期相近，均属于运动神经元的兴奋激活，有助于分析相似的临床问题。F 波是回返兴奋，传入与传出均由运动纤维完成，刺激阈值高、波幅低约为 M 波的 5%。H 反射是完整的脊髓单突触反射，感觉纤维传入，运动纤维传出，刺激阈值低，波幅随刺激强度会发生改变。

### （三）眨眼反射

眨眼反射（blink reflex）是在一侧眶上切迹刺激，在双侧下睑用表面电极记录，参考电极置内眦，地电极置颏。

眨眼反射可用于诊断损害部位，证实脑干病变的存在，鉴别格林－巴利综合征、糖尿病性神经病、进行性神经性肌萎缩、多发性硬化、癌症性三叉神经痛等。

### （四）自主神经反射

自主神经反射主要检查自主神经的功能。躯干刺激，在四肢记录，潜伏期常达 1～2 秒。

### （五）阴部神经反射

阴部神经反射在会阴部刺激，在肛门周围纪录，可了解与泌尿、射精、排便等有关的神经功能。

## 四、诱发电位

广义的诱发电位指一切刺激激发的电位，因此前述传导和反射研究中记录的都是诱发电位。各种诱发电位波普遍采用字母加数字的规则命名。P100 代表该波对于规定的参考电极值为正向，正常的潜伏期平均在 100ms 左右。N20 代表正常潜伏期在 20ms 左右的负向波。

### （一）躯体感觉诱发电位

躯体感觉诱发电位（somatosensory evoked potential，SEP）指刺激躯体神经时在躯体感觉上行通路不同部位记录到的神经电位。躯体感觉诱发电位异常的临床意义如下。

1. 证实周围神经损害，表现为腕刺激的 P9 或 P11 潜伏期延长，踝刺激的 P17 或 P24 潜伏期延长。

2. 证实中枢局限性损害，表现为峰间期延长或波幅明显降低。

3. 作为手术监测的指标，脊髓手术中波幅下降 50% 以上或潜伏期延长 2 毫秒以上，提示有神经损害，应及时停止手术并采取补救措施，以免造成永久性损害。

4. 药物不良作用的监测。

5. 作为康复过程中好转或恶化的指标。

### （二）视觉诱发电位

视觉诱发电位（visual evoked potential，VEP）是经头皮记录的枕叶皮层对视觉刺激产生的电活动。

视觉诱发电位异常大致分为两类。①潜伏期延长：视神经炎和多发性硬化等脱髓鞘疾病主要表现为 P100 潜伏期延长达 35～45 毫秒或更多；②波幅降低：颅内肿瘤、脊髓小脑变性和亨廷顿舞蹈病等轴索变性疾病表现为波幅下降以至于记不出，还可能有波形畸变，但潜伏期延长不多。角膜不透明和屈光不正、视网膜病变等视敏度降低和注视不良的疾病，可以有波幅降低，有时伴轻度潜伏期延长。

视觉诱发电位检查不仅可进行上述定性诊断，且可利用半视野刺激技术诊断一侧视神经病变，鉴别视交叉和前后视路的病变，还可作为视路附近手术和低温手术的监护手段。早期发现视觉诱发电位异常后，采取停止手术等措施可避免视力的持久损害，也可监测某些药物的毒性反应。

### （三）脑干听觉诱发电位

脑干听觉诱发电位（brainstem auditory evoked potential，BAEP）是声刺激后最早反应的 10 毫秒以内的一群电位，主要是脑干结构的听反应。BAEP 异常的临床意义如下。

（1）Ⅰ波潜伏期延长或消失见于刺激强度不足、传导性耳聋或耳蜗毛细胞损害，也见于其他器质性前庭蜗神经损害。

（2）Ⅰ～Ⅲ、Ⅲ～Ⅴ波传导时间不受各种药物的影响，其延长仅见于相应部位的器质性损害（如小脑脑桥角肿瘤等）、多发性硬化、遗传性脊髓小脑变性和酒精中毒等。

（3）昏迷而有 BAEP 异常者表示有脑干损伤或死亡，预后不良；昏迷而 BAEP 正常者可能有代谢性昏迷，恢复有望，也可能是广泛大脑半球损害则预后不良。

（4）BAEP 可作为病理改变严重或减轻（可与临床表现不一致）指标。

（5）BAEP 可作为后颅窝手术监测和用药监护，以减少前庭蜗神经损害。

### （四）事件相关电位

事件相关电位（event related potential，ERP）的定义不统一，从广义来讲，事件相关电位是与某种事件有关的电位。如接受外部刺激后被动产生的电位，分类为外源性事件相关电位，有赖于感觉通道的完整性。另一些事件是受试者主观活动参与辨认某类事物或准备某种行动，称为内源性事件相关电位，不仅有赖于感觉通道的完整，还有赖于内部联系的完整。通常讲的事件相关电位多指内源性脑电活动。包括 N1、P2、N2、P3（P300）、P4、N400、Nd 及 SW 等成分的一群电位，与认知有关。事件相关电位的临床意义如下。

（1）事件相关电位的指标有潜伏期和振幅，通过生物反馈可以改善。因此内源性事件相关电位可用于预测和监测轻度脑损害患者的注意力、主动参加康复治疗的能力、康复潜力，及作为选择康复方法的根据。

（2）P300 潜伏期能反映个体智力损害的程度，可作为智力康复过程的指标最大优点是不必受试者主观配合，客观性较好。

### （五）运动诱发电位

运动诱发电位（motor evoked potential，MEP）指应用电或磁刺激大脑皮质运动区或脊髓，产生兴奋，通过下行传导路径，使脊髓前角细胞或周围神经运动纤维兴奋，在相应肌肉表面记录到的电位。MEP 的临床应用如下。

（1）运动诱发电位对实验性脊髓损伤较体感诱发电位敏感，与运动功能一致，运动诱发电位的恢复先于运动功能的恢复。

（2）头颅运动诱发电位与脊髓运动诱发电位结合，可较准确地评定中枢的运动传导功能。经颅刺激在肌肉处记录的运动诱发电位，与经椎间隙刺激在同一处记录的运动诱发电位的差值即中枢运动传导时间。

（3）用于多发性硬化运动神经元疾病、脊髓型颈椎病、遗传性痉挛截瘫、偏瘫等疾病。

（4）用于确定运动神经系统的功能状态，从而与体感诱发电位、视觉诱发电位、听觉诱发电位等共同构成传入、传出全面检查，成为完整的功能评定系统。

（5）运动诱发电位的左右潜伏期对比可靠，治疗前后对比可靠，电刺激与磁刺激均如此。

### （六）诱发电位在康复医学中的应用

**1. 作为诊断手段**　诊断相应神经通道的功能是否正常，尤其是中枢部分是否正常。还可确定病变部位，也可大致分辨是以髓鞘病变为主还是轴索病变为主。

**2. 作为预后的依据**　昏迷而有脑干听觉诱发电位消失者表示脑干损害，预后不良。

**3. 作为监测的手段**　在手术治疗和临床用药中经常测定相应的诱发电位。诱发电位有轻度改变时立即停止或改变手术和药物治疗，以免造成不可逆的损害。

**4. 作为疗效评定的手段**　诱发电位的指标都是定量的，且比较恒定，尤其是潜伏期。它与病理和临床变化的轻重程度平行，因此是康复治疗效果评定的可靠指标。

# 第六节　个体活动能力评定

PPT

## 一、概述 微课8

### （一）定义

个体活动能力（activities of daily living，ADL）是人们为了维持生存及适应生存环境而每天反复进行的、最基本的、最具有共性的活动（衣、食、住、行等），仅涉及个人最基本的独立生活的能力需求，它是个人独立的基础。

### （二）分类

ADL 可分为基础性日常生活活动（BADL）和工具性日常生活活动（IADL）。基础性日常生活活动（BADL）包括进食、个人卫生、穿脱衣服、个人物品管理等，只注重个体自身需求，与 ICF 中的个体活动能力密切相关，是本节学习的重点。工具性日常生活活动（IADL）涉及金钱管理、购物、搭乘交通工具、驾驶车辆、照顾他人或宠物、使用电话等多涉及个体参与他人相关的社会活动。这些活动与BADL 相比较，通常需要更复杂的技能，需要与周围环境有诸多互动。

ADL 能力是个体在发育成长过程中逐渐习得的，它反映了人们在家庭、工作机构和社区中的基本能力之一，也是接下来我们学习社会参与能力评定的一部分。

### （三）个体活动能力评定目的

ADL 能力的评定是在个体水平上对能力障碍进行评定的，是确定康复目标、制订康复计划、选择治疗与训练措施、评估康复效果的依据，是康复治疗中必不可少的重要步骤；还可实现对患者在 ADL 方面能否独立、独立程度和功能预后；为制订环境改造方案提供依据；比较各种治疗方案的优劣，总结治疗经验和教训；并为全域性方案指南的制定提供借鉴。

### （四）ADL 评定内容

人们因年龄、性别、民族、职业、所处环境和地区的不同，生活方式千差万别，日常活动内容和习惯也各有不同，但日常生活活动是人们维持生存的必需活动，因此人们的日常生活活动也具有许多共同之处。一般情况下，ADL 的内容大致包括体位转移、行走及乘坐交通工具、卫生自理、交流、家务劳动和社会认知等方面。

## 二、评定方法

ADL 评定方法是对患者综合能力的评定，评定前需了解患者身体功能方面的因素，评定其感知和认知功能，以了解其学习 ADL 的能力。评定结果有可能受环境、主观意识及其他社会心理因素的影响，在评定时应对这些因素给予充分的考虑。ADL 的评定方法多采用经过标准化设计、具有统一内容、统一评定标准的量表进行评定，可由直接观察和间接评定共同形成评定结果。

## 三、常用的评定量表

ADL 评定方法较多，常用的 PADL 标准化量表有 Barthel 指数、FIM 功能独立性评定、PULSES、Katz 指数、功能综合评定、修订的 Kenny 自理评定等；IADL 标准化量表有快速残疾评定量表、功能状态指数、功能活动问卷和 Frenchay 活动指数等。

以下介绍几种评定相对简单、临床应用较广的方法。

### （一）PADL 量表 🄴 微课9

**1. Barthel 指数（Barthel index，BI）** BI 指数评定简单，操作性强，可信度高，灵敏度也高，是目前临床上应用最广、研究最多的一种 ADL 能力的评定方法，它不仅可以用来评定治疗前后的功能状况，而且可以预测治疗效果、住院时间及预后状况（表 2-13）。

表 2 – 13　Barthel 指数

| 项目 | 内容 | 得分 |
|------|------|------|
| 进食 | 自己在合理的时间内（约 10 秒吃一口）可用筷子取食眼前的食物，若需辅具时，应会自行穿脱 | 10 |
| | 需部分帮助（切面包、抹黄油、夹菜、盛饭等） | 5 |
| | 依赖 | 0 |
| 转移 | 自理 | 15 |
| | 需要少量帮助（1 人）或语言指导 | 10 |
| | 需两人或 1 个强壮、动作娴熟的人帮助 | 5 |
| | 完全依赖别人 | 0 |
| 修饰 | 可独立完成洗脸、洗手、刷牙及梳头 | 5 |
| | 需要别人帮忙 | 0 |
| 上厕所 | 可自行进出厕所，不会弄脏衣物，并能穿好衣服。使用便盆者，可自行清理便盆 | 0 |
| | 需帮忙保持姿势的平衡，整理衣物或使用卫生纸。使用便盆者，可自行取放便盆，但须依赖他人清理 | 5 |
| | 需别人帮忙 | 0 |
| 洗澡 | 可独立完成（不论是盆浴或淋浴） | 5 |
| | 需别人帮忙 | 0 |
| 行走 | 使用或不使用辅具皆可独立行走 50m 以上 | 15 |
| | 需要稍微的扶持或口头指导方可行走 50m 以上 | 10 |
| | 虽无法行走，但可独立操纵轮椅（包括转弯、进门及接近桌子、床沿）并可推行轮椅 50m 以上 | 5 |
| | 需别人帮忙 | 0 |
| 上下楼梯 | 可自行上下楼梯（允许抓扶手、用拐杖） | 10 |
| | 需要稍微帮忙或口头指导 | 5 |
| | 无法上下楼梯 | 0 |
| 穿脱衣服 | 可自行穿脱衣服、鞋子及辅具 | 10 |
| | 在别人帮忙下，可自行完成一半以上的动作 | 5 |
| | 需别人帮忙 | 0 |
| 大便控制 | 能控制 | 10 |
| | 偶尔失禁（每周 <1 次） | 5 |
| | 失禁或昏迷 | 0 |
| 小便控制 | 能控制 | 10 |
| | 偶尔失禁（每周 <1 次）或尿急（无法等待便盆或无法即时赶到厕所）或需别人帮忙处理 | 5 |
| | 失禁、昏迷或需要他人导尿 | 0 |
| 总分 | | |

　　评分结果：Barthel 指数评定满分为 100 分，表示患者各项基本日常生活活动能力良好，不需依赖他人；>60 分评定为良，患者虽有轻度功能障碍，但日常生活基本能够自理；60～41 分表示患者有中度功能障碍，日常生活需要一定帮助；40～21 分表示患者有重度功能障碍，日常生活明显依赖他人；<20 分为完全残疾，日常生活完全依赖他人。Barthel 指数 >40 分的患者康复治疗效益最大。得分越高，说明其独立性越强，依赖性越小。若总分达到 100 分，并不意味着患者能够独立生活，有可能无法进行

烹饪、料理家务和与他人接触，但他并不需要他人照顾，日常生活可以自理。

**2. 功能独立评定（functional independence measure，FIM）量表**　FIM 量表是一个有效的、公认的等级评分量表。量表共 18 个条目，包括 13 项身体方面的条目和 5 项认知方面的条目，每个条目计分是从 1 分到 7 分。FIM 总分的范围是 18～126 分，得分越高说明独立性越强（表 2 - 14）。

表 2 - 14　FIM 量表

| 项目 | 内容 | 得分 |
| --- | --- | --- |
| 自我照顾 | 进餐 | |
| | 梳洗 | |
| | 洗澡 | |
| | 穿上衣 | |
| | 穿裤子 | |
| | 如厕 | |
| 大小便控制 | 排便 | |
| | 排尿 | |
| 体位转移 | 床椅轮椅 | |
| | 进出厕所 | |
| | 进出浴室 | |
| | 需他人帮忙 | |
| 行走 | 步行/轮椅/二者 | |
| | 上下楼梯 | |
| 交流 | 理解：听/视/二者 | |
| | 表达：言语/非言语/二者 | |
| 社会及认知 | 社会交往 | |
| | 解决问题 | |
| | 记忆力 | |
| 总分 | | |

（1）功能水平和评分标准

1）独立　活动中不需他人帮助。

完全独立（7 分）　构成活动的所有作业均能规范、完全地完成，不需修改和辅助设备或用品，并在合理的时间内完成。

基本独立（6 分）　具有下列一项或几项：活动中需要辅助设备；活动需要比正常长的时间；或需要安全方面的考虑。

2）依赖　为了进行活动，患者需要另一个人予以监护或身体的接触性帮助，或者不进行活动。

①有条件的依赖——患者付出 50% 或更多的努力，其所需的辅助水平如下。

监护和准备（5 分）　患者所需的帮助只限于备用、提示或劝告，帮助者和患者之间没有身体的接触或帮助者仅需要帮助准备必需用品；或帮助带上矫形器。

少量的帮助（4 分）　患者所需的帮助只限于轻轻接触，自己能付出 75% 或以上的努力。

中度帮助（3 分）　患者需要中度的帮助，自己能付出 50%～75% 的努力。

②完全依赖　患者需要一半以上的帮助或完全依赖他人，否则活动就不能进行。

最大量帮助（2 分）　患者付出的努力小于 50%，但大于 25%。

完全辅助（1 分）　患者付出的努力小于 25%。

（2）FIM 的功能独立分级　根据评分情况，可做下面的分级：126 分为完全独立；108～125 分为基本独立；90～107 分为极轻度依赖或有条件的独立；72～89 分为轻度依赖；54～71 分为中度依赖；36～53 分为重度依赖；19～35 分为极重度依赖；18 分为完全依赖。前 2 级可视为独立；最后 3 级可视为完全依赖；中间的 3 级可视为有条件的依赖。

### 四、评定注意事项

评定的准确与否关系到训练方案的制订、患者预后的预测以及训练效果的评判，甚至还会影响到患者的情绪与训练的积极性。因此，要准确客观地评估患者的功能状态，要注意以下几点。

1. 评估前应常规了解患者病情、生活习惯及自理情况，作为评定时的参考依据。

2. 评定结果是患者的实际完成情况，而不是患者可能存在的潜力。

3. 评定室的设置，应尽量接近实际生活环境，以取得患者的理解与合作。

4. 如果在不同环境下或不同时间段内，评定的结果有差别，则应记录最低评分。但应找出影响评分结果的常见原因。

5. 移动项目（行走/轮椅）入院和出院评定时采用的方式必须相同。如果患者出院时的移动方式和入院不同，则按出院时使用的移动方式改评入院记分。

6. 括约肌控制评分标准包含两个方面，当各方面的得分不一致时，取最低分。

7. 移动和运动两个方面的评定受环境因素影响很大，所以要求患者在习惯的环境中进行评定，前后评定的场所应一致，以便于比较。

## 第七节　社会参与能力评定

PPT

### 一、概述

社会参与涉及个体参与他人相关的社会活动。工具性日常生活活动（IADL）由于其涉及金钱管理、购物、搭乘交通工具、驾驶车辆、照顾他人或宠物、使用电话等，通常需要与周围环境开展诸多互动，划定为社会参与的一部分，反映了人们在家庭、医疗机构和社区中的基本能力。除此之外，生存质量的评定也包含在社会参与评定框架内。

世界卫生组织认为，生存质量是不同文化和价值体系中的个体对于他们的目标、期望、标准以及所关心的事情有关的生存状况的体验，受到包括身体功能、心理状况、独立能力、社会关系、生活环境、宗教信仰与精神寄托等多方面的影响，生存质量作为这些影响的综合体现，很难用客观的标准加以衡量，他是一种主观评价指标，不同的人们对生活质量（QOL）有不同的认识，所以 QOL 评定有一定的难度。

### 二、评定的内容

社会参与评定分为主观因素和客观因素两大类，其中以主观因素为主。其具体内容包括以下几个方面。①躯体功能的评定：包括睡眠、饮食、行走、大小便控制、自我料理、家务操持、休闲；②社会功能评定：包括家庭关系、社会支持、与他人交往、就业情况、经济状况、社会整合和社会角色等；③疾病特征与治疗：包括疾病症状、治疗不良反应等。

### 三、评定方法

现将常用的几种方法介绍如下。

### （一）访谈法

按照提问和问答的结构方式不同，访谈法可分为有结构访谈和无结构访谈两类。前者是事先规定的所问项目和反应可能性的访谈形式，访谈按预定内容进行；后者是一种非指导性的、自由提问和作答的访谈形式。在实际应用时可两者兼备。

### （二）观察法

观察法是在一定时间内由研究者对特定个体的心理行为表现或疾病症状及不良反应等进行观察，从而判断其综合的生存质量。观察法比较适合一些特殊患者的生存质量评价，如精神病患者、植物人、老年性痴呆、危重患者等。

### （三）主观报告法

由被测者根据自己的健康状况和对生存质量的理解，自己报告一个对其生存质量的评价（分数或等级数），这是一种简单的、一维的全局评定法。

### （四）症状定式检查法

当生存质量的测定主要限于疾病症状和治疗的不良反应时，可采用症状定式检查法。

### （五）标准化的量表评定法

这是目前广为采取的方法，即通过使用具有较好信度、效度和反应度的标准化量表对被测者的社会参与能力进行多维综合评价。

## 四、常用的评定量表

### （一）IADL 量表

由于 BADL 评定工具不太适用于病情较轻微的康复对象，因为这些康复对象无明显的自我照顾能力的缺失。再者，这些量表并没有涵盖康复对象的社区生活状态，如从事家务、购物、社交活动、休闲娱乐等，而这些较复杂的活动也常常影响康复对象的生活质量。20 世纪 80 年代起，陆续有 IADL 量表被设计出来，以评定康复对象于社区生活中较为复杂的 ADL 能力，有别于 BADL 量表测量较简单的自我照顾能力。IADL 标准化量表有快速残疾评定量表、功能状态指数、功能活动问卷和 Frenchay 活动指数等。

功能综合评定量表（functional comprehensive assessment，FCA），是由复旦大学附属华山医院在吸收国内外先进经验的基础上，为了研究出适合我国国情，便于在临床上有效地操作应用评定量表而设计完成的（表 2-15）。

**1. 评分标准** 共分为 18 个小项，评分标准为每个项目最高评分 6 分，最低评分 1 分，总分 108 分。

6 分，表示患者能完全独立完成项目，不需要帮助。

5 分，能独立完成，不需帮助，但需要借助一定器械，或仅需监护、提示、哄劝等不接触身体的帮助。

4 分，需要较少的帮助（患者能完成 75% 或以上）。

3 分，需要中等程度的帮助（患者能完成 50% 或以上）。

2 分，需要最大程度的帮助（患者只能完成 25% 或以上）。

1 分，完全依赖帮助或无法进行测试（患者只能完成 25% 以下）。

表 2 - 15　功能综合评定量表 FCA

| 项目 | 内容 | 得分 |
|---|---|---|
| A. 自我照料 | 进餐 | |
| | 梳洗 | |
| | 洗澡 | |
| | 穿上衣 | |
| | 穿裤子 | |
| | 用厕 | |
| B. 括约肌控制 | 排便管理 | |
| | 排尿管理 | |
| C. 体位转移 | 床椅轮椅 | |
| | 卫生间 | |
| | 浴池/浴室 | |
| D. 行走 | 步行/轮椅 | |
| | 上下楼梯 | |
| E. 交流 | 视听理解 | |
| | 语言表达 | |
| F. 社会及认知 | 社会交往 | |
| | 解决问题 | |
| | 记忆能力 | |
| 总分 | | |

**2. 结果判断**　108 分为综合功能正常；90 ~ 107 分为综合功能基本正常；72 ~ 89 分为轻度功能障碍；54 ~ 71 分为中度功能障碍；36 ~ 53 分为重度功能障碍；19 ~ 35 分为极重度功能障碍；18 分为完全功能障碍。

### （二）生存质量评定

通过评定患者的生活质量，了解和关心其生存现状，确定需求，发现障碍形成的因素，有助于对他们进行更有针对性的治疗，从而提高生活质量。常见的评定量表见如下。

**1. 世界卫生组织生活质量评定量表（WHOQOL - 100）及世界卫生组织生活质量测定简表（WHOQOL - BREF）**　由世界卫生组织制定，此量表结构严谨、内容涵盖面广。尽管 WHOQOL - 100 能够详细地评定与生存质量相关的各个方面，但是测试时间长，实际工作量大。

**2. 健康调查简表 SF - 36**　是目前国际上公认的具有较高信度和效度的普适性生活质量评定量表之一，1991 年翻译了中文版的 SF - 36，包括 8 个领域、36 个项目：躯体功能 10 项、心理健康 5 项、ADL 功能 4 项、日常精神活动功能 3 项、身体疼痛 2 项、总体健康 6 项、活力 4 项和社会活动功能 2 项。

**3. 生活满意指数量表 A（LSIA）**　是一种常用的主观的生活质量评定方法。评定时，康复对象仔细阅读 20 个项目然后按每个项目选择"同意"或"不同意"，给予相应的分数。满分为 20 分，12 分为正常，分数越高生活质量越好。

**4. 生活质量指数（quality of life index，QOLI）**　包括 5 个项目：活动、日常生活、健康、支持（家人或他人的支持）和前景（对未来的情绪反应）。每个项目有 3 个选项，分别设定为 0、1、2 分，5 个项目累计最高为 10 分，最低为 0 分，分数越高生活质量越好。治疗师可根据想要评定的对象和评定的内容选择适合的量表。QOL 能够反映残疾人在维持身体活动、精神活动、社会生活状态等方面。

### 素质提升

　　根据第七次全国人口普查数据结果，全国 60 岁以上的老人有 2.64 亿，占 18.70%。老龄化问题的日趋严峻，给康复医学提出巨大的挑战。为解决我国现在所面临的问题，国务院在《中国老龄事业发展"十二五"规划》中就明确提出加强康复医联体的建设，提高康复服务。伴随着老龄化社会的发展，康复患者数量不断增长，患者年龄差异、体能差异带来的康复需求的差异性不断增大，康复需要精准化、个性化治疗。精准化评定是精准化治疗的前提条件。通过精准化评定，可以了解患者的具体情况，以提供更科学化、系统化的治疗方案，避免过度医疗，从而提高康复的质量。

## 目标检测

答案解析

### 一、选择题

1. 关于关节活动范围测量的描述，错误的是
    A. 测量时将量角器的轴心与所测关节的运动轴心对齐
    B. 每个关节的运动轴心只有一个
    C. 量角器移动臂与关节远端长轴平行
    D. 量角器固定臂与构成关节的近端骨长轴平行

2. Lovett 分级法评定标准中，符合 3 级肌力描述标准的是
    A. 能抗重力作全关节活动范围的运动，但不能抗阻力
    B. 能抗重力和一定的阻力运动
    C. 可扪及肌肉轻微收缩，但无关节活动
    D. 能抗重力和充分阻力的运动

3. Lovett 分级法评定标准中，符合 1 级肌力描述标准的是
    A. 能抗重力作全关节活动范围的运动，但不能抗阻力
    B. 能抗重力和一定的阻力运动
    C. 可扪及肌肉轻微收缩，但无关节活动
    D. 能抗重力和充分阻力的运动

4. 步行与跑步的区别
    A. 有支撑相 　　　　　　　　　　B. 有摆动相
    C. 有双支撑相 　　　　　　　　　D. 有摆动相

5. 一侧下肢疼痛，其步态特点的叙述正确的是
    A. 支撑相缩短，步长变短 　　　　B. 支撑相缩短，步长不变
    C. 支撑相变短，步长不变 　　　　D. 支撑相变长，步长变短

6. 失语症的主要症状不包括
    A. 语音辨认障碍 　　　　　　　　B. 说话费力
    C. 复述异常 　　　　　　　　　　D. 发音、共鸣、韵律等言语运动控制紊乱

7. Bruce 方案不适于

    A. 青少年人群                B. 中年人群

    C. 老年人群                D. 运动员

8. 认知评定的内容不包括

    A. 记忆力                   B. 注意力

    C. 耐力                     D. 定向力

9. 电生理评定不包括

    A. 肌电图                   B. 神经传导速度

    C. 神经反射检查            D. 精神心理评定

10. 下列不属于日常生活活动能力评定的是

    A. FIM                     B. Barthel 指数

    C. 关节活动度测量        D. Katz 指数

11. FIM 评定将 ADL 分为

    A. 5 个方面, 20 项         B. 6 个方面, 18 项

    C. 6 个方面, 20 项         D. 6 个方面, 22 项

## 二、思考题

患者, 女, 51 岁, 因 "右肩周疼痛 2 个月" 就诊。患者 2 个月前无明显诱因发生右肩疼痛, 症状逐渐加重伴有右侧肩关节活动受限, 右手不能梳头, 不能洗脸, 不能刷牙, 夜间剧痛影响睡眠。查体: 痛苦面容, 右侧肩周压痛明显, 右侧肩关节活动受限, 前屈 0°~15°, 外展 0°~20°, 后伸 0°~15°。初步诊断: 肩周炎 (右侧)。

可以为该患者进行哪些躯体功能评定?

(王忠磊 柏 平 李丽英 肖 湘 张姗姗)

**书网融合……**

| 本章小结 | 微课1 | 微课2 | 微课3 | 微课4 | 微课5 |
|---|---|---|---|---|---|

| 微课6 | 微课7 | 微课8 | 微课9 | 题库 |
|---|---|---|---|---|

# 第三章　康复治疗技术

## 学习目标

1. 通过本章学习，重点掌握常见运动治疗技术（如关节活动技术、关节松动治疗、牵引技术、牵伸技术、肌力训练等）及常见物理因子（如电疗、光疗、磁疗、超声波治疗等）的治疗作用和临床应用；熟悉言语治疗分类及治疗方法，传统康复治疗手段及方法；了解康复心理治疗及康复工程技术的发展趋势。

2. 学会常见物理治疗的康复必需知识和必备技能；具有康复的理念，具有应用各种物理治疗技术康复患者或指导患者进行训练的能力；能结合岗位任务，发挥相当于一个社会工作者的作用，帮助患者重返社会。具有正确的专业思想，愿意以专业知识和技能为人民服务，提高群众的健康水平，促进患者康复。

## 情境导入

患者，王某，男，70岁，因"左侧肢体活动不利1日"为主诉，以"脑梗死"为诊断收入某医院神经内科治疗。既往有糖尿病、高血压、冠心病病史。经内科治疗1周后，患者病情稳定，尿便正常，左侧肢体活动不利无明显改善。查体：体温36.5℃，脉搏82次/分，呼吸20次/分，血压160/100mmHg，一般情况无异常。神经系统查体：左侧中枢性面舌瘫，左侧肌力2级，左上肢肌张力偏高，右侧肢体肌力、肌张力正常，双侧感觉对称，左侧病理征（＋），脑膜刺激征（－）。头颅CT示右侧脑梗死。

讨论　1. 作为临床医生，你的临床诊断及治疗方案是什么？除外药物治疗还有哪些治疗方法？

2. 在治疗患者的身体的病痛之外，还要注意患者的哪些功能？如何促进患者的全面康复，促进患者回归家庭和社会？

## 第一节　物理治疗

PPT

物理治疗（physical therapy）是通过功能训练、物理因子和手法治疗等方法来改善肢体功能。包含运动疗法和物理因子治疗，在西方国家统称为物理治疗，而我国习惯将运动疗法简称为体疗，将物理因子治疗简称为理疗。

### 一、运动治疗

运动疗法（therapeutic exercise）指以运动学、生物力学和神经发育学为基础，功能训练为主要手段，通过改善、代偿和替代的途径，来纠正或改善身体、心理、情感及社会功能障碍，提高健康水平的一类康复治疗措施。其内容主要涵盖以下几个主要部分。

### （一）概述

**1. 运动对机体的治疗作用**

（1）维持和改善运动器官的功能　根据训练适应机制原理，适当的运动练习可以使减弱的机体功能逐步提高，恢复到损伤前的水平，维持和改善运动器官的形态和功能，增加功能储备。许多疾病或损伤进入稳定期后，适宜的运动练习有明显的康复效果，包括提高肌肉力量和耐力，牵伸挛缩和粘连的软组织以增加关节活动范围，改善平衡和协调能力，预防和延缓骨质疏松等。

（2）加强心肺功能　运动时由于肌肉需要做功，消耗了身体内部的能源底物，促进了器官的新陈代谢，也促进外周和心肌循环以提高有氧运动能力、改善呼吸功能，在一定范围内增加的程度与运动的强度成正比。运动时，大量血液流向肌肉，心肺的功能活动也相应增加以适应机体的需要，例如心率加快，心输出量增加，呼吸加深、加快，胸廓和横膈的活动幅度增大等。

（3）促进代偿功能的形成和发展　对某些经过系统运动治疗，其功能仍难以完全恢复的患者，通过对健侧肢体或非损伤组织的训练，可以发展代偿能力，补偿丧失的功能。例如偏瘫或截瘫患者经过规范的运动治疗后，患肢功能仍未完全恢复，通过训练代偿能力，可以达到最大限度的生活自理。

（4）提高神经系统的调节能力　运动是一系列生理性条件反射的综合，适当的运动可以保持中枢神经系统的兴奋性，改善神经系统反应性和灵活性，维持正常功能，发挥对全身各个脏器的调整和协调能力，促进神经－肌肉功能和中枢神经功能重塑过程。

（5）增强内分泌系统的代谢能力　主动运动可以促进糖代谢，减少胰岛素分泌，维持血糖水平；增加骨组织对矿物质（如钙、磷）的吸收。因此，适当运动已经成为糖尿病、骨质疏松症的基本治疗方法之一。

（6）调节精神和心理状态　研究发现，每次60分钟的低中强度运动锻炼可以促进大脑皮质、尾状核、下丘脑和小脑等处的内啡肽分泌，产生镇痛作用。运动中机体代谢活动增强，肾上腺素分泌增加，可以缓解精神和心理压力，干扰抑郁或焦虑情绪与躯体器官功能紊乱之间的相互影响，改善患者的情绪和心态，增强自信心。

**2. 运动治疗的基本原则**

（1）因人而宜　按照各个患者功能障碍的特点、疾病情况、康复需求等制订康复治疗目标和方案，并根据治疗进度和功能及时调整方案，将评定贯穿于治疗之中，既以评定开始，又以评定结束。

（2）循序渐进　应激适应性要逐步建立，训练效应符合量变到质变的积累过程，参加康复训练是技能学习过程，神经－肌肉功能重建也是系统再学习的过程。因此运动强度应该由小到大；运动时间由短到长；动作复杂性由易到难；休息次数和时间由多到少、由长到短；训练的重复次数由少到多；运作组合由简到繁。

（3）持之以恒　训练需要持续一定的时间才能获得显著效应，停止训练后训练效应将逐步消退。因此康复训练需要长期持续，甚至维持终生。

（4）主动参与　强调患者主动参与康复训练。只有主动参与，才能获得最佳的治疗效果。运动功能不可能通过被动治疗而得到最大限度地恢复。

（5）全面锻炼　人体的功能障碍是多器官、多组织、多系统功能障碍的综合，康复的目标应包括心理、职业、教育、娱乐等多方面，最终目标是重返社会。因此康复治疗应该全面审视，全面锻炼。

**3. 基本治疗类型**

（1）力学和运动学原理　肌力训练、耐力训练、呼吸训练、牵伸训练、牵引治疗、关节活动训练、手法治疗（关节松动及传统推拿按摩手法）、平衡训练、协调性训练、体位转移、步行功能训练、医疗体操等。

（2）神经肌肉促进技术 常用的有 Bobath 技术、Rood 技术、Brunnstrom 技术、本体感觉促进技术（PNF）和运动再学习技术等。

（3）代偿和替代原理 假肢、矫形器、辅助具应用、能量节约技术等。

**4. 常用设备**

（1）上肢运动治疗器械 包括肩关节练习器、肩梯、肋木、滑轮及吊环组合练习器、墙壁拉力器、上肢悬吊牵引架、前臂旋转练习器、腕屈伸练习器、体操棍、哑铃、磨砂板、分指板、重锤手指练习器等。

（2）下肢运动治疗器械 包括电动站立斜床、电动或机械跑台、功率自行车、站立架、助行器、悬吊牵引架、股四头肌练习器、平衡杠、坐式踏步器、踝关节屈伸练习器等。

（3）牵引器械 腰椎牵引装置、颈椎牵引装置等。

（4）辅助步行器械 各种拐杖、助行器、轮椅等。

（5）生活辅助器械 取物延伸器、手柄加粗装置、止滑装置、服装穿着辅助装置等。

（6）转移辅助器械 滑板、转移支架等。

（7）平衡训练器械 平衡板、弹力床、平衡训练/评估仪等。

（8）其他 等速训练仪、智能机器人、训练用垫和床、姿势矫正镜等。

**5. 运动处方** 运动处方是运动治疗处方的简称，指根据准备接受运动治疗或参加运动锻炼患者的临床检查和功能状况评估结果，以处方形式为患者安排的运动治疗方案。基本内容包括运动治疗项目、运动治疗量（强度、时间、频率，其中治疗强度是处方中定量化的核心）和注意事项。

### （二）关节活动技术 🄴 微课1

**1. 基本概念** 关节活动训练（range of motion training）指通过患者的主动和被动运动，利用各种方法（手法及器械等治疗）来维持和恢复因组织粘连或肌肉痉挛等多种因素所导致的关节功能障碍的运动治疗技术。在康复治疗中，根据患者的肌力与关节活动度大小采取的运动训练方式有主动运动、主动助力运动及被动运动等。

（1）主动运动 患者采用医疗体操和器械活动进行主动关节活动。由于运动由患者主动完成，所以安全性好，同时有训练肌力的作用。适用于可主动收缩肌肉，肌力大于 3 级的患者。缺点是训练强度一般不大，对于严重关节活动限制的患者效果不好。

（2）主动助力运动 部分需要肌肉收缩，部分需要借助外力完成的运动。外力来源于治疗师、健侧肢体、器械等。

（3）被动运动 用外力牵拉和移动功能障碍的关节，或由经过专门培训的治疗人员进行关节被动活动。

**2. 治疗方法**

（1）手法牵引 由治疗者沿关节活动方向进行牵拉，可以采用推拿或关节松动术。

（2）器械牵引 利用器械给予牵引力或推拉力。

（3）悬吊训练 利用滑轮、绳索和固定带组合，悬吊拟活动的肢体进行摆动活动，也可通过健肢带动患肢活动。

（4）持续性被动活动（continuous passive motion，CPM） 采用CPM机，使被治疗的关节以缓慢的速度和限定的范围进行长时间持续活动，目前广泛使用于关节手术后的早期活动。

（5）水中运动 利用水的浮力帮助进行全关节范围的运动。

**3. 临床应用**

（1）适应证 患者因昏迷、麻痹、主动活动疼痛加重、关节活动度受限的情况下可通过被动运动改善关节和全身功能；患者身体某一部位制动，为保证上下部位的关节功能，或者长期卧床患者为避免循环不良、骨质疏松和心肺功能下降，或进行有氧练习的情况下可进行主动运动或主动－辅助关节活动（肌力＜3级）。

（2）禁忌证　运动造成原损伤部位新的损伤、破坏愈合过程、导致疼痛及炎症加重时应禁用或慎用。

### （三）关节松动技术 微课2

**1. 基本概念**

（1）关节松动技术（technique of joint immobilization）　是针对人体关节活动障碍而专门设计的一类技术，是治疗者在患者关节活动范围内完成的对患者关节附属运动和生理运动的手法操作技术，以缓解关节疼痛及僵硬，维持或改善关节活动范围的手法。由于澳大利亚的麦特兰德（Maitland）对这一技术的发展贡献很大，故又称为"麦特兰德手法"或"澳式手法"。

（2）生理运动和附属运动　生理运动指关节最大范围的自主运动，如关节的屈、伸、内收、外展等运动。附属运动是指关节在解剖结构允许范围内，由他人或对侧肢体完成的被动运动，例如关节的分离、牵拉、相邻骨间的滑动等。

**2. 基本手法**

（1）摆动　固定关节近端，关节远端做往返运动，如关节的屈、伸、收、展、旋转，属生理运动。

（2）滚动　屈戌关节两个关节面发生的位移为滚动，一般伴关节的滑动和旋转。

（3）滑动　平面或曲面关节发生的关节面侧方移动为滑动。

（4）旋转　移动骨围绕静止骨关节面做圆周运动即为旋转。旋转常同滚动、滑动同时发生。

（5）分离和长轴牵引　指外力作用使关节面垂直移位，长轴牵引指使关节面水平移位。

**3. 手法分级**

Ⅰ级　在关节活动的起始端，小范围、节律性地来回松动关节。

Ⅱ级　在关节生理活动范围内，大范围、节律性地来回松动关节，但不接触关节活动的起始端和终末端。

Ⅲ级　在关节活动允许范围内，大范围、节律性地来回松动关节，每次均接触到关节活动的终末端，并能感觉到关节周围软组织的紧张。

Ⅳ级　在关节活动的终末端，小范围、节律性地来回松动关节，每次均接触到关节活动的终末端，并能感觉到关节周围软组织的紧张。

**4. 临床应用**

（1）适应证　主要应用于临床中因力学因素（非神经性）引起的关节功能障碍，包括关节疼痛、肌肉紧张及痉挛；可逆性关节活动降低；进行性关节活动受限；功能性关节制动。对进行性关节活动受限和功能性关节制动，关节松动技术的主要作用是维持现有的活动范围，延缓病情发展，预防因不活动引起的其他不良影响。Ⅰ、Ⅱ级用于治疗因疼痛引起的关节活动受限；Ⅲ级用于治疗关节疼痛并伴有僵硬；Ⅳ级用于治疗关节因周围组织粘连、挛缩而引起的关节活动受限。

（2）禁忌证　关节活动过度、关节肿胀、关节炎症、恶性疾病以及未愈合的骨折等。

### （四）牵伸技术

**1. 基本概念**

（1）牵伸技术（stretching）　是指运用外力（人工或机械/电动设备）牵伸短缩或挛缩组织并使其延长，利用该技术能明显改善组织短缩或挛缩状态，以达到重建关节周围软组织的伸展性，调节肌张力，改善或恢复关节活动范围的目的。牵张动作一般每次保持 5~10 秒，重复 10~20 次。快速牵伸提高肌张力，缓慢持续地牵伸降低肌张力。

（2）挛缩　是指肌肉、肌腱装置和通过关节周围的软组织适应性短缩，导致被动或主动牵伸明显的抵抗和限制关节活动。

### 2. 牵伸方法

（1）被动牵伸　当患者放松时，采用徒手（手法牵伸）或机械（机械牵伸）的外力拉长挛缩组织的方法。手法牵伸是最常用的方法，当手法牵伸无效时可采用机械设备牵伸，后者强度较前者大。

（2）主动牵伸　又称自我牵伸，是患者利用自身重量和（或）力量完成的一种肌肉伸展性训练。

（3）主动抑制　是指患者在牵伸训练前或训练过程中，有意识地放松该肌肉，此时进行牵伸的阻力最小。这种牵伸主要用于肌肉神经支配完整、患者能自主控制的情况下，不能用于肌力减退、痉挛或瘫痪的患者。

### 3. 临床应用

（1）适应证　适用于肩部、肘部、腕指部、髋部、膝部、踝足部以及颈腰部的短缩和挛缩组织的牵伸。如治疗肩关节周围炎（冻结肩）、各种原因引起的关节炎（如风湿关节炎、骨关节炎、强直性脊柱炎等）；预防骨折、肌腱损伤等经制动或固定后，外周神经炎或外周神经损伤所致的失用性肌无力造成的挛缩等；缓解烧伤、软组织、皮肤严重挫伤后等所致的粘连和瘢痕，尤其是关节周围的损伤，影响到肢体的活动；中枢神经病变或损伤的患者，如脑血管意外、小儿脑瘫、脊髓损伤、颅脑损伤等由于肌张力异常增高而导致的肌肉痉挛或挛缩；体育锻炼前后牵伸，预防肌肉骨骼损伤，减轻运动后肌肉疼痛。

（2）禁忌证　患者有严重的骨质疏松、骨性限制关节活动；神经损伤或神经吻合术后 1 个月内，关节活动或肌肉被拉长时疼痛剧烈；挛缩或软组织短缩已经造成关节固定，形成了不可逆性挛缩；新近发生的骨折、肌肉和韧带损伤，组织内有血肿或其他创伤因素存在时；关节内或关节周围组织有感染性炎症、结核或肿瘤，特别是各种炎症急性期；严重肌无力患者，为了维持关节的稳定性、保持一定的肌肉力量而发生代偿性挛缩时，应慎用牵伸治疗。

### （五）肌力训练技术 ℯ微课3

### 1. 基本概念

（1）肌力训练　是根据超量负荷的原理，通过肌肉的主动收缩来改善或增强肌肉的力量。

（2）超量恢复　是指适当的训练后，肌肉或肌群产生适度的疲劳，肌肉经过疲劳恢复阶段和超量恢复阶段（图 3-1）。训练过程中消耗的收缩蛋白、酶蛋白、能源物质等恢复到运动前的水平称疲劳恢复阶段；这些物质继续上升并超过运动前水平，然后又逐渐恢复到运动前水平的阶段称为超量恢复阶段。故肌力训练切入时间在超量恢复阶段，起到巩固和叠加的作用，实现肌肉形态的发展及功能增强。

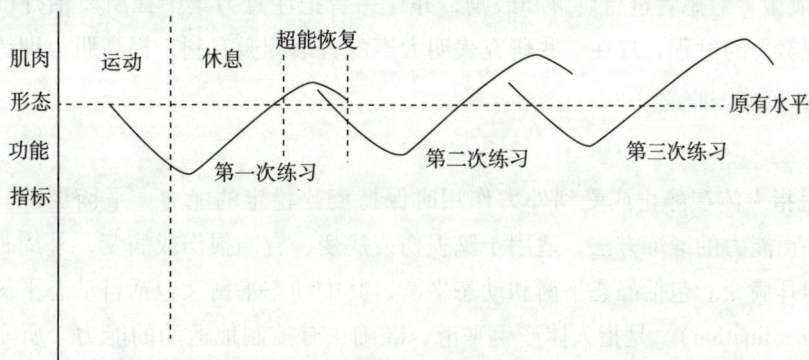

图 3-1　超量恢复示意图

（3）渐进抗阻训练　指抗阻运动强度逐渐增加的运动锻炼方法，曾经是应用最广泛的运动疗法。一般先测定锻炼肌肉的最大收缩力，然后按最大收缩力的50%、75%和100%的顺序进行肌肉收缩，每一强度10次收缩为1组，间隔休息2~3分钟。也有人采用相反的顺序，即按照最大收缩力的100%、75%和50%顺序进行肌肉收缩。

**2. 肌力训练的分类**

（1）根据不同肌力大小分类　可分为助力训练、主动训练、抗阻训练等。肌力为0级、1级、2级时，多采取被动运动、电刺激、传递神经冲动的助力训练方法；患者肌力等于或大于3级时采用主动或抗阻训练。抗阻训练有徒手抗阻和器械抗阻。

（2）根据肌肉收缩方式分类　可分为等长训练、等张训练和等速训练。等速训练需要特殊的等速训练设备，训练既可以强调力量，也可以强调耐力，与仪器设定的运动速度与抗阻力有关。与等长运动和等张运动相比，等速运动的最大特点是肌肉能得到充分的锻炼而又不易受到损伤。

**3. 临床应用及注意事项**

（1）适应证　主要适用于失用性肌萎缩，如长期制动引起的肌容量下降；功能性肌肉无力；神经性肌肉萎缩；肌源性疾病；骨关节畸形如脊柱侧弯等；脊柱稳定性差；关节周围主动肌与拮抗肌不平衡；健身训练等。

（2）注意事项

1）合理选择训练方法　增强肌力的效果与选择的训练方法直接有关。训练前应先评估训练部位的关节活动范围和肌力情况，根据评估结果选择训练方法。

2）注意心血管反应　等长抗阻力运动，特别是抗较大阻力时，具有明显的升压反应，加之等长运动时常伴有闭气，容易引起Valsalva效应，对心血管造成额外负荷。因此，有高血压、冠心病或其他心血管疾病者应禁忌在等长抗阻运动时过分用力或闭气。

3）阻力施加及调整　阻力通常加在需要增强肌力的肌肉远端附着部位，以较小的力量产生较大的力矩。例如，增加三角肌前部肌纤维的力量时，阻力应加在肱骨远端。但在肌力稍弱时，也可靠近肌肉附着的近端。阻力的方向总是与肌肉收缩使关节发生运动的方向相反。每次施加的阻力应平稳，非跳动性。

4）掌握好运动量和节奏　肌力训练的运动量以训练后第二天不感到疲劳和疼痛为宜。根据患者的全身状况（素质、体力）、局部状况（关节活动、肌力强弱），选择适当的训练方法，每天训练1~2次，每次20~30分钟，可以分组练习，中间休息1~2分钟。每次训练应引起适当疲劳，然后充分休息，在超量恢复阶段进行下一次训练。

5）避免代偿运动的出现　在增强肌力训练时为避免代偿动作的出现，治疗者应固定肌肉附着的近端。例如臀中肌肌力弱的患者做髋外展时，腰大肌和髂腰肌会出现代偿，表现为外展时伴随大腿的外旋和屈髋。方法是训练臀中肌时要把大腿置于中间位置，然后再进行外展动作。

6）利用言语刺激　对患者进行讲解和鼓励，并让患者把注意力集中在所要治疗的部位。肌力训练的过程是患者主观努力的过程。现在一些研究表明大声的言语刺激有利于提高肌力训练的效果。

**（六）平衡与协调的训练**

**1. 基本概念**

（1）平衡　是指人体在静止或受到外力作用时保持姿势稳定的能力。平衡训练（balance training）就是维持和发展平衡能力的锻炼方法，适用于脑损伤或病变、脊髓损伤或病变、外周神经损伤、骨关节疾病等，也用于内耳病变。包括静态平衡和动态平衡，其中动态平衡又包括自动态平衡和他动态平衡。

（2）协调（coordination）　是指人体产生平滑、准确、有控制地运动的能力。所完成运动的质量包括按照一定的方向和节奏，采用适当的力量和速度，达到准确的目标等几个方面。协调功能障碍又称为共济失调（dystaxia）。共济失调分为小脑共济失调、基底核共济失调、脊髓后索共济失调。

**2. 平衡训练的原则**

（1）循序渐进 支撑面由大到小；重心由低到高；从睁眼到闭眼；从静态平衡到动态平衡；逐渐增加训练的复杂性。

（2）综合训练 在平衡训练的同时，也要进行肌力、言语、认知、步态等综合性训练，促进患者各项功能的恢复。

（3）注意安全 训练中要注意在监护下训练，防止出现意外。要让患者有安全感，否则因害怕而诱发全身痉挛出现联合反应，加重病理模式。从各个方向推或拉患者，让他达到或接近失衡点，但不能扶牢患者，否则患者因无须做出反应而失去效果。

**3. 平衡训练的方法** 平衡训练时，一般先从卧位（如前臂支撑下的俯卧位）开始。因为卧位的支撑面最大，最稳定，患者比较容易掌握平衡技巧。逐渐过渡到最不稳定的体位（如站立位）。训练顺序：仰卧位→前臂支撑下的俯卧位→肘膝跪位→双膝跪位→半跪位→坐位→站立位。不论在什么体位下训练，首先控制头部的稳定，其次是颈部和躯干肌群的协同收缩，来保持躯干的稳定性。每个体位先完成静态平衡（Ⅰ级平衡训练）保持时间达 30 分钟后，再进行自动态平衡（Ⅱ级平衡训练），再至他动态平衡训练（Ⅲ级平衡训练）。可借助器械如平衡板、训练球或平衡仪进行训练。

其中还有特殊的平衡训练方法：Frenkel 平衡体操训练；前庭功能训练；本体感觉训练。

**4. 协调训练的原则** 协调训练的目的是改善患者动作的完成质量。其训练的基本原则：由易到难，循序渐进；每个动作均需重复练习，起到强化的效果；根据具体的协调障碍进行针对性训练；在进行针对性训练的同时，还需进行相关的训练，如改善肌力、平衡等功能训练。

**5. 协调训练的方法**

（1）上肢协调训练 轮替性动作如双上肢交替上举、交替屈肘、前臂旋前旋后、双手交替掌心拍掌背等；指向性动作如指鼻练习、对指练习等；手眼协调练习有插木棒、抓物练习、画画或写字等。

（2）下肢协调训练 轮替动作如交替屈髋、坐位交替踏步、拍地练习等；指向性动作如跟膝胫实验、足趾空中写字练习等；整体动作训练如原地踏步走、原地高抬腿跑等。

## （七）有氧运动

**1. 基本概念**

（1）有氧运动 又称有氧代谢运动，是指人体在运动过程中所需的能量主要依靠细胞有氧代谢提供，运动方式为中等强度的大肌群节律性、持续一定时间的、动力性、周期性运动，以提高机体氧化代谢能力的运动，又称耐力运动。

（2）运动处方 对准备接受运动治疗或参加运动锻炼的患者，由专科医生通过必要的临床检查和功能评定后，为患者选定运动治疗项目，规定适宜的运动量，并注明注意事项。一个完整的运动处方应包括运动治疗项目、运动治疗量及运动治疗的注意事项 3 方面内容。

（3）运动治疗量 指运动治疗中的总负荷量，取决于运动治疗的强度、频度和治疗的总量时间，其中，运动治疗的强度是运动处方中定量化的核心。

（4）代谢当量 是以安静且坐位时的能量消耗为基础，表达各种活动时相对能量代谢水平的常用指标。一个代谢当量相当于健康成年人坐位安静状态下每分钟每千克体重 3.5ml 的摄氧量。MET 可用气体代谢的方法测定，也可由已知的功率来推算。对日常生活活动、劳动活动等的 MET，WHO 已出版相关专著备查阅。

**2. 运动处方的内容** 运动处方一般包括运动治疗项目、运动治疗量及运动治疗的注意事项 3 方面内容。包含五要素：运动形式、运动强度、持续时间、运动频率和注意事项。

（1）运动治疗项目　即运动形式，包括耐力性项目、力量性项目、伸展运动和健身操。

1）耐力性项目　通过运动以改善心血管、呼吸、内分泌等系统功能，如行走、健身跑、骑自行车、游泳、登山、上下楼梯等运动。耐力性项目一般属于有氧运动项目。

2）力量性项目　主要用于运动系统、神经系统等引起的肌肉、神经麻痹或关节功能障碍的患者。以恢复肌肉力量和肢体活动功能为主。如各助力运动、免负荷运动、抗阻力训练（沙袋、实心球、哑铃、拉力器等）等。

3）伸展运动和健身操　以放松肌肉和调节神经及矫正姿势为主要目的，如太极拳、保健气功、五禽戏、广播体操、医疗体操及矫正体操等。

（2）运动治疗量

1）运动强度　是运动处方的核心部分，直接影响运动治疗的效果和安全性，一般用以下指标来确定其大小。

①心率：心率和运动强度之间存在线性关系，并且容易检测。在制订运动治疗处方时，应注明运动治疗中允许达到的最高心率和应该达到的适宜心率，即为靶心率。大运动量相当于最高心率的80%以上，中运动量相当于最高心率的70%，小运动量相当于最高心率的60%。有条件时最好通过运动试验来确定靶心率，常用自行车功量仪或活动平板。也可简易计算：极量（最大）心率＝220－年龄。②机体耗氧量：以运动时耗氧量占机体最大耗氧量的百分数（% $VO_2max$）为指标。大强度运动耗氧量为最大耗氧量的70% ～ 80%，中等强度的运动量为50% ～ 60%，小强度运动约为40%。③代谢当量（MET）：MET值可用气体代谢的方法测定。在制订运动处方时，如已测出某人的适宜运动强度相当于多少MET，即可找出相同MET的活动项目，写入运动处方。④自感用力程度：运动治疗中的主观感觉是患者身体对运动治疗量的反映与心肺代谢指标密切相关。适宜的运动治疗强度是在治疗中患者感觉舒适或稍有气喘，但呼吸节律不紊乱。

2）运动频率　每周参与或接受治疗的次数。耐力运动每周3～4次及隔日1次，力量性训练每日或隔日1次。伸展运动和健身操可每日1次或每日2次。

3）运动时间　取决于运动治疗的强度。一次运动治疗时间可以分为准备、练习、结束3个部分。准备部分通常采用小强度的活动，避免在突然大强度的运动后，发生内脏器官的不适应和肌肉韧带的损伤。练习部分是治疗的主要部分，至少维持20～30分钟。结束部分主要做一些放松性活动，防止在运动治疗完成后，由于血液聚集于肢体，回心血量减少而出现心血管症状。运动时间与运动强度成反比。

（3）注意事项　耐力性运动要注意运动的适应证和禁忌证，注明停止运动的指征，与临床其他疗法配合，如糖尿病患者运动疗法须与药物饮食配合等；力量性运动要注意不应引起明显疼痛，治疗前后要做准备活动，注意正确的姿势，避免屏气引起心血管反应；伸展运动和健身操应注意循序渐进，因人而异，注意正确的呼吸方式和节奏等。

### （八）呼吸训练

#### 1. 基本概念

（1）呼吸训练（breath training）　是指保证呼吸道通畅、提高呼吸肌功能、促进排痰和痰液引流、改善肺和支气管组织血液代谢、加强气体交换效率的锻炼方法。主要是通过呼吸方式、呼吸肌的训练、胸腔松动训练及咳嗽训练来改善肺功能。

（2）膈肌呼吸　又称腹式呼吸，是指吸气时放松腹肌，膈肌收缩，位置下移，腹壁隆起；呼气时，腹肌收缩，膈肌松弛，回复原位，腹部凹，增加呼气潮气容积。呼吸运动中，尽可能减少肋间肌以及辅助呼吸肌做功，使之保持松弛和休息，增大潮气量。

**2. 呼吸训练方法**

（1）膈肌呼吸（腹式呼吸）　患者取卧位或坐位，腹部放松，双手置于腹部，经鼻缓慢深吸气，吸气时意念中将气体吸往腹部，双手随腹部膨隆而向外扩张。呼气时嘬唇将气缓慢吹出，同时双手逐渐向内加压，以增加腹内压，促进横膈上抬，把气体尽量呼出，同时腹部下陷。也可将两手置放于肋弓，在呼气时加压以缩小胸廓，促进气体排出。呼气与吸气的时间比例大致为 2：1。强调适当深呼吸，以减慢呼吸频率，提高通气效率。重复练习 3~4 次后休息，不可换气过度。在训练开始时，应顺应患者的呼吸节律进行呼吸训练，不要让患者用力深呼吸，否则加重呼吸困难；治疗师应从患者呼吸辅助肌的收缩把握患者的呼吸类型，如果患者使用呼吸辅助肌（肩颈肌群）启动呼吸模式，则要指导患者放松这些肌肉，如使用肩部靠枕、耸肩放松运动；可使用姿势镜等视觉反馈进行自我训练。

（2）吹笛式呼吸　患者放松、身体前倾，该体位可刺激膈肌呼吸。按医嘱使用支气管扩张剂。让患者吹笛式呼气，同时减少呼气速率，呼气时不要用力。每次吹笛式呼气后，以腹式吸气，不要使用辅助肌。让患者保持此姿势，并尽可能放松地继续吸气。缩唇呼吸可使口腔和支气管内的压力升高，呼气时支气管仍处于开放状态，减少通气无效腔，并减少克服呼气阻力所作的呼吸功。

（3）局部呼吸　主要用于手术后疼痛及防卫性肺扩张不全或肺炎等导致的肺部特定区域的换气不足。患者吸气时抵抗治疗师手掌的阻力，以扩张下肋，治疗师可给予下肋区轻微阻力以增强患者抗阻意识。当患者再次呼气时，治疗师用手轻柔地向下向内挤压胸腔来协助。

（4）胸腔松动练习　是躯干或肢体结合深呼吸所完成的主动运动，即吸气时伸展所要牵伸的部位。还可将胸腔松动练习配合音乐编成体操，达到增强体力、提高肺功能的目的。

（5）呼吸肌训练　与骨骼肌肌力训练相似，如膈肌肌力训练，让患者腹式呼吸，患者上腹部放置 1~2kg 的沙袋。逐渐延长患者阻力呼吸时间，当患者可以保持膈肌呼吸模式且吸气不会使用到辅助肌约 15 分钟时，则可增加沙袋重量。吸气肌训练，患者经手握式阻力训练器吸气。吸气阻力训练器有各种不同直径的管子提供吸气时气流的阻力气道，气道管径愈窄则阻力愈大。吸气阻力训练器可以购买，也可自行制作。

（6）排痰训练　教会患者有效咳嗽及体位引流的方法，达到消耗较少能量就能高效地将痰液排出的目的。检查患者的生命体征和呼吸音，必要时阅读胸片，评估患者后决定肺部哪一段要引流，确定引流姿势即使气管开口处于病变部位下部，尽可能让患者舒适、放松，治疗师面向患者站立，以观察其面部表情：维持每个姿势 5~10 分钟或直到分泌物可以排出为止；引流时患者轻松呼吸，不要过度换气或呼吸困难；引流时，可同时进行叩击、振动等手法技巧操作；如有需要，应鼓励患者做深度、急剧地双重咳嗽；如使用叩击时仍无法自动咳嗽，则指导患者做几次深呼吸，在呼气时给予振动，可诱发咳嗽。每次引流时间不宜超过 45 分钟，避免患者疲劳。

**3. 呼吸训练的目标及适应证**

（1）目标　改善通气；增加咳嗽机制的效率；改善呼吸肌的肌力、耐力及协调性；保持或改善胸廓的活动度；建立有效呼吸方式；促进放松；教育患者处理呼吸急促；增强患者整体的功能。

（2）适应证　急、慢性肺疾病如慢性阻塞性肺疾病、肺炎、肺不张、急性呼吸窘迫、肺结核等；因手术、外伤所造成的胸部或肺部疼痛；支气管痉挛或分泌物滞留造成的继发性气道阻塞；中枢神经系统损伤后肌无力如高位脊柱损伤，急性、慢性进行性的肌肉病变或神经；严重骨骼畸形如脊柱侧弯等。

## （九）神经生理治疗技术

神经生理治疗技术（neuro-muscular facilitation technique）以神经生理学和神经发育学为理论基础，促进中枢性瘫痪患者的神经肌肉功能的恢复，即促进软弱的肌肉和抑制过度兴奋的肌肉，恢复肌肉随意协调收缩的能力。常用的方法有神经发育疗法和运动再学习疗法及强制性使用治疗。神经发育疗法的典型代表为 Rood 技术、Bobath 技术、Brunnstrom 技术、本体感觉促进技术（又称 PNF）。

### 1. Rood 技术

（1）定义 Rood 技术又称多种皮肤感觉刺激技术，是通过相对应皮肤区域，采用多种感觉刺激，以诱发产生肌肉的收缩或关节运动的方法。

（2）基本观点及其特点 Rood 技术观点：感觉输入决定运动输出；运动反应按一定的发育顺序出现；身、心、智是相互作用的。由于大脑的损伤，高位中枢失去了对低位中枢的控制作用，出现了运动丧失或人体发育初期才具有的运动模式，因此，应用正确的感觉刺激，按照正常的人体发育过程来刺激相应的感觉感受器，就有可加速诱发运动反应或引起运动反应，并通过反复感觉刺激而诱发正确的运动模式。

### 2. Bobath 技术

（1）定义 Bobath 技术是由英国治疗师 Berta Bobath 及其丈夫 Karel Bobath 经过多年实践经验共同创立的治疗方法。这种方法是运用反射性抑制模式，抑制异常的姿势和运动模式，诱发出非随意反应，从而达到调节肌张力或引出所需要运动，适用于中枢神经损伤引起的运动功能障碍的康复治疗。该技术在脑性瘫痪和偏瘫患者应用较普遍。

（2）基本观点及其特点 Bobath 强调学习运动的感觉，认为运动的感觉可通过后天学习和训练获得；强调学习基本的运动模式，遵循人体正常发育程序，抑制异常的运动模式，并通过关键点的控制（关键点是指人体的特定部位，对身体其他部位或肢体的肌张力具有重要影响）诱导患者逐步学会正常的运动模式，引出高级神经系统反应，如翻正反应、平衡反应等，逐步实现正常的活动；按照运动发育循序制订训练计划，从头到足、由近及远，强调首先头颈部运动，然后是躯干，最后是四肢；将患者作为一个整体进行治疗，不仅治疗患者的肢体运动障碍，还要考虑患者的感觉、知觉及适应环境等，鼓励患者积极参与，并结合 ADL 进行训练。所有治疗都应有助于日常生活活动。

### 3. Brunnstrom 技术

（1）定义 Brunnstrom 技术是 Brunnstrom 通过对偏瘫患者运动功能恢复的详细观察，提出了著名的偏瘫恢复六阶段理论，并利用这个理论创立的一套脑损伤运动功能障碍的治疗方法。

（2）基本观点及其特点 在正常运动发育过程中，脊髓和脑干水平的反射因高位中枢的抑制未被释放出来。脑损伤发生后，高位中枢失去了对低位中枢的控制，出现了人体发育初期才具有的运动模式。Brunnstrom 认为脊髓和脑干水平的原始反射和异常的运动模式是偏瘫患者恢复正常的随意运动必须经历的阶段，是偏瘫患者运动功能恢复的必然过程，在恢复的早期加以利用，让患者看自己瘫痪的肢体仍可运动，可刺激患者康复和主动参与的欲望，之后达到共同运动向分离运动发展的目标，最终出现随意的分离运动。

### 4. 本体神经肌肉促进技术（proprioceptive neuromuscular facilitation，PNF）

（1）定义 本体神经肌肉促进技术又称 PNF 技术，是利用牵张、关节压缩和牵引及施加阻力等本体刺激，应用螺旋形和对角线运动模式，激活和募集最大数量的运动肌纤维参与活动，促进运动功能恢复的一种治疗方法。

（2）基本观点及其特点 PNF 的核心是通过刺激本体感觉，促进或抑制肌肉运动。强调对角螺旋斜线抗阻的运动模式。Sherrington 的神经生理学是 PNF 的最主要理论基础。Sherrington 在脊髓反射的研究中发现，外周产生的输入信号可以影响脊髓运动神经元的兴奋性。PNF 的解剖学基础依据为大多数肌肉纤维的附着和排列表现为螺旋形和对角形，这种排列方式符合神经生理和生物力学原理。大脑支配的是肌群的运动而非单一肌肉的收缩，即运动由运动模式组成，而不是由单一肌肉的收缩产生。只有整个肌群的协同运动，才能完成螺旋和对角运动，而螺旋或对角线运动又可以增加对运动神经元的刺激，提高其兴奋性。螺旋和对角线运动是正常运动发育的最后阶段，这是因为所有对角线模式中总有旋转的成分，而旋转是肢体发挥正常功能所不可缺少的，如洗脸、梳头、吃饭、行走。由于对角线运动都越过中线，也有利于身体双侧运动的发展，这是 PNF 的发育学基础。PNF 技术强调：充分挖掘患者的潜能；利用各种反射；按照发育循序；注意双向运动；运动姿势在于屈肌与伸肌拮抗中的平衡；强调感觉反馈；重复所学动作，做到有目的的治疗。

**5. 运动再学习技术（moter relearning rogramme，MRP）**

（1）定义　运动再学习技术理论把中枢神经系统损伤后运动功能的恢复训练视为一种再学习或再训练的过程，以神经生理学、运动科学、生物力学、行为科学等为理论基础，以脑损伤后的可塑性和功能重组为理论依据。在强调患者主动参与的前提下，以任务或功能为导向，按照科学的运动技能获得方法对患者进行再教育以恢复其运动功能。

（2）基本观点及其特点　运动再学习理论认为实现功能重组的主要条件是需要进行针对性练习活动，练习得越多，功能重组就越有效，特别是早期练习有关的运动。而缺少练习则可能产生继发性神经萎缩或形成不正常的神经突触。MRP 主张通过多种反馈（视、听、皮肤、体位、手）的引导来强化训练效果，充分利用反馈在运动控制中的作用。

**6. 强制性使用运动治疗（constraint‐induced movement therapy，CIMT）**

（1）定义　CIMT 是 20 世纪六七十年代美国 Alabama 大学神经科学研究人员通过动物实验而发展起来的治疗脑损伤的一种训练方法。其基本概念是在生活环境中限制脑损伤患者使用健侧上肢，强制性反复使用患侧上肢。

（2）基本观点及其特点　CIMT 限制了健侧肢体的活动，从而逆转了在急性期或亚急性期所形成的习得性废用（中枢神经系统损伤后通常会导致运动和感觉功能的抑制，这种抑制远远大于损伤以后所出现的自然恢复。由于这种不使用患侧肢体的现象是损伤后学习而来的，因而称为习得性废用）。另外，持续、反复地使用患侧上肢而使对侧大脑半球皮层支配上肢的区域扩大，同时同侧皮层出现新的募集。这种使用性依赖的皮层功能重组是患侧上肢使用增加的神经学基础。

**（十）麦肯基疗法**

**1. 基本概念**　麦肯基疗法（McKenzie mechanical diagnosis and treatment techniques）全称为"麦肯基力学诊断治术"，是新西兰人罗宾·麦肯基（Robin Mckenzie）20 世纪 60 年代创立的是以生物力学为基础发展形成治疗颈腰疾患的康复方法。由于其治疗技术独具特色，且有较好的疗效，故获得了国际康复医学界人士及临床医师的认可。

**2. 基本观点及其特点**　麦肯基发现应用反复运动和保持体位的方法可预测患者对各种运动和体位的反应，并发现了下腰痛患者恢复过程中独特的疼痛向心化现象（即患者下肢等远端和外周部位的疼痛消失，疼痛症状趋于近端或中心的现象）。产生向心化现象往往预示治疗方法是有效的。麦肯基形成了将下腰痛、颈痛明确地划分为姿势综合征、功能不良综合征和间盘移位综合征 3 种综合征的分类方法，提出了患者自我治疗和教育可以帮助其独立、不依赖他人治疗和预防复发的观点，同时认为经过这种力学诊断、治疗技术可快速鉴别出是否需要应用松动术等治疗技术的少数患者。

## 二、物理因子治疗

应用天然的或人工的物理因子如电、光、声、磁、蜡、冷、热、力、水等人工物理因子和空气、日光、海水、矿泉水、泥、沙等自然物理因子作用于人体，并通过人体神经、体液、内分泌和免疫等生理调节机制，达到保健、预防、治疗和康复的方法称为物理因子疗法（physical agents therapy），简称为理疗。

### （一）概述

**1. 物理因子的分类**

（1）天然物理因子　日光、大气、海水、温泉、矿泉、森林、花卉、景观等，疗养院应用较多。

（2）人工物理因素

1）电疗法　①低频电疗法：包括直流电疗法、直流电离子导入疗法、电水浴疗法、感应电疗法、电兴奋疗法、痉挛肌电刺激疗法、神经－肌肉电刺激疗法、经皮神经电刺激疗法等；②中频电疗法：等幅正弦中频电疗法、调制中频电疗法、干扰电疗法、音乐电疗法、高压电场疗法等；③高频电疗法：达松伐电疗法、中波透热疗法、短波疗法、超短波疗法、微波疗法。

2）光疗法　红外线疗法、紫外线疗法、红光疗法、蓝紫光疗法等、激光疗法。

3）超声波疗法　一般超声波疗法、超声－间动电疗法、超声药物离子透入法、超声雾化疗法等。

4）磁场疗法　静磁场疗法、脉动磁场疗法、低频交变磁疗法、中频磁疗法、高频磁疗法、磁化水疗法等。

5）温热疗法　蜡疗法、泥疗法、坎离砂疗法、蒸汽疗法等。

6）冷疗法　冷疗法、冷冻疗法等。

7）水疗法　淡水浴、药物浴、气泡浴、淋浴、漩涡浴和水中运动等。

8）其他疗法　生物反馈疗法、压力治疗、冲击波、空气负离子疗法、高压氧疗法、常压氧疗法等。

**2. 物理因子治疗作用模式**　物理因子作用机体会引起一系列反应，首先是物理反应，即能量吸收转换；其次是理化效应，即能量吸收后产生一系列生物化学、生物磁学及电力学等理化反应，这些反应包括组织形态、温度梯度、离子迁移、自由基形成、pH 变化、生化过程酶的活化、生物活性物质的产生等。这些理化效应可直接作用于局部产生效应，亦可通过神经反射、经络或体液引起节段反应和全身反应，这便是理疗的生物效应。

**3. 物理因子的治疗作用**　物理因子具有消炎、镇痛、杀菌、镇静催眠、兴奋神经肌肉、缓解痉挛、软化瘢痕、松解粘连、促进伤口愈合、加速骨架形成、调节机体免疫功能、脱敏等治疗作用。

### （二）电疗法 🔲微课4

应用电治疗疾病的方法称电疗法（electrotherapy）。电流频率的基本计量单位为 Hz（赫兹）、kHz（千赫）、MHz（兆赫）、GHz（吉赫），各级之间按千进位换算，1GHz = 1 000MHZ，1MHz = 1 000kHz，1kHz = 1 000Hz。电磁波波长的基本计量单位为米（m）、厘米（cm）、毫米（mm）、微米（μm）、纳米（nm）。

根据所采用电流频率的不同，电疗法通常分为直流电疗法、低频电疗法（$0 < f < 1\,000Hz$）、中频疗法（$1kHz < f < 100kHz$）、高频电疗法（$10kHz < f < 300GHz$）等。根据电流波形、波宽及波长或频率等物理参数不同，可产生不同的生物物理学效应，有各自不同的临床用途。常用的电疗法：①直流电疗法，包括直流电疗法、直流电药物离子导入疗法；②低频电疗法，包括神经－肌肉电刺激（neuromuscular electrical stimulation，NMES）疗法、经皮神经电刺激疗法、电体操疗法、功能性电刺激疗法、感应电疗法、电兴奋疗法、直角脉冲脊髓通电疗法、脊髓电刺激疗法、微电流疗法、高压脉冲电疗法、超低频电疗法等；③中频电疗法，包括等幅正弦中频电疗法、正弦调制中频电疗法、脉冲调制中频电疗法、干扰电疗法、音乐电疗法、波动电疗法等；④高频电疗法，包括短波疗法、超短波疗法、分米波疗法、厘米波疗法、毫米波疗法等。

**1. 直流电疗法**

（1）定义　直流电是一种方向不随时间变化的电流。用直流电治疗疾病的方法称直流电疗法。

（2）作用机制与治疗作用　人体组织具有导电性能，在直流电场的作用下，机体内离子、胶体粒子等发生定向迁移，出现电解、电泳、电渗等现象，使组织内离子浓度比例发生改变，组织内理化反应的改变导致机体生理功能改变，这是直流电对机体产生治疗作用的基础。直流电正负两极对组织的影响不同，故在应用直流电治疗时要分清正负极，为改善受损组织的代谢一般选择负极作为治疗电极。

（3）临床应用　适应证：浅静脉血栓、营养不良性溃疡、骨折延迟愈合、冠心病、癌症等。禁忌证：恶性肿瘤（局部电化学疗法除外）、高热、昏迷、活动性出血、心力衰竭、妊娠、急性化脓性炎症、急性湿疹、局部皮肤破损、植入心脏起搏器者、直流电过敏等。

**2. 直流电药物离子导入疗法**

（1）定义　用直流电将药物离子导入体内进行治疗疾病的方法称直流电药物离子导入疗法。

（2）作用机制与治疗作用　利用直流电的电场作用以及电学上"同性相斥"的原理：带正电荷的药物被直流电场的正极推斥进入人体，将带负电荷的药物从负极下推斥进入人体。

（3）临床应用　临床应用范围广泛，是直流电和导入药物适应证的相加，如神经炎、周围神经损伤、慢性溃疡、伤口和窦道、慢性前列腺炎、慢性盆腔炎、血栓性静脉炎、瘢痕粘连、角膜混浊、骨折等。禁忌证：同直流电疗法，此外还有对导入体内的药物过敏者。

**3. 低频脉冲电疗法**　以频率1 000Hz以下的各种脉冲电流治疗疾病的方法，统称低频脉冲电疗法。因其具有兴奋神经肌肉组织、镇痛、改善血液循环和消炎消肿等作用，是康复治疗中常用的物理治疗方法。

康复治疗常用的低频电疗法如下。

（1）神经－肌肉电刺激疗法　①定义：低频脉冲电流刺激神经肌肉以治疗疾病的方法称神经－肌肉电刺激疗法（neuromuscular electrical stimulation，NMES），又称电体操疗法。②临床应用：适应证，下运动神经元损伤所致的松弛性瘫痪、失用性肌萎缩；禁忌证，上运动神经元损伤引起的瘫痪、植入心脏起搏器者。

（2）痉挛肌及其拮抗肌交替电刺激疗法　①定义：利用两组频率（0.66～1Hz）与波宽（0.2～0.5毫秒）相同，而出现时间有先后的方波脉冲电流，分别刺激痉挛肌肌腱和拮抗肌肌腹，以达到松弛痉挛肌的目的，这种治疗方法即痉挛肌及其拮抗肌交替电刺激疗法。②临床应用：适应证，上运动神经元损伤引起的痉挛性瘫痪、帕金森病等；禁忌证，肌萎缩侧索硬化症、多发性硬化进展期等。

（3）功能性电刺激（functional electrical stimulation，FES）　①定义：功能性电刺激是用低频电流刺激丧失功能或功能不全的器官或肢体，以其所产生的即时效应来替代或纠正器官或肢体的功能的治疗方法。在医学临床应用广泛，如人工心脏起搏器通过电刺激心脏以纠正病态窦房结综合征、房室传导阻滞等患者的心律失常，膈肌起搏器调节呼吸功能，刺激膀胱有关肌肉改善排尿功能等。②临床应用：适应证，脑卒中（国内应用较多的是足下垂矫正器）、脊髓损伤、脑瘫后的上下肢运动功能障碍等；呼吸功能障碍，特发性脊柱侧弯等。禁忌证，植入心脏起搏器者禁用其他部位功能性电刺激、意识障碍、周围神经损伤、肢体骨关节挛缩畸形等。

（4）经皮神经电刺激疗法（transcutaneous electrical nerve stimulation，TENS）　①定义：经皮神经电刺激疗法是通过皮肤将特定的低频脉冲电流输入人体，刺激神经达到镇痛目的的治疗方法。②临床应用：适应证，急慢性疼痛，亦可用于治疗骨折后延迟愈合；禁忌证，颈动脉窦部位、妊娠妇女下腹部（除用于分娩性疼痛治疗）、心律失常、植入心脏起搏器者。

**4. 中频电疗法**　应用1～100kHz的电流治疗疾病的方法称中频电疗法。中频电流对人体的作用特点：无极性区别，无电解作用；中频电流的阻抗和容抗低于低频电流，作用较深；综合多个周期连续作用能引起神经肌肉的兴奋（综合效应）；频率6～8kHz范围内电流作用时，肌肉收缩阈和疼痛阈有明显分离现象，即肌肉强烈收缩而不引起疼痛；能提高生物膜的通透性，可用于药物导入。

康复治疗常用的中频电疗法如下。

（1）音频电疗法　①定义：应用 1~20kHz 音频段的等幅正弦电流治疗疾病的方法称为音频电疗法。音频电具有镇痛、促进局部血液循环、软化瘢痕、松解粘连、消散炎症及其残留浸润硬结，提高细胞膜的通透性，促进药物透入人体的作用。②临床应用：适应证，治疗纤维结缔组织增生、肥厚、机化、粘连，神经痛，慢性炎症，平滑肌张力低下疾病与尿路结石；禁忌证，同低频电疗。

（2）干扰电疗法　①定义：以两组频率相差 0~100Hz 的中频正弦交流电流交叉输入人体，在人体内电流交叉处形成干扰场，产生差频 0~100Hz 的低频调制的中频电流，即干扰电流。以这种干扰电流治疗疾病的方法称干扰电疗法（interferential electrotherapy）。干扰电场在人体内部产生的低频调制的中频电流，兼有低中频电的作用，且作用较深。此外，干扰电场中"内生"的低频调制中频电流的差频不同，所产生的治疗作用各有所侧重，1~10Hz 差频电流可提高平滑肌和横纹肌的张力；50~100Hz 有明显的促进局部血液循环的作用；90~100Hz 具有镇痛作用。②临床应用：适应证，坐骨神经痛、关节疾病、骨折、软组织损伤、软组织及内脏纤维增生、粘连、平滑肌张力低下、肌无力、肌萎缩、雷诺病及早期闭塞性动脉内膜炎等；禁忌证，同直流电疗。

（3）调制中频电疗法　①定义：指应用低频电流调制的中频电流治疗疾病的方法，又称脉冲中频电疗法。调制中频电流兼有低频电与中频电两种电流各自的特点和治疗作用，作用深，人体易于接受，不易产生适应性。主要治疗作用：镇痛，促进局部组织血液循环，引起肌肉收缩，可锻炼肌力，防止肌萎缩，增加平滑肌张力，调节自主神经功能。②临床应用：适应证，参见其他低中频电疗法。

**5. 高频电疗法**　应用高频电流（>100kHz）治疗疾病的方法称高频电疗法。按波长分类，分为长波疗法（共鸣火花疗法）、中波疗法、短波疗法、超短波疗法、微波疗法。近年来，长波、中波应用逐渐减少，短波、超短波、微波应用日趋广泛。

高频电作用机体转变为热能的机制主要有三种：欧姆耗损产热、介质耗损产热和共振吸收产热。中等以上剂量的高频电流主要产生热效应。其治疗作用：①镇痛；②改善血液循环；③消炎；④治癌作用；⑤其他作用：降低肌肉张力及加速组织生长修复。

小剂量脉冲高频电流的非热效应又称高频电磁振荡效应。使用无热量高频电流治疗，被作用者虽无热感，但机体组织仍会产生一系列明显生物效应，对急性炎症产生消炎作用，促进神经组织与肉芽组织再生。

康复治疗常用的高频电疗法如下。

（1）短波、超短波疗法　①定义：应用短波电流治疗疾病的方法称短波疗法。应用超短波电流治疗疾病的方法称超短波疗法。②临床应用：适应证，皮肤皮下组织、骨关节、胸腔、盆腔内脏器官和五官的感染、关节软组织扭伤、神经炎、神经痛、关节炎、颈椎病、肩周炎、腰背筋膜炎、急性肾衰竭、恶性肿瘤（大剂量）。禁忌证，恶性肿瘤（小剂量）、妊娠、出血倾向、心肺衰竭，植入心脏起搏器与金属异物者。

（2）微波疗法　①定义：用微波电流治疗疾病的方法称微波疗法。微波疗法又分为分米波疗法、厘米波疗法和毫米波疗法。分米波、厘米波克服了短波和超短波共有的皮下脂肪过热的缺点，使较深肌层产生显著的热作用，深度 3~5cm，作用限于单极。②临床应用：适应证，微波疗法适用于炎症浸润、软组织损伤、伤口溃疡、关节炎、坐骨神经痛等；分米波、厘米波高热疗法适用于体表及体腔内的恶性肿瘤，如皮肤癌、乳腺癌、恶性淋巴瘤、宫颈癌、直肠癌等。禁忌证，与短波、超短波疗法相似，但微波禁用于眼部；分米波、厘米波禁用于阴囊及小儿骨骺部。

**（三）光疗法**

光具有电磁波和粒子流的特点。应用人工光源或日光辐射治疗疾病的方法称光疗法（photo - therapy，light therapy）。按照光波波长排列，依次分为红外线、可见光和紫外线。现代用于治病的常用人工光源有红外线、紫外线、激光等。

### 1. 红外线疗法

（1）定义　红外线疗法（infrared therapy）是应用光波中波长位于红光之外的热辐射线治疗疾病。红外线的光谱波段范围760nm～1 000μm。波段为760nm～1.5μm称为近红外线（短波红外线），可穿透皮肤和皮下组织；波长1.5～1 000μm为远红外线（长波红外线），易被皮肤吸收，作用浅。

（2）作用机制及治疗作用　红外线被人体吸收后转为热能，局部组织温度升高，血管扩张，血液循环加速，新陈代谢及免疫能力增强，有缓解肌痉挛、消炎、消肿、镇痛作用。其作用机制是热效应，具有热射线之称。

（3）治疗技术　常用的红外线治疗有红外线辐射器（主要为远红外线）或白炽灯与光浴器（主要为近红外线和少量可见光）。方法：照射距离以使患者感到温热为准，每次20～30分钟，1～2次/日，10～20次/疗程。

（4）临床应用　适应证：软组织损伤24小时后、炎症浸润吸收期、延迟愈合的伤口、冻疮、压疮等。禁忌证：恶性肿瘤局部、对眼睛直接照射、高热、急性炎症、活动性出血、活动性结核。

### 2. 可见光疗法

（1）定义　用可见光治疗疾病的方法称可见光疗法。在光谱中可见光位于红外线与紫外线之间，波长760～400nm，分为红、橙、黄、绿、青、蓝、紫七种颜色光线，不同波长可见光的光子能量不等。

（2）作用机制与治疗作用　①温热作用：可见光被组织吸收，均可产生热效应，红光穿透组织较深，可引起深部组织血液循环加强，改善组织营养，提高吞噬细胞功能，促进炎症吸收消散。②光化学作用：胆红素对蓝紫光（波长500～400nm）有显著吸收作用，吸收后产生光化学变化，转变为水溶性、低分子、无毒的胆绿素，易通过尿便排出体外。

（3）临床应用　①蓝紫光疗法：治疗新生儿的高胆红素血症。方法：采用6～10支20W蓝光荧光灯平行安装于半圆形罩内，灯管与床的长轴一致，距离床约70cm。照射时，婴儿全身裸露，戴防护眼镜，间断或连续照射，总照射时间24～48小时。注意事项：除保护婴儿眼睛外，距离不能太近以免烫伤。②红光疗法：白炽灯加红色滤板，功率200W，灯距10～20cm，治疗时间10～20分钟，10次/疗程。用于治疗面神经炎（急性期），促进溃疡创面愈合、体表局部感染、急性扭挫伤等。禁忌证与红外线疗法相同。

### 3. 紫外线疗法

（1）定义　应用紫外线治病的方法称紫外线疗法。紫外线在光谱中位于紫光外，波长范围180～400nm，分三个波段：①UVA（长波紫外线）：波长320～400nm，生物学作用弱，适用于光化学疗法，治疗某些皮肤病；②UVB（中波紫外线）：波长320～280nm，能调节机体代谢、抗佝偻病、增强免疫、刺激组织再生和促进上皮愈合；③UVC（短波紫外线）：波长180～280nm，有强烈杀菌作用，对各种耐药的铜绿假单胞菌、枯草杆菌、金黄色葡萄球菌等有杀灭作用。

（2）作用机制与治疗作用　紫外线作用人体主要产生光化学效应，故又称光化学射线。人体吸收紫外线后，组织内形成血管活性物质，皮下微血管扩张，照射局部皮肤出现红斑，红斑可持续数日，渐渐转为色素沉着和皮肤脱屑。治疗作用：具有抗感染、杀菌、消炎、脱敏、镇痛、影响细胞生长、促进维生素$D_3$形成、调节机体免疫功能及光致敏作用。近年来采用紫外线照射血液并充氧（ultraviolet blood irradiation and oxygenation，UBIO）有改善血液流变学、降低血脂、提高氧合作用、提高免疫功能的作用。

（3）临床应用　①适应证：全身照射疗法适用于佝偻病、骨质疏松症、过敏、免疫功能低下、疖肿、玫瑰糠疹、银屑病等；局部照射适用于皮肤的化脓性感染、伤口感染或愈合不良、急性气管炎、肺炎、支气管哮喘、急性关节炎、急性神经痛等；体腔照射适用于口腔、鼻、外耳道、阴道、窦道等腔道感染；光敏疗法适用于银屑病、白癜风等；UBIO 用于高脂血症、高黏血症、脑梗死、冠心病、肺源性心脏病、突发性耳聋等。②禁忌证：心力衰竭、肝衰竭、肾衰竭、出血倾向、活动性结核、急性湿疹、系统性红斑狼疮、日光性皮炎、光过敏性疾病、恶性肿瘤局部。UBIO 禁用于脑出血。

### 4. 激光疗法

（1）定义　应用激光治疗疾病的方法称为激光疗法。激光是受激辐射放大的人工光，优于普通光，具有亮度大，单色性好、方向性强、相干性好的特性。

（2）作用机制与治疗作用　低能量激光，对组织产生激活作用，改善组织血液循环，加速组织修复，加快代谢产物和致痛物质的排除；抑制致病物质的合成，提高痛阈；减少炎性渗出，提高免疫功能。作用于反射区能调节相应节段的生理功能，刺激穴位，起"光针"作用。低能量激光血管内照射有改善微循环、降低血脂等作用。中等能量激光，产生温热效应，能镇痛、止痒、消炎、消肿、促进伤口愈合。高能量激光，使组织温度升高，蛋白质变性凝固、汽化、炭化、切割等用，有光针之称。激光光敏作用，光敏剂血卟啉衍生物（HpD）在血液中达到一定浓度时，聚集于肿瘤细胞内，在一定波长激光的照射下可被激活而发出荧光，用于定位诊断。在 HpD 参与下，与氧结合后发生光动力学反应产生对细胞有毒的单态氧杀灭肿瘤细胞。

（3）临床应用　①适应证：低能量激光治疗局部炎症、皮肤黏膜溃疡、窦道、瘘管、脱发、变态反应性鼻炎、婴儿腹泻等；中能量激光治疗扭挫伤、关节炎、喉炎、气管炎、神经痛、压疮、神经性皮炎、皮肤瘙痒症等；高能量激光用于治疗皮肤赘生物、宫颈糜烂，或用于手术切割、烧灼、止血、切除皮肤焦痂、瘘管等；氩离子激光用于眼科手术，可通过光导纤维传输的激光用于治疗胃、直肠、气管、肺、膀胱等肿瘤；光敏疗法用于诊治皮肤及口腔、食管、膀胱等体腔内肿瘤。②禁忌证：恶性肿瘤（光敏治疗除外），皮肤结核、活动性出血、心力衰竭、肺衰竭、肾衰竭。

## （四）超声波疗法

**1. 定义**　人耳能听到的声音频率为 16 ~ 20kHz 的声波。超声波是频率在 20kHz 以上的机械振动波，具有与光波相似是的物理性质如：反射、折射、聚焦，在介质中传播的能量因逐渐被吸收而衰减，在空气中衰减迅速。医用超声波频率为 800 ~ 1 000kHz。

**2. 作用机制与治疗作用**　超声波的机械振动作用于人体，对细胞产生细微的"按摩"作用，引起细胞质运动，原浆颗粒旋转等；超声能在体内转变成热能；机械作用及热作用进而影响细胞内部结构和功能，酶活性增强，生化反应加速。超声波具有镇痛解痉、促进结缔组织分散、减轻或消除血肿、溶栓作用、减轻或消除血肿、促进组织再生、骨痂生长、加速骨折修复治疗作用。

**3. 临床应用**　①适应证：神经痛、神经炎、软组织损伤、注射后硬结、瘢痕粘连、血肿机化、狭窄性腱鞘炎、骨折延迟愈合、血栓性静脉炎、冠心病等。②禁忌证：恶性肿瘤（常规理疗剂量）、急性炎症、出血倾向、小儿骨骺部、孕妇下腹部、眼、睾丸等部位。

## （五）磁疗法

**1. 定义**　应用磁场治疗疾病的方法称磁疗法。

**2. 作用机制和治疗作用**　磁场作用于人体可以改变人体生物电流与磁场的大小和方向，影响体内酶的活性与新陈代谢过程；还能通过对穴位的刺激影响经络而发挥治疗作用。磁场具有镇痛、消炎消肿、镇静降压、降脂、修复损伤组织、治疗等作用。

**3. 临床应用**　①适应证：软组织损伤、皮下血肿、关节炎、腱鞘炎、肋软骨炎；神经炎、神经痛、神经衰弱；胃肠功能紊乱、胃炎、原发性高血压、痛经、盆腔炎、前列腺炎、婴儿腹泻、瘢痕增生、注射后硬结，海绵状血管瘤等。②禁忌证：植入心脏起搏器者，严重心、肺、肝及血液疾病，恶病质、不良反应显著者。

### （六）石蜡疗法

**1. 定义** 利用加热后的石蜡涂敷于患部，这种治疗疾病的方法称石蜡疗法。此为传导热疗法中最常用的一种。石蜡是高分子碳氢化合物，医用石蜡为白色半透明无水的固体，呈中性反应，热容量大，导热系数小，是良好的导热体。

**2. 作用机制与治疗作用**

（1）温热作用 石蜡加温后能吸收大量热，保温时间长，缓慢放热，具有强而持久的温热作用，故有镇痛消炎、促进组织修复、缓解肌肉痉挛，降低纤维组织张力，恢复组织弹性等作用。

（2）机械压迫作用 石蜡具有很大的可塑性、延展性，加热到一定温度时为液体，涂布于体表，在冷却过程中体积逐渐缩小，对组织产生机械压迫作用，可促进水肿吸收。

（3）润滑作用 石蜡具有润滑性，可滑润皮肤、软化瘢痕。

**3. 临床应用** ①适应证：关节炎、腱鞘炎、骨折后关节肿胀与功能障碍、软组织损伤、瘢痕增生挛缩、神经痛等。②禁忌证：恶性肿瘤、活动性结核、出血倾向、急性化脓性炎症、感染性皮肤病、急性软组织损伤、婴儿等。

### （七）冷疗法

**1. 定义** 低温医学是一门新兴的医学科学。低温疗法是指利用低温治疗疾病的方法。按温度降低程度分为冷疗法（0℃以上），冷冻疗法（-100～0℃）、深度冷冻疗法（<-100℃）。冷疗法的治疗温度在0℃以上，但比体温低；这种低温作用机体后不引起组织损伤，但经过寒冷刺激引起机体发生一系列功能性改变而达到治疗目的，是康复医学临床常用的物理疗法之一。冷冻疗法的区别在于组织细胞发生冻结及细胞破坏现象。"冷冻外科"范畴的冷冻治疗指0℃以下的低温作用于机体某部，以实现破坏组织的作用，达到治疗目的（在此不加叙述）。

**2. 作用机制与治疗作用** 低温使神经兴奋性降低，神经传导速度减慢，对感觉神经和运动神经有阻滞作用，可阻断或抑制各种病理兴奋灶，故有镇痛、止痒、解痉等作用。寒冷刺激引起的血管反应和代谢抑制，对急性期创伤性或炎症性水肿及血肿消退有良好作用。上消化道出血如胃出血时可采用病灶局部相应部位冷敷止血。冷疗可使肌肉的收缩期、舒张期和潜伏期延长，降低肌张力及肌肉收缩与松弛的速度，肌肉的兴奋性减弱，因而有缓解肌肉痉挛的作用。

**3. 临床应用** ①适应证：高热、中暑、急性软组织损伤、炎症早期、关节炎急性期、肌肉痉挛、鼻出血、上消化道出血、灼伤面积在20%以内Ⅰ、Ⅱ度烫伤的急救处理。②禁忌证：对寒冷过敏者、雷诺病、红斑狼疮、高血压、冠心病、动脉硬化、动脉栓塞、肢体麻痹及患部感觉障碍，老人、婴幼儿、恶病质。一般局部冷疗禁忌证不多，主要是局部循环障碍。

### （八）水疗法

应用水的温度、静压、浮力和所含成分，以不同方式作用于人体以治疗疾病的方法称为水疗法。

**1. 治疗作用**

（1）温度作用 人体对温度刺激的反应受多种因素影响，水与人体作用面积和皮肤温度相差越大，刺激越突然，反应也越强烈。

（2）机械作用 全身浸浴时，人体受到水静压的作用，可使血液重新分布；借助水的浮力能使功能障碍者在水中进行辅助性或抗阻性等运动锻炼；水流的冲击能起按摩作用。

（3）化学作用 在水中投放各种矿物盐类，能收到天然矿泉的功效。

**2. 常用的水疗方法及适应证** 水疗的种类繁多。按温度分类有冷水浴、温水浴、热水浴；按压力分类有低压淋浴、中压淋浴、高压淋浴；按成分分类有汽水浴、药物浴；按作用部位分局部水疗、全身水疗；按作用方式分类有擦浴、冲洗浴、浸浴、淋浴等。现代水疗发展较快，在康复医学临床中，用于多种疾病的治疗，如药物浴可用于风湿性、类风湿关节炎、多种皮肤病，涡流浴可改善循环、镇痛、调节血管、调节情绪等。

### （九）生物反馈疗法

**1. 定义** 生物反馈疗法（biofeedback therapy，BFT）是一种应用电子仪器将人们正常意识不到的身体功能变化，转变为可以被人感觉到的讯息，再让患者根据这种讯号学会控制其自身的不随意活动的方法。生物反馈疗法是一种心理生理自我调节技术。生物反馈疗法是生物－心理－社会医学模式指导下的非药物治疗手段，患者应主动参与治疗，医生应兼具心理学知识，只有医患双方共同努力，才能获得预期效果。

**2. 作用机制与治疗作用** 人体内的皮肤温度、肌电活动、脑电活动、血压、心率、胃肠蠕动等，受自主神经系统控制，一般很难感知和控制。生物反馈就是在操作条件反射的基础上学会控制内脏或其他方面的非随意功能。生物反馈使人能够认识到自身的生理状况以及如何通过心理活动对其产生影响，通过塑造、强化、条件反射等学习原则，对过强或过弱的生理病理状态进行矫正。利用生物反馈仪进行训练的目的，在于增强患者对机体内部的自我感知能力，达到意识控制内环境、调节机体和治疗疾病的目的。生物反馈仪实际是学习和训练的工具，不是一个单纯的治疗仪。常用方法有肌电生物反馈、手指温度生物反馈、血压生物反馈、心率生物反馈、脑电生物反馈和皮肤电生物反馈。

### （十）压力疗法

**1. 定义** 压力疗法（compression therapy）是指通过改变机体局部的压力，以达到治疗某些疾病为目的的一种疗法，可以是增加压力，也可以是减少压力，或两者交替。临床上一般以改变肢体压力为主，多用于四肢疾病。压力疗法可分为正压疗法、负压疗法、正负压疗法、体外反搏疗法4类。

**2. 作用机制与治疗作用**

（1）在肢体外部施加压力可以提高血管外和淋巴管外间质内组织液的静水压，克服毛细血管内压及组织间胶体渗透压的作用，限制液体进入组织间质，迫使组织间液向静脉和淋巴管回流。

（2）外部施加压力可以限制组织肿胀、增生、变形，改善外形。

（3）在身体外部以织物持续包裹加压时可起到隔热、保温、提高组织温度的作用。

**3. 临床应用**

（1）正压顺序循环疗法 采用气袋式加压装置，当肢体端施予高于大气压的压力时，肢体毛细血管、静脉及淋巴管内的液体受到挤压，向常压下（压力小于气袋压力）的肢体近心端流动，促使外周淤积的血液加速进入血液循环，随着毛细血管的排空，组织间液体易于回到血管中，有利于水肿的消退。本法适用于静脉性水肿、淋巴性水肿、慢性溃疡等。禁用于急性软组织或骨关节感染、急性静脉炎、急性淋巴管炎、深静脉血栓形成急性期、严重动脉循环障碍、肺水肿、心力衰竭、恶性肿瘤、骨折未愈合、急性创伤。

（2）皮肤表面加压疗法 指采用压力绷带、压力套和压力衣，对局部皮肤表面加压治疗的方法。多用于肥厚性瘢痕，也可用于肢体水肿。这些材料有伸展性，可根据病情需要选用低度或高度伸展性材料，材料必须柔软、光滑、吸水性好。皮肤表面加压疗法通过持续加压使局部毛细血管受压萎缩、数量减少、内皮细胞破碎，从而造成瘢痕组织局部的缺血、缺氧，从而达到瘢痕软化的作用。禁忌证与正压顺序疗法相同，并禁用于对压力材料过敏者。

### （十一）体外冲击波疗法

**1. 定义**　利用体外冲击波治疗仪治疗疾病的方法称为体外冲击波疗法（extracorporeal shock wave therapy，ESWT）。冲击波是一种通过振动、高速运动等导致介质极度压缩而聚集产生能量的具有力学特性的声波，可引起介质的压强、温度、密度等物理性质发生跳跃式改变。近年来，ESWT 基础和临床研究不断深入，该疗法不仅广泛于骨骼肌肉系统疾病的治疗，现已逐渐扩展至心内科治疗陈旧性心肌梗死，泌尿外科治疗慢性盆腔疼痛、勃起功能障碍，内分泌科治疗糖尿病足，烧伤整形外科治疗皮下脂肪团、皮肤溃疡及软化瘢痕，口腔科治疗牙周、颌骨病变，肿瘤科用于肿瘤靶向治疗等。

**2. 作用机制与治疗作用**　①冲击波生物学效应组织损伤修复重建作用；②组织粘连松解作用；③镇痛及神经末梢封闭作用；④高密度组织裂解作用；⑤扩张血管和血管再生作用；⑥炎症及感染控制作用。

**3. 临床应用**　①适应证：骨组织疾病，骨折延迟愈合及骨不连、成人股骨头坏死、应力性骨折；软组织慢性损伤性疾病，冈上肌腱炎、肱骨外上髁炎、肱骨内上髁炎、足底筋膜炎、跟腱炎、肱二头肌长头肌腱炎、股骨大转子滑囊炎等。②相对适应证：骨性关节炎、骨髓水肿、胫骨结节骨软骨炎、距骨骨软骨损伤、腱鞘炎、肩峰下滑囊炎、髌前滑囊炎、髌腱炎、弹响髋、肌痉挛、肌肉拉伤、腕管综合征、坏死性肌病、骨质疏松症等。③禁忌证：出血性疾病，凝血功能障碍患者可能引起局部组织出血，未治疗、治愈或不能治愈的出血性疾病患者不宜行 ESWT；血栓形成患者，该类患者禁止用 ESWT，以免造成血栓栓子脱落，引起严重后果；生长痛患儿，生长痛患儿疼痛位多位于骨骺附近，为避免影响骨骺发育，不宜行 ESWT；严重认知障碍和精神病患者。④相对禁忌证：严重心律不齐患者；植入心脏起搏器者；严重高血压且血压控制不佳者；恶性肿瘤转移患者。

> 💡 **素质提升**
>
> 　　2008 年 5 月 12 日 14 点 28 分，四川汶川发生 8 级地震，造成 69 197 人遇难，374 176 人受伤，18 222 人失踪。由于党中央的高度重视，以及各级政府的积极组织，广大医务工作者紧急投身于地震伤员的救治，取得了巨大的成就。康复工作者也积极参与，取得了地震伤员康复的成功，我国的康复医学事业也得到了发展。此次救灾行动检阅了我国康复医务人员的实力，也凸现了康复医学在现代医学中的重要作用。时任卫生部部长陈竺指出："康复医疗的实施将使伤员功能恢复到最高水平并重返社会，保障人的基本权利和尊严，体现以人为本、执政为民理念。第一阶段的医疗救治已经创造了医学史上的奇迹，体现了中华民族的大善、大爱。当前和今后一个阶段要加强领导，发挥优势，全力以赴，再创康复医学的奇迹。"

## 第二节　作业治疗 ⓔ微课5

PPT

### 一、概述

　　作业治疗是康复医学的重要组成部分，也是康复治疗技术中的一项重要治疗技术。通过选择有目的性和有意义的作业活动，预防、恢复或改善与生活有关的功能障碍，进而提高患者日常生活活动能力，是患者回归家庭、重返社会的桥梁，在康复医疗中起着极其重要的作用。

## （一）作业治疗定义

作业治疗（occupational therapy，OT）也称作业疗法，是指以患者为中心，以恢复患者生活、工作能力为目标，应用与日常生活、工作、学习和休闲等有关的精心设计的活动来促进患者躯体、心理和社会功能障碍的恢复，帮助患者提高生存质量，促其早日回归家庭、重返社会的一种康复治疗技术。

## （二）作业治疗范围及分类

作业治疗强调利用外界一切可利用资源对患者进行教育、指导和训练，所以作业治疗的范围非常广，有日常生活活动能力训练、认知功能训练、感知功能训练、辅助技术训练、环境改造、职业康复、工艺疗法、文娱疗法等。以不同的角度为出发点，归纳出相对应的作业疗法，具体分类如下。

**1. 根据作业名称分类** 木工；金工；黏土；编织；制陶；园艺；手工艺；电器装配与维修；日常生活活动；认知；书法；绘画；治疗性游戏等。

**2. 根据治疗目的分类** 用于缓解疼痛的作业；用于增强肌力、耐力的作业；用于改善关节活动范围的作业；用于改善整体功能的作业；用于改善精神状态、宣泄情绪的作业；用于提高认知能力的作业；用于提高日常生活活动能力的作业等。

**3. 根据治疗内容分类** 日常生活活动能力训练；文娱活动训练；自助具、助行器训练；矫形器、假肢训练等。

**4. 根据作业治疗对象和性质分类** 功能性作业治疗：改善躯体肌力、耐力、关节活动范围等功能；心理性作业治疗：亦称支持性作业治疗、消遣疗法，改善患者精神状态和情绪；职业作业治疗：帮助患者重返工作岗位，提高患者就业能力；精神疾病患者作业治疗：对精神疾病患者生活、心理、行为等方面进行训练，助其适应家庭和社会环境；儿童作业治疗：治疗发育障碍、发育迟缓等儿童患者，提高患儿的生活质量；老年人作业治疗：教会老年病患者使用辅助器具代偿功能的减退或丧失，改善患者认知功能，提高社会生活能力。

## （三）作业治疗作用

**1. 增强躯体感觉和运动功能** 通过改善躯体感觉和运动功能的作业训练，结合神经生理学方法增强患者肌力、耐力和关节活动范围，改善患者身体协调性和平衡能力等。

**2. 改善认知和感知功能** 通过认知觉和感知觉作业活动训练，促进大脑发育，提高高级脑功能活动，如注意、记忆、计算等认知功能。

**3. 提高日常生活活动能力** 通过日常生活活动能力训练和自助具使用训练，提高患者基本的和工具性的日常生活活动能力，帮助患者早日回归家庭。

**4. 调适心理状态** 通过治疗性作业活动的训练培养患者兴趣爱好，建立自信心，增强成就感，帮助患者调整和宣泄情绪，调节心理状态。

**5. 提高职业能力和社会适应能力** 通过职业康复，促进患者工作能力的恢复，增加重返职业岗位和重新就业机会，增强自我表达、人际关系能力，提高社会适应能力。

## （四）作业治疗与运动疗法的区别

作业治疗与运动疗法都是康复医学重要组成部分，临床应用广泛，二者均遵循相同的生物力学和神经生理学原理，但在治疗目标、范围、方法、侧重点、参与度和趣味性上有所区别（表3-1）。

表 3 – 1　作业治疗与运动疗法的区别

| 项目 | 作业治疗 | 运动治疗 |
|---|---|---|
| 治疗目标 | 改善和提高日常生活活动能力和工作能力 | 最大程度改善躯体运动功能 |
| 治疗范围 | 躯体和心理功能障碍 | 躯体功能障碍 |
| 治疗方法 | 日常生活活动训练、辅助技术、治疗性作业活动等 | 关节活动训练、肌力训练、神经肌肉促进技术等 |
| 治疗侧重点 | 综合能力 | 运动功能 |
| 患者参与度 | 主动参与 | 主动为主，被动为辅 |
| 趣味性 | 强 | 弱 |

### （五）临床作业治疗流程（图 3 – 2）

临床作业治疗流程（图 3 – 2）具体分为以下几项内容。

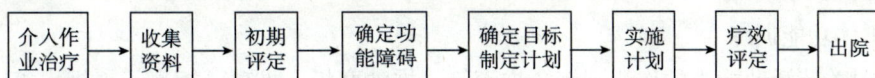

介入作业治疗 → 收集资料 → 初期评定 → 确定功能障碍 → 确定目标制定计划 → 实施计划 → 疗效评定 → 出院

图 3 – 2　临床作业治疗流程

**1. 收集资料**　临床上患者介入作业治疗后，首先要通过病历或与患者交谈方式收集患者基本资料以及与作业训练相关的信息，如性别、年龄、文化程度、工作、生活环境、兴趣爱好等，了解患者目前对自己的满意度、治疗的积极性等。

**2. 初期评定**　收集资料之后是初期评定，也称首次评估，通过评定，了解患者功能状况，确定患者存在功能障碍的部位、性质、范围、程度等，明确需要解决的问题。通常临床评定的内容包括如下。

（1）运动功能评定　包括关节活动范围、肌力、耐力、肌张力、平衡、协调等。

（2）感觉功能评定　包括痛、温、触觉，本体感觉等。

（3）认知感知功能评定　包括注意、记忆、空间位置、图形 – 背景等。

（4）社会心理活动评定　包括自我概念、价值观、兴趣、人际关系、社会适应能力等。

（5）日常生活活动能力评定　常采用改良 Barthel 指数评定量表（MBI）、功能独立性评定量表（FIM）。此外也会对患者的职业活动、环境、生活质量等内容进行评定。

**3. 明确需要解决的问题**　根据初期评定，明确患者在生活、学习、工作等方面存在问题，找出问题原因，列出问题主次，逐步解决。在这个过程中，作业治疗师必须掌握作业活动分析的技能，才能有效分析判断问题的原因，精准开展作业活动训练。

**4. 确定作业治疗目标**　根据需解决问题，与患者及其家属讨论确定作业治疗目标。

**5. 制订作业治疗计划**　围绕作业治疗目标制订作业治疗计划或阶段性实施方案，其本质是作业治疗处方。通过选择适合的作业活动训练患者，达到与目标一致的治疗效果。具体包括治疗项目、目的、方法、强度、时间、频率和注意事项等内容。

**6. 实施作业治疗计划**　按照既定的治疗计划或方案实施训练。可以通过一对一方式，也可通过小组训练方式。在实施过程中要注意观察患者完成动作和任务的难易程度，适时调整。

**7. 疗效评定**　经过一段时间作业治疗，需要对治疗效果进行评价，即中期评定。评价结果对比初期评定结果进行综合分析，作出反馈和调整。若治疗效果不佳，寻找问题所在，及时修正调整治疗计划；若效果明显，则可开展下一阶段治疗。

**8. 出院**　当患者功能恢复进入平台期后或因为某些不可抗力因素的出现，被迫终止治疗，此时考虑患者出院。出院应制订出院计划，帮助患者回归家庭后继续巩固和提高日常生活活动能力，或作为患者转入其他康复机构的过渡性训练计划。

## 二、临床常用作业治疗方法

### 1. 日常生活活动（ADL）能力训练

（1）床上活动训练　床上活动是日常生活活动中非常重要的一部分内容，是功能障碍者想要获得最大限度的生活独立必不可少的环节，训练可贯穿整个康复周期，包括卧位移动、翻身、桥式运动、坐起与躺下等。

（2）转移活动训练　转移活动同样是日常生活活动中重要的内容，包括坐立转移、床与轮椅、轮椅与坐厕、轮椅与浴盆等转移活动，以及跨门槛、上下楼梯、室外乘坐交通工具等。

（3）自我照料训练　训练内容包括更衣、进食、个人卫生（洗手、洗脸、刷牙、梳头、剃须、剪指甲、如厕等）。

### 2. 治疗性作业活动训练

（1）改善躯体功能训练

1）增加肩肘关节活动能力的作业训练　推滚筒、推沙磨板、推球、擦桌子、锯木等。

2）增加腕关节活动能力的作业训练　和面、绘画、粉刷、打乒乓球、钉钉子等。

3）改善手指精细活动能力的作业训练　编织、打字、折纸、镶嵌、捡豆子等。

4）增强上肢肌力的作业训练　木工、金工、调和黏土、泥塑、推磨砂板等。

5）改善手眼协调性的作业训练　穿针引线、串珠子、编织、打字等。

6）改善平衡能力的作业训练　打保龄球、舞蹈、打篮球、投球等。

（2）改善心理和精神状态训练

1）转移注意力作业训练　游戏、下棋、打牌、手工艺、音乐等。

2）宣泄情绪的作业训练　捶打、钉钉子、锯木、刨削等。

3）提高成就感作业训练　制陶、泥塑、绘画、书法、剪纸、手工艺品制作等。

### 3. 认知功能训练

（1）感知觉功能训练　临床常见的感知觉功能障碍有失认症、失用症、躯体构图障碍以及视觉辨别障碍、单侧忽略等，通过颜色拼图、人体拼板、照片、图片、生活用品、计算机辅助设备等训练工具改善患者知觉功能，帮助其回归家庭和社会。

（2）认知觉功能训练　临床常见的认知功能障碍有注意障碍和记忆障碍，通过注意力训练和记忆力训练帮助患者改善大脑高级认知功能，提高生活质量，适应社会生活。

### 4. 辅助器具配置和使用训练
通常会选择辅助器具来代偿减退或丧失的功能，提高生活活动能力，常用的有自助具（防洒碗、碟，防滑垫、万能袖套等）的使用、助行器（拐杖、轮椅等）的使用以及假肢矫形器的使用，帮助患者最大限度地恢复功能和独立生活的能力。

## 三、临床作业治疗适应证和禁忌证

### 1. 适应证

（1）神经系统疾病　脑卒中、脊髓损伤、脑外伤、脊髓炎、帕金森病、中枢神经退行性变、周围神经伤病、老年性痴呆等。

（2）骨关节疾病　骨折后、手外伤、烧伤、截肢后、人工关节置换术后、骨性关节病、类风湿关节炎等。

（3）内科疾病　冠状动脉粥样硬化性心脏病（简称冠心病）、心肌梗死、高血压、慢性阻塞性肺疾病、糖尿病等。

（4）儿科疾病　脑性瘫痪、精神发育迟滞、学习困难等。

（5）精神疾病　焦虑症、抑郁症、精神分裂症康复期、情绪障碍等。

**2. 禁忌证**

（1）意识不清。

（2）严重认知障碍不能合作患者。

（3）急危重症患者。

（4）心、肺、肝、肾功能严重不全，需绝对休息者。

## 四、临床作业治疗注意事项

**1. 主动参与**　在进行作业治疗时，选择的作业活动不仅要与治疗目标相一致，而且要结合患者愿望、兴趣、爱好、体力、文化水平等因素，因人而异、因地制宜地选择适合患者的作业活动，才能充分调动患者主动参与意识，取得良好康复效果。

**2. 适量适度**　作业治疗时，根据患者情况，一方面选择能完成80%以上的作业活动，这样既不会因为太易完成而失去康复动力，也不会因为难度太大而打击自信心。另一方面要注意训练的强度要适宜，按照循序渐进原则进行训练，防止强度太大导致的疲惫，甚至出现并发症。

**3. 合理设置环境**　环境对患者的康复治疗起着重要作用，结合患者的实际情况，尽可能合理设置环境。

**4. 注意安全**　在治疗过程中，必须有医护人员指导或家属监护，密切观察患者反应，确保人身安全，防止意外发生。

**5. 整体康复**　在选择作业活动时，不要只着眼于局部损伤，要放眼于完整个体，同时在进行作业治疗时，要与临床治疗、其他康复治疗手段密切结合，帮助患者实现最大程度康复。

# 第三节　言语治疗

PPT

言语（speech）是表达语言思维的一种方式，是通过发音器官协同运动沟通语言的基本方法，是口语交流的机械部分，主要指语言的表达与理解。语言（language）是指将抽象的词语按一定的逻辑排列以表达一种思维、理论、行动和需要的交流方式。除口语外，还包括书面、手势和表情等表达形式。语言主要指表达的内容，也包括了语言的表达过程。言语－语言功能障碍（以下简称言语障碍）是指通过口语或书面语言或手势语进行交流出现的缺陷，主要包括听、说、读、写等。言语障碍包括嗓音异常、构音障碍、失语症、口吃、儿童语言发育迟缓及精神或智力异常等引起的言语障碍。其中一些言语障碍是耳鼻喉科、儿科、心理科等研究内容。康复工作中常见到的是脑损伤引起的失语症与构音障碍，其主要通过康复训练手段得到改善，因此这里主要介绍这两种言语障碍。

## 一、失语症 ❷ 微课6

失语症是最常见的言语障碍之一，多见于脑卒中患者，是影响患者康复进展的不利因素之一。

### （一）失语症概述

**1. 定义**　失语症是指因脑损害引起的原已习得的言语－语言功能丧失或损害所出现的症状，表现为对语言符号的感知、理解、组织运用或表达等某一方面或几个方面的功能障碍。

**2. 常见症状及临床特征**（表3-2、表3-3）

表3-2　失语症常见症状

| 分类 | 症状 |
|---|---|
| 听觉理解障碍 | 语音辨认障碍、语意理解障碍 |
| 口语表达障碍 | 发音障碍、说话费力、错语（语音错语、语意错语、新语）、杂乱语、找词困难（包括迂回现象）、刻板语言、言语持续现象、模仿语言、语法障碍（失语法、语法错乱）、言语流畅性异常、复述异常 |
| 阅读障碍 | 形音义失读、形音阅读障碍、形义失读 |
| 书写障碍 | 书写不能、构字障碍、镜像书写、书写过多、惰性书写、象形书写、错误语法 |

表3-3　常见失语症类型、病灶及表现特征

| 失语症类型 | 病灶部位 | 流畅度 | 复述 | 语言、文字理解 | 朗读 | 书写 | 命名 |
|---|---|---|---|---|---|---|---|
| Broca 失语（BA） | 左额下回后部 | × | × | △ | × | × | × |
| Wernicke 失语（WA） | 左颞上回后部 | ○（错语、赘语） | × | × | × | × | × |
| 传导性失语（CA） | 左弓状束及缘上回 | ○（找词困难、错语） | × | △ | × | × | × |
| 完全性失语（GA） | 左额顶颞叶大灶 | ×（刻板语言） | × | × | × | × | × |
| 经皮质运动性失语（TCMA） | 左 Broca 区上部 | × | ○ | ○ | △ | × | △ |
| 经皮质感觉性失语（TCSA） | 左颞顶分水岭区 | ○（错语） | ○ | × | △ | △ | △ |
| 经皮质混合性失语（MTCA） | 左分水岭大灶 | ×（模仿语言） | △ | × | × | × | × |
| 命名性失语（AA） | 左颞顶枕结合区 | ○（空话） | ○ | ○ | △ | △ | △ |

注：正常，○；部分障碍，△；障碍，×。

## （二）失语症的治疗

**1. 治疗方法**　失语症的常用治疗方法有 Schuell 刺激促进法、阻断去除法、程序学习法、脱抑制法等。Schuell 刺激促进法是 20 世纪以来应用最广泛的方法之一，是以对损害的语言符号系统应用强的、控制下的听觉刺激为基础，最大程度地促进失语症患者的语言重建和恢复。

**2. Schuell 刺激促进法的治疗原则**　Schuell 刺激法的机制和原则很多，但重要的原则可以归纳为以下 6 条（表3-4）。

表3-4　失语症刺激治疗的主要原则

| 刺激原则 | 说明 |
|---|---|
| 强听觉刺激 | 刺激方法的基础，因为听觉模式在语言过程中居于首位，而且听觉模式障碍在失语中也很突出 |
| 适当语言刺激 | 采用的刺激必须能输入大脑，因此要根据失语症的类型和程度，选用适当控制下的刺激，在难度上要使患者感到有一些难度但尚能完成为宜 |
| 多途径的语言刺激 | 多途径输入，例如给予听刺激的同时给与视、触、嗅等刺激（如实物），可以相互促进效果 |
| 反复感觉刺激 | 一次刺激得不到正确反应时，反复刺激可能会提高其反应性 |
| 应引出反应的刺激 | 一项刺激应引出一个反应，这是评价刺激是否恰当的唯一方法，它能提供重要的反馈而使治疗师调整下一步的刺激 |
| 强化有正确反应的刺激，矫正不当刺激 | 当患者对刺激反应正确时，要鼓励和肯定（正的强化）。得不到正确反应的原因，多是刺激方式不当或刺激不充分，要修正刺激 |

**3. 不同言语障碍模式及程度的训练重点** 见表 3 - 5。

表 3 - 5 不同语言障碍模式及程度的训练重点

| 语言模式 | 程度 | 训练重点 |
|---|---|---|
| 听理解 | 重度 | 单词与画、文字匹配，是或非反应 |
| | 中度 | 听短文做是或非反应，正误判断，口头命令 |
| | 轻度 | 在中度基础上，文章更长，内容更复杂（新闻理解等） |
| 读解 | 重度 | 画和文字的配合（日常物品，简单动作） |
| | 中度 | 情景画、动作与句子，文章配合，简单的书写命令执行，读短文回答问题 |
| | 轻度 | 长篇书写命令的执行，读长篇文章（故事等）后提问 |
| 说话 | 重度 | 复述（单音节、单词、系列词、问候语）、称呼（日常常用词、动词、唤语，读单音节词） |
| | 中度 | 复述（短文），读音（短文），称呼，动作描述（动词的表现、情景画、漫画说明） |
| | 轻度 | 事物的描述，日常生活话题的交谈 |
| 书写 | 重度 | 姓名，听写（日常物品单词） |
| | 中度 | 听写（单词-短文）书写说明 |
| | 轻度 | 听写（长文章）、描述性书写、日记 |
| 其他 | | 计算（练习，钱的计算），写字、绘画、写信、查字典、写作，利用趣味活动等均应按程度进行 |

**4. 治疗注意事项**

（1）言语功能评定要全面、细致。确定患者听、说、读、写障碍程度，突出重点，使治疗有针对性，并制订简便易行的治疗程序。

（2）如果听、说、读、写等口语和书面语言多方面同时受损，治疗的重点和目标应首先放在口语的康复训练上。

（3）口语训练同时，辅以相同内容的朗读和书写，以此强化训练。

（4）治疗涉及的语言信息要适合患者的文化水平及生活情趣，先易后难，循序渐进。

（5）掌握患者的情趣变化，当患者情绪低落应缩短治疗时间、更换治疗方式或间断治疗。当患者取得进步时应予以鼓励，树立其信心，出现差错时即时反馈给患者以求纠正。

（6）设置适宜的语言环境，激发患者言语交际的欲望和积极性。

## 二、构音障碍

### （一）概述

**1. 定义** 构音障碍（dysarthria）是指因发音器官神经肌肉的器质性病变造成发音器官的肌肉无力瘫痪、肌张力异常和运动不协调等而出现的发声、发音、共鸣、韵律等异常。表现为发声困难，发音不准、咬字不清，声响、音调及速度、节律等异常和鼻音过重等言语听觉特征的改变。构音障碍是口语的语音障碍，表达词义和语法正常，听觉理解也无障碍。

**2. 分类及表现** 见表 3 - 6。

表 3 - 6 构音障碍的类型和言语特征

| 类型 | 常见原因 | 神经肌肉病变 | 言语特征 |
|---|---|---|---|
| 迟缓型 | 延髓麻痹、低位脑干卒中，脑干型小儿麻痹症，延髓空洞症，重症肌无力，面神经麻痹 | 松弛型瘫痪无力，肌张力低下，肌肉萎缩，舌肌震颤 | 伴有呼吸音，鼻音过重，辅音不准确，单音调，音量降低，空气由鼻孔逸出而语句短促 |
| 痉挛型 | 脑性瘫痪，脑卒中，假性延髓麻痹（脑炎、外伤、肿瘤） | 痉挛性瘫痪无力，活动范围受限，运动缓慢 | 辅音不准确，单音调，刺耳音，紧张窒息样声音，鼻音过重，偶尔音词中断，言语缓慢无力，音调低，语句短 |

续表

| 类型 | 常见原因 | 神经肌肉病变 | 言语特征 |
|------|---------|-------------|---------|
| 共济失调型 | 脑卒中，肿瘤或外伤性共济失调，脑性瘫痪，感染中毒致Friedrich共济失调 | 不协调运动，运动缓慢，肌张力低下 | 不规则的言语中断和音调、响度与辅音不规则，发元音不准确，刺耳音，所有音节发同样的重音，音节与字之间的间隔延长 |
| 运动减少型 | 帕金森病 | 运动缓慢，活动受限，活动贫乏，肌强直，丧失自主运动 | 单音调，重音减弱，辅音不准确、不恰当地沉默，刺耳音，呼吸音，语音短促，速度缓慢 |
| 运动过多型 | 舞蹈症，手足徐动症 | 迅速地不自主运动，肌张力异常，扭转或扭曲运动，运动缓慢，不自主运动 | 语音不准确，异常拖长，说话时快时慢，刺耳音；辅音不准确，元音延长，变调，刺耳音语音不规则中断，音量变化过度或声音中止 |
| 混合型（痉挛迟缓共济失调） | 肌萎缩性侧索硬化，脑外伤，多发性硬化 | 无力、运动慢、活动范围受限，多样化（肌无力、张力高），反射亢进，假性延髓麻痹 | 速率缓慢低音调，紧张窒息音，鼻音过重，鼻漏（空气从鼻孔逸出）音量控制障碍，刺耳音，鼻音过重，不适当的音调和呼吸音重音改变 |

### （二）构音障碍的治疗

**1. 治疗原则**　重点是结合构音障碍的类型，按评定结果选择治疗顺序。构音器官评定所发现的异常所在，便是构音运动训练的出发点，多个部位的运动障碍要从有利于言语产生，选择几个部位同时开始；随着构音运动的改善，可以开始构音训练。一般来说，均应遵循由易到难的原则。

**2. 治疗方法**

（1）松弛训练　当随意肌群完全放松，躯体非随意肌群包括构音肌群也可松弛。

（2）呼吸训练　呼吸气流的量和呼吸气流的控制是正确发声的基础。注意呼吸控制可降低咽喉部的肌紧张，同时把紧张性转移到腹肌和膈肌，从而有利于发声。

（3）发音训练　包括发音启动、持续发音控制、音量控制、音高控制及鼻音控制等，应根据评价时发现的障碍类型决定。

（4）口面与发音器官运动训练　主要是改善口面与发音器官肌肉收缩力量、活动范围、准确性、协调性和运动速度的方法。

（5）语音训练　鼓励患者观察治疗师的发音口型。患者发音时照镜子，以便及时纠正自己的发音动作。

（6）语言节奏训练　在构音障碍中，共济失调型和运动减退型构音障碍者存在重音、语调和停顿不当与不协调等语言节奏异常，应针对性进行训练。

（7）替代言语交流的训练　适用于重度构音障碍的患者，常用且简便易行的是利用手势语、图画板、交流版或交流手册进行交流等。

## 第四节　中医康复技术

PPT

中医康复技术是指在中医学理论指导下，以保存、改善和恢复患者受伤病影响的身心功能，维护和提升健康状态为主要目的的一系列治疗方法和措施。它包括推拿、针灸、中药内外治法以及传统运动疗法如太极拳、八段锦、五禽戏等。中医康复技术是康复医学治疗手段的重要组成部分，在现代康复治疗中常和其他治疗方法一起共同促进疾病的康复。

## 一、推拿疗法

推拿疗法是在中医基本理论结合现代医学理论指导下，运用手、肘、膝、足或者器械等以力的形式作用于患者体表经络、穴位或特定的部位来防治疾病的一种治疗方法。推拿治疗可以起到调理脏腑、疏通经络、通畅气血、理筋复骨的作用，从而达到人体的阴阳平衡。推拿手法的常用动作，来源于人类日常生活动作，如推、拿、按、压、摩等。推拿疗法是传统康复治疗中康复治疗师最常使用的治疗技术。

### （一）推拿的治疗作用

推拿手法具有活血化瘀、舒筋通络、理筋复骨、调理气血及内脏的功能。现代医学研究证明其具有如下作用。

**1. 纠正异常的解剖位置**　推拿可以纠正骨骼、关节、肌肉、韧带、肌腱、神经等组织因各种原因导致的解剖位置异常。

**2. 止痛作用**　推拿手法能够扩张局部血管，通过手法的续断挤压作用，可以增加血液和淋巴液的流动速度，促进各种致痛化学因子如组胺、五羟色胺、激肽、前列腺素、P物质等的吸收消散，改善局部微循环障碍，从而减少局部化学因子的刺激，达到消肿止痛的目的。

**3. 调节神经功能**　推拿可以调节神经兴奋性，促使神经兴奋或抑制，从而反射性引起机体的各种反应。推拿手法用力轻、时间短可以起到兴奋神经的作用；用力重、时间长则引起神经的抑制。

**4. 增强体质及抗病能力**　在推拿手法的研究中，观察到用拇指以强手法自上而下在背部平推后，经化验，受试者的白细胞总数和白细胞吞噬能力增加，由此可以证明推拿可以提高机体的免疫力。

### （二）推拿手法

推拿手法是以手或其他部位，按各种特定的技巧动作，在体表进行操作，用以诊断和防治疾病的方法，推拿手法是康复治疗学的主体内容之一。其形式有很多种，包括用手指、手掌、腕、肘的连续活动及肢体的其他部位直接接触患者体表，通过力而产生治疗作用。手法操作的质量及熟练程度直接影响疾病的治疗效果。手法的基本要求是持久、有力、均匀、柔和达到深透的目的。常用手法如下。

**1. 滚法**　用第五掌指关节背侧吸附在治疗部位上，以腕关节的屈伸动作结合前臂的旋转运动，使小鱼际与手背在治疗部位上作持续不断地来回滚动的手法称为滚法。操作时以肘关节为支点，前臂做主动摆动，带动腕关节的屈伸以及前臂的旋转运动，频率每分钟140～150次。滚法常用于治疗神经系统和运动系统病症，如急性腰扭伤、下腰痛、肢体瘫痪、运动功能障碍等疾患。

**2. 一指禅推法**　手握空拳，拇指自然伸直盖住拳眼，使拇指位于示指第二节处，用大拇指指端、螺纹面或偏峰着力于穴位或部位上，通过腕部的连续摆动和拇指关节的屈伸活动，使产生的力持续作用于穴位或按摩部位上，称为一指禅推法。一指禅推法要求操作者沉肩、垂肘、悬腕，刚柔相济、动作协调。一指禅推法适用于全身各部，可用于治疗内科、外科、妇科、儿科、伤科等各科的多种疾患，尤其以治疗内科、妇科疾病为多。

**3. 按法**　按法可分为指按法和掌按法。用拇指指面或掌面按压一定的部位或穴位，逐渐用力深压，按而留之，称为按法。用拇指、示指、中指指面着力的称指按法；用掌根、鱼际或全手掌着力的称掌按法。指按法适用于全身各部，尤以经穴及阿是穴为常用。掌按法适用于面积大而又较平坦部位如腰部、背部、腹部、下肢等部位。

**4. 摩法**　摩法可分为掌摩法和指摩法。用手掌掌面或示指、中指、环指三指相并指面附着于穴位或部位上，肘关节微屈，腕关节放松，做主动环形有节律的抚摩运动，称为摩法。手指面着力的手法为指摩法；手掌面着力的手法为掌摩法。摩动时压力要均匀，动作要轻柔，顺时针或逆时针均可。一般指摩法操作时宜轻快，频率每分钟120次左右，掌摩法操作宜稍重缓，频率每分钟100次左右。摩法适用于全身各部位，以胸腹以及胁肋部为常用，具有疏肝理气的功效。

**5. 推法** 推法可分为直推、平推、分推、合推、旋推等方法。用拇指、手掌、拳面以及肘尖紧贴治疗部位，运用适当的压力，进行单方向的直线或弧形移（推）动的手法称为推法。操作时向下的压力要适中、均匀，用力深沉平稳，推进的速度宜缓慢均匀，每分钟 50 次左右。推法具有行气止痛、温经活络、调和气血的功效，全身各部均可适用。

**6. 拿法** 用大拇指和示、中两指对称，或用大拇指和其他四指对称地用力，提拿一定的部位，进行一紧一松地拿捏，称为拿法。

操作时腕部放松，手掌空虚，指腹贴紧患部，用指面着力，不可用指端、爪甲内扣。运劲要由轻到重，不可突然用力或使用暴力。拿法常用于头部、颈项部、肩背部和四肢等部位。

**7. 揉法** 用手指螺纹面，掌根和手掌大鱼际着力吸定于一定治疗部位或某一穴位上，做轻柔缓和的环旋运动，并带动该处的皮下组织一起揉动的方法，称为揉法。

揉法有掌揉法、指揉法、大鱼际揉法等。用掌根着力的称为掌根揉法；用手指螺纹面着力的，称为指揉法；用大鱼际着力的称为大鱼际揉法。掌揉法操作时是手掌根部着力，手腕放松，以腕关节带动前臂做小幅度的回旋活动，压力轻柔，揉动频率一般为每分钟 120~150 次。指揉法是用拇指或中指面或用示指、中指、环指面轻压在穴位或一定部位，放松腕部，做轻柔的小幅度环旋运动，频率同掌揉法。

揉法操作时既不能有体表的摩擦运动，也不可用猛力向下按压。揉法着力面积大，而且柔软舒适，刺激更为柔和，老幼皆宜，有较好的放松肌肉、缓解肌肉痉挛的作用。

**8. 捏法** 用拇指和示指或其他指对称夹住肢体，相对用力挤捏并逐渐移动，称为捏法。因拇指与其他手指配合的多少，有三指捏法、五指捏法等。捏法操作时手指微屈，用拇指和手指的指腹捏挤肌肤，移动应顺着肌肉的外形轮廓循序而上或而下。本法操作简单，容易掌握，但刺激较重，适用于浅表的肌肤，常用于背脊、四肢以及颈项部，有舒筋通络，行气活血的功用。尤其常用于小儿脊柱两旁，往往双手操作又称捏脊疗法，常用以治疗小儿消化系统病症。

**9. 拍击法** 用虚掌、掌根、掌背等部位或者桑枝棒平稳而有节奏地拍打治疗部位的手法，称为拍击法。操作时动作要求平稳而有节奏，整个手掌同时接触治疗部位。本法可单手操作，也可双手同时操作。拍法适用于肩背部、腰骶部以及下肢部，力量应适中轻快，忌施暴力。

**10. 摇法** 以患肢关节为轴心，使肢体做被动环转活动的手法，称为摇法。动作要领是术者用一手握住或夹住被摇关节的近端，以固定肢体，另一手握住关节远端的肢体，然后做缓和的环转运动，使被摇的关节做顺时针及逆时针方向的摇动。摇转的幅度要由小到大，动作必须缓和，逐渐增大。摇法具有舒筋活血、滑利关节、松解粘连和增强关节活动功能等作用，常用来防治各部位关节酸痛或运动功能障碍等症。

**11. 擦法** 擦法是用手掌紧贴皮肤，稍用力向下压并做左右或上下方向的直线往返摩擦运动，使之产生一定的热量的按摩手法。擦法可以分为掌擦法、侧擦法和鱼际擦法。掌擦法是用手掌心紧贴皮肤；侧擦法是手掌伸直，用小鱼际紧贴皮肤进行运动；鱼际擦是掌指关节微屈并拢握成空拳状，用大鱼际及手掌根部紧贴皮肤进行运动。

擦法注意事项：①做擦法时，摩擦频率一般为每分钟 100 次；②做擦法时必须直线往返，擦时往返距离要拉得长；③擦法动作要连续，不要中断；④压力要适中，摩擦时不使皮肤起皱褶为宜。

**12. 搓法** 搓法的动作要领是用两手掌面夹住肢体的一定部位，相对用力做相反方向地来回快速搓揉。搓法常用来作为一种辅助手法。搓法具有疏通筋络，解痉止痛等作用，主要用于四肢关节运动障碍、关节活动不利、肌肉酸痛等症状的治疗。

**13. 抖法** 抖法是操作者单手或双手握住患肢远端，用微力做小幅度的上下连续颤动，使关节有松动感。通常可分为抖上肢、抖下肢两种操作。一般抖动频率为上肢是每分钟250次左右，下肢为每分钟100次左右。

### （三）推拿的禁忌证

病情危重、有出血、休克、高热、昏迷时禁忌推拿；急性传染病伤寒、白喉等；皮肤病湿疹、疥疮、皮炎等；烧伤或严重冻伤；恶性肿瘤；脓毒败血症；开放性创伤及手术后未拆线者；妇女妊娠期慎用；妇女月经期，其腰部、腹部及下肢不宜推拿；饱食后，极度疲劳、酒醉者。

### （四）推拿的适应证

推拿疗法适应证广泛，多用于慢性疾病或病后恢复阶段，对功能性疾病大部分可选用，对某些急性病也有良好效果。

**1. 骨伤科** 颈椎病、肩周炎、腰椎间盘突出症、脊髓损伤、急慢性劳损、脊椎退行性变、关节脱位、骨折愈合功能恢复、腱鞘炎。

**2. 内科、神经科** 头晕、头痛、神经衰弱、胃肠功能紊乱、高血压、高血脂、脑卒中后遗症、胃下垂、感冒、发热、头痛、睡眠障碍、呃逆、尿潴留等。

**3. 妇科** 慢性附件炎、月经不调、闭经、痛经、乳腺炎等。

**4. 儿科** 小儿夜尿症、消化不良、腹泻、慢性气管炎、肺炎、发热、小儿麻痹后遗症、肌性斜颈等。

## 二、针灸疗法

针灸疗法是在经络学说等中医理论的指导下，运用针刺和艾灸等对人体一定的穴位进行刺激，从而达到防治疾病的一种治疗方法，是中医传统康复疗法的重要组成部分。针与灸是两种不同而又相互联系的刺激手法。"针"即针刺，是用各种特别的金属针具，采用不同的手法，刺入人体的有关穴位，使之发生酸麻胀重等感觉而治疗病症的方法。"灸"即艾灸，是使用艾叶制成的艾炷或艾条，点燃后对人体一定的腧穴或病变部位进行温灼而医治病症的方法。在临床上针和灸常结合应用，所以合称为针灸。

### （一）主要作用

**1. 提高机体免疫力** 针灸对细胞免疫和体液免疫均有增强与调整作用。另外，针灸可以调节人体内多种关键性活性物质，对过敏性疾病有较好治疗作用。

**2. 调节机体功能** 针灸疗法对人的整体功能与局部功能均具有良好的调节作用，对呼吸系统、心血管系统、神经系统、消化系统、泌尿生殖系统等均有一定的调节作用。

**3. 镇痛作用** 针灸可以促进由大脑皮质、尾状核、下丘脑和小脑等处分泌的阿片肽（脑啡肽、内啡肽、强啡钛）等物质，从而产生镇痛作用。

### （二）取穴的原则

针灸取穴的原则包括四个方面，临床上可根据病情，按一种或多种取穴原则并用，组成针灸处方，现分别简介如下。

**1. 循经取穴** 是针灸取穴原则的核心，是针灸治疗中的基础取穴方法，是根据病变部位确定其所属的经脉，而后在其所属的经脉上选取相应的穴位进行治疗。它体现了古人"经脉所过，主治所及"的精神，主要包括本经取穴和表里经取穴两个方面。

**2. 邻近或局部取穴** 由于每个腧穴都能治疗所在局部和邻近部位的病症，故当某一部位发生病变时，就可以在局部或邻近部位选取腧穴治疗。本法多用于器官、经脉、四肢关节等部位的病痛。

**3. 对症取穴** 是针对某些病症，结合腧穴的特殊作用而采用的一种取穴方法。本法包括各种特定穴的应用和经验取穴等。

**4. 其他** 头针、耳针、皮肤针、腕踝针等各有其取穴原则，需区别对待。

### (三) 毫针疗法 📱 微课7

毫针疗法是最常用的针法。

**1. 操作前的准备**

(1) 针具的选择 目前针刺常用的针具是不锈钢制成的毫针。临床上多用 25~75mm 长和 28~32 号粗细的毫针。

(2) 体位的选择 针刺时体位的选择，以患者感到舒适自然、能持久、便于医者能正确取穴、针刺施术为原则。临床常用的基本体位有卧位和坐位两种。

**2. 进针方法** 在进行针刺操作时，一般应双手协调操作，紧密配合。一般用右手拇、示、中三指挟持针柄，其状如持毛笔，故右手称"刺手"。左手按压所刺部位或辅助针身，故称左手为"押手"。

(1) 单手进针法 用刺手的拇、示指持针，中指指端紧靠穴位，中指指腹抵住针身下段，当拇、示指向下用力按压时，中指随势屈曲，将针刺入，直刺至所要求的深度。此法多用于短毫针的进针。

(2) 双手进针法

1) 指切进针法 又称爪切进针法。以左手拇指或示指的指端切按在穴位旁，刺手持针，紧靠指甲将针刺入皮肤，适用于短针的进针，临床较为常用。

2) 夹持进针法 以左手拇、示指挟持消毒干棉球，夹住针身下端，露出针尖，将针尖固定于针刺穴位的皮肤表面，右手持针柄，使针身垂直，在右手指力下压时，左手拇、示指同时用力，两手协同将针刺入腧穴。适用于长针的进针，临床较为常用。

3) 提捏进针法 以押手拇指和示指将针刺部位的皮肤捏起，刺手持针从捏起部的皮肤上端刺入。此法适用于皮肉浅薄部位如面部的进针。

4) 舒张进针法 用左手拇、示指将所刺腧穴部位的皮肤向两侧撑开绷紧，针从左手拇、示指的中间刺入皮下。适用于皮肤松弛部位腧穴的进针。

(3) 管针进针法 利用不锈钢、玻璃或塑料等材料制成的针管代替押手进针的方法。针管一般比针短约5mm，针管直径为针柄的2~3倍。将针尖所在的一端置于穴位之上，左手挟持针管，右手示指或中指快速叩打或用中指弹击针管上端露出的针柄尾端，使针尖刺入穴位，再退出针管，施行各种手法。这种方法进针快而不痛。

**3. 针刺的注意事项**

(1) 饥饿、疲劳、精神高度紧张时，不宜立即进行针刺。

(2) 妇女怀孕时针刺手法不能过强，腹部、腰骶部禁止针灸。三阴交、合谷、昆仑、至阴等活血通经的腧穴，在怀孕期应予禁刺。

(3) 小儿囟门未闭合时，头顶部的腧穴不宜针刺，哑门穴、风府穴等禁止针刺；常有自发性出血或损伤后出血不止者，不宜针刺。

(4) 对胸、胁、腰、背脏腑所居之处的腧穴，不宜直刺、深刺。针刺眼区、项部的风府、哑门等穴和肾区的穴位时，要注意掌握一定的角度，更不宜大幅度地提插、捻转和长时间地留针，防止误伤重要脏器。

**4. 适应证** 针刺在康复治疗上的应用范围很广，其常用的适应证有以下几方面。

(1) 疼痛 疼痛可见于临床多种疾患，是常见的一种临床症状。针刺疗法是公认的治疗疼痛效果明显而且没有副作用的治疗方法。

(2) 肢体运动功能障碍 肢体运动功能障碍常见于骨关节疾病、神经损伤等。中枢性运动障碍一般以头皮针治疗为主。

（3）其他　如精神病、癔病及其他神经官能症，肿瘤患者的康复治疗以及戒烟、减重等。在治疗患者言语功能障碍、认知功能障碍、吞咽功能障碍等方面，针刺也是常用而且有效的治疗方法。

### （四）灸法

灸法是以艾绒或其他药物作为施灸材料，点燃后在体表穴位或病变部位烧灼、温熨，借其温热、药物的刺激作用，以治疗疾病的一种方法。艾叶因其易于燃烧，燃烧时热力温和，气味芳香，成为临床最常用的灸用材料。

**1. 灸法的作用**　艾灸借助灸火的温和热力及药物的作用，通过经络的传导，起到温散寒邪、活血逐痹、消瘀散结、回阳固脱、防病保健的作用。

**2. 灸法的分类**　灸法主要分为艾炷灸、艾条灸、温针灸和温灸器灸等。

（1）艾炷灸　将捏成圆锥状的艾炷放在穴位上施灸，每燃完一个艾炷称为一状。艾炷灸可分为直接灸和间接灸两种。

（2）艾条灸　将艾条一端点燃，对准应灸腧穴部位或患处，距离皮肤 2~3cm 进行熏灸或灼烫，以不引起灼痛为度，时间为 5~10 分钟。

（3）温针灸　是针刺与艾灸相结合施治的一种方法。适用于既需针刺留针又需施灸的疾病。操作时，针刺得气后留针，针柄上穿置长 10~20mm 的艾卷点燃施灸；或在针尾搓捏少许艾绒点燃，待燃尽除灰烬，再将针取出。

（4）温灸器灸　将艾绒及药末放入温灸器的小筒，点燃后将温灸器盖好，将温灸器置于施灸的穴位，或在患病部位上来回熨烫，直到所灸部位皮肤红润为度。凡适于艾灸的病症，均可用本法，尤其适用于妇人、小儿惧怕灸治者。

**3. 晕灸处理**　实施艾灸时如出现心慌、胸闷、皮肤瘙痒、刺痛甚至晕厥等晕灸反应，应立即处理。

（1）立即停止艾灸　让受术者平卧于空气流通处，松开领口。给予温开水，闭目休息即可。

（2）对于猝倒神昏者　可以针刺水沟、十宣、中冲、涌泉、百会、气海、关元、太冲、合谷等穴以急救。

**4. 禁忌证**　灸能益阳亦能伤阴，所以对于阴虚阳亢的疾病和邪热内炽的患者，不宜施灸。

## 三、其他中医康复疗法

拔罐、气功疗法、中医传统运动疗法如五禽戏、八段锦、易筋经、太极拳以及中药、食疗和环境疗法、调摄情志疗法等也是中医康复技术中的常用康复方法。

# 第五节　康复心理治疗

PPT

## 一、概述　微课8

心理治疗又称精神治疗，是应用心理学的原则和方法，通过治疗者与被治疗者的相互作用，医治患者的心理、情绪、认知行为等问题。心理治疗的作用是通过语言、表情动作、行为向患者施加心理上的影响，解决心理上的矛盾达到治疗疾病的目的。

### （一）残疾适应理论

残疾适应理论是按照从内在到外在的连续过程进行划分，一端强调内在认知事件的理论，称为心理理论；一端强调外在个体事件的理论，称为社会理论或行为理论。在这个连续体的中部是整合理论，即试图把内在方面与外在方面的决定因素融合。

### （二）残疾适应模式

**1. 分阶段模式**　分阶段模式认为人们经历生活剧变后按照可预言的、有顺序的情感反应过程发展。通常指心理休克期、冲突期及重新适应3个被普遍接受的假设，构成分阶段理论的基础。残疾后的心理反应及适应过程具有下述特点：①存在个体差异；②情感反应多变性；③并不是所有残疾人均能进入最后的接受和重新适应阶段。

**2. 行为模式**　残疾适应的行为模式强调外在因素的主要作用，这种模式对患者认知强调不多，主要注重行为。残疾者面临4项任务：①必须留在康复环境中；②消除残疾不适应行为；③获得残疾适应行为；④取得残疾适应行为的结果。

**3. 心理应付技术模式**　心理应付技术模式强调认知因素也强调行为因素，建立在危机理论基础上。心理应付技术模式包括7个主要的适应任务和7种主要的处理技巧：①否定或最小化危机的严重性；②寻找相关知识调节情感痛苦；③需要再保证和情感支持；④学会特殊的疾病相关的过程；⑤设定具体的有限目标；⑥练习有可能的结果；⑦在整个事件过程中寻找到有意义的总目标或方法。

## 二、慢性疾病及残疾的心理治疗

无论患何种疾病，当一个人察觉到自己失去健康时，就产生某种痛苦或不适的信息。而对疾病，尤其是严重损害功能或威胁生命的疾病，任何人都不可能无动于衷，都会产生不同程度的心理反应或精神症状。

### （一）急性期或新近残疾的心理问题及处理

**1. 心理问题**　突然发生明显的残疾，身体状态发生根本性变化。患病后的即刻反应分为3期。

（1）心理休克期　表现为茫然失措、不知该做什么，出现一些无目的、下意识的动作与行为，有时可出现与现实的分离感。

（2）心理冲突期　特点是思维混乱、无法集中注意力及出现丧失感、无助感，感到绝望、抑郁、焦虑，不知如何面对现实，如何有效地解决或改善环境，病前对未来完整的生活计划变得不确定，表现为惶惶不可终日。

（3）退让或重新适应期　此期患者在回避的基础上，不得不开始面对现实，降低原来的生活期望，搁置原来的生活计划，开始调整自己的心理状态与行为来适应患病及减轻这一现实。

**2. 心理治疗**　此期应做到以下两点：①要认识到只要使用合理的医疗技术和措施，患者的情况就能够改善，急性期患者较易接受暗示。环境的稳定和平静与否对患者影响很大。②行为治疗的基本原则是重建新的替代行为，目的是帮助病残者在重建的新的病房环境中生活，从而提高患者的适应能力和技巧，进而追求新的康复目标。

### （二）残疾认同过程中的心理问题及处理

**1. 心理问题**　随着患者逐步接受现实，心理反应以情绪变化为主，伴有行为和社会功能改变，表现：①依赖性增加，被动性加重，行为幼稚化，要求别人关心自己；②主观感觉异常，对身体内脏活动的信息特别关注，常有不适之感；③易激惹、情绪波动、容易发怒、容易伤感，常因小事发火，事后又后悔不已；④焦虑、恐惧反应及抑郁情绪相当常见；⑤害怕孤独，特别思念亲人，希望有人陪伴，不敢一人独处，甚至夜间不敢关灯睡觉；⑥猜疑心加重，重病患者及残疾者常对医师或家人察言观色，推断是否有严重病情被隐瞒；⑦自卑感加重。

**2. 心理治疗** 对于退缩或攻击性行为的心理治疗，重点应放在减少康复治疗中不易为患者接受的方面，减少逃避行为所造成的直接后果。在这个过程中，关键是应首先建立良好的医患关系。

（1）在康复治疗的开始阶段，医师应强调有效行为，要与治疗师一起，用积极、双向临时性强化代替自然强化。当患者获得较多的功能行为，并重新参加家庭和工作活动时，有效行为就容易为患者所采用。

（2）康复训练开始时，治疗师应将注意力放在康复训练中每次训练任务的强度方面，当增加训练内容时要识别和找出什么是积极的强化刺激，并在初始阶段按1∶1的比例连续实施。然后，在维持或减少强化刺激的同时，通过增加训练任务的内容，来增加预期要完成的训练量。

（3）当遇到患者出现退缩或攻击行为，应设法减弱这种强化刺激，一方面康复人员能留意患者的日常活动，并将其与康复内容结合起来，即可达到更好的康复效果；另一方面还应帮助病残者家属认识配合完成康复计划的重要性。

### 三、康复心理治疗常用方法

心理治疗的形式有个别心理治疗、集体心理治疗，认知改变、行为改变的治疗，直接治疗、非直接治疗，短程治疗、长程治疗等。

#### （一）支持性心理治疗

通过治疗者对患者的指导、劝解、鼓励、安慰和疏导的方法来支持和协助患者处理问题。适应所面对的现实环境，渡过心理危机。当残疾发生后患者处于焦虑、易怒、恐惧、郁闷和悲观之中，治疗者给予保证，对改善患者情绪和康复是十分有益的。

本法包含几种含义：①该治疗名称是针对"分析治疗"而设立的，是指不对患者进行"分析工作"，不用长时间了解患者的早期发展，也不用去分析患者的潜意识，主要针对患者目前所面对的现实问题；②是以"支持"为主的特殊性治疗方式，当患者面对严重的心情挫折或心理创伤，心理上难以操作或作决定，需依靠别人的"支持"来应付心情上的难点时，由治疗者供给支持，应付危机；③指患者的人格不成熟，性格脆弱，或有慢性的心理疾病，或是退化性的障碍，需要治疗者长期支持与照顾，以减低恶化的可能性，增加应付现实的能力；④指"非特殊性"的心理治疗，治疗原理与分析、行为、认知等各种治疗模式无关。

#### （二）行为疗法和操作条件技术

行为疗法是把治疗的重点放在可观察到的外在行为或可具体描述的心理状态，充分运用从实验与研究所获得有关"学习"的原则，企图按照具体的治疗步骤，来改善非功能性或非适应性的心理与行为。

**1. 行为主义理论** 人的心理病态和各种躯体症状都是一种适应不良的或异常的行为，是在以往的生活经历中，通过"学习"过程而固定下来，同样可以通过"学习"来消除或纠正。常用的治疗技术有系统脱敏疗法、冲击疗法、预防法、厌恶疗法、阳性疗法、消极疗法、自我控制法、模仿法、认知行为疗法等。

**2. 操作性条件技术** 操作性条件技术是根据斯金纳的操作条件反射原理用奖励－强化法和处罚－消除法，可广泛应用以矫正残疾儿童的不良行为、脑损伤及其他残疾人的偏离行为和不适应行为。

#### （三）认知疗法

认知疗法的基本假说是个人的思维决定他们的情感和行为，心理障碍的产生是由于错误的认知，而错误的认知导致异常的情绪反应。通过挖掘，发现错误的认知，加以分析、批判，代之以合理的、现实的认知，便可解除患者的痛苦，使之更好适应现实环境。对慢性病患者，让他接受疾病存在的事实，采用"既来之则安之"的态度去对待，既不要自怨自艾，更不要怨天尤人。要看到适应能力可通过锻炼而改善，且能使器官功能处于一种新的动态平衡，从而更好地执行各种康复措施。

### （四）社会技能训练

社会技能指一个人有效地应付日常生活中的需求和挑战能力，它使一个人保持良好的精神状态，在他所处的社会文化环境中，在与他人的交往中表现出适当的和健康的行为。包括：①处理问题技能；②思维技能；③人际交往技能；④自我定向技能；⑤控制情感及行为技能。社会技能训练用于矫正各种行为问题和增进社会适应能力，以训练对象的需求和问题为中心，强调主动性、积极性、参与性和操作性相结合，强调各种心理技能的实用性，强调训练对象对社会技能的掌握程度。

### （五）生物反馈疗法

生物反馈治疗是通过现代生理科学仪器，训练患者学习利用反馈信息调整自身的心理、生理活动，使疾病得到治疗和康复。一般情况下，人不能随意控制自己的内脏活动。利用生物反馈治疗仪采集不被患者感知的生理信息，经仪器处理和放大后，输出可为患者感知的视听信号，使患者了解自身生理活动变化，并逐渐学会有意识地在一定程度上调整和控制，达到治疗与康复目的。

## 第六节　康复工程

PPT

康复工程学是现代工程技术与康复医学相结合的新兴交叉学科。利用工程学的原理和手段，通过对所丧失的功能进行代偿或补偿，来弥补功能缺陷，使患者最大限度地实现生活自理和回归社会。

### 一、矫形器 ⓔ 微课9

#### （一）概述

矫形器是为了矫正四肢、躯干的畸形或治疗骨关节及神经肌肉疾病并补偿其功能的一类器具。

**1. 基本功能**　矫形器的功能主要包括以下几个方面。

（1）稳定与支持　通过限制关节的异常运动来保持其稳定性，或通过稳定关节来恢复肢体的承重能力。

（2）固定与矫正　通过固定病变的肢体来矫正肢体的畸形或防止畸形加重。

（3）代偿与助动　通过某些装置（如橡皮筋、弹簧等）来代偿失去的肌肉功能，使瘫痪的肢体产生运动。

**2. 分类及命名**　根据安装部位，分为上肢矫形器、下肢矫形器和脊柱矫形器；按治疗目的，分为固定性矫形器、活动性矫形器和免负荷式矫形器；按主要制作材料，分为石膏矫形器、塑料矫形器和金属矫形器等。

#### （二）上肢矫形器

上肢矫形器主要用于使不稳定的肢体保持功能位，提供牵引力以防挛缩，预防或矫正肢体畸形以及补偿失去的肌力，帮助无力的肢体运动等。按其功能分为固定性（静止性）和功能性（可动性）两大类。

**1. 肩关节外展矫形器**　肩外展固定性矫形器可用于肩关节骨折及术后、腋神经麻痹、臂丛神经损伤和急性肩周炎。即将肩关节固定在外展、前屈、内旋、屈肘、伸腕的功能位，以减轻肩关节周围肌肉韧带的负荷。

**2. 肘关节固定性或活动性矫形器**　该矫形器用于肘关节不稳定或上臂、前臂骨折不愈合、关节挛缩、肌力低下的患者，以代偿肘关节屈伸功能。

**3. 腕手固定性和活动性矫形器**　该矫形器用于治疗腕关节炎症、手腕骨骨折、烧伤后关节挛缩、神经损伤后肌肉无力，以提高腕手关节的伸展和屈曲能力，预防或矫正关节挛缩。

### （三）下肢矫形器

下肢矫形器主要作用是支撑体重、辅助或替代肢体的功能、预防和矫正畸形。

**1. 髋大腿矫形器**　髋大腿矫形器用于髋关节挛缩、股骨骨折未愈合、肌麻痹性萎缩、截瘫和脑性瘫痪等。髋大腿矫形器可分为带锁和不带锁两种。

**2. 大腿矫形器**　大腿矫形器用于脊髓灰质炎后遗症、下肢肌肉广泛麻痹或股四头肌麻痹的患者。大腿矫形器亦可分为带锁和不带锁两种。

**3. 小腿矫形器**　小腿矫形器一般用于马蹄足、马蹄内翻足、足下垂等疾病。进行性肌营养不良患者，可用弹簧式膝踝足矫形器，小儿麻痹后遗症可用金属膝踝足矫形器，小腿骨折或踝关节损伤后可用免负荷式膝踝足矫形器。

### （四）脊柱矫形器

脊柱矫形器主要用于限制脊柱的运动，辅助稳定病变关节，减少椎体承重，减轻局部疼痛，促进病变的愈合，矫正和防止畸形发展。常见的脊柱矫形器有胸腰椎矫形器、中胸椎矫形器、颈椎矫形器和侧弯矫形器等。

**1. 胸腰椎矫形器**　胸腰椎矫形器适用于辅助治疗下胸椎和腰椎的骨折、结核、类风湿脊柱炎等疾病。

**2. 中胸椎矫形器**　中胸椎矫形器适用于中胸椎骨折、类风湿性脊柱炎和结核病变等疾病。

**3. 颈椎矫形器**　颈椎矫形器俗称颈托，适用于 C1～C5 范围内的轻度压缩性骨折和颈椎术后、颈椎病、颈部疼痛及其他需要固定的颈部疾病。

**4. 脊椎侧弯矫形器**　脊椎侧弯矫形器适用于脊椎侧弯的矫正，尤其是对青少年特发性侧弯有较好的疗效。

**5. 腰围**　腰围适用于腰肌劳损及轻度椎间盘突出患者。可限制腰椎活动和压迫，减轻疼痛，防止腰肌挛缩，有助于症状好转。

## 二、助行器

助行器是指能辅助人体支撑体重、保持平衡和行走的一类工具。根据其结构和功能，可将其分为 3 类：无动力式助行器、功能性电刺激助行器和动力式助行器。

### （一）杖　🄴微课10

**1. 种类**　根据杖的结构和使用方法，可将其分为手杖、前臂杖、腋杖和平台杖四大类。每一类又包括若干种类（图 3-3）。

（1）手杖　手杖为一只手扶持以助行走的工具。①单足手杖：用木材或铝合金制成，适用于握力好、上肢支撑力强的患者，如偏瘫 患者健侧、老年人等（图 3-3A、B、C）。②多足手杖：有三足或四足，支撑面广且稳定，多用于平稳能力欠佳、用单足手杖不够安全的患者（图 3-3D、E）。

（2）前臂杖　前臂杖亦称为洛氏拐（图 3-3F、G）。把手的位置和支柱的长度可调节，夹住前臂的臂套为折叶式，有前开口和侧开口两种。可单用也可双用，适用于握力差、前臂力较弱但又不必用腋杖者。

（3）腋杖　腋杖可靠稳定，用于截瘫或外伤较严重的患者，包括固定式和可调式（图 3-3H、I、J）。

（4）平台杖　平台杖又称类风湿拐（图3-3K），有固定带，可将前臂固定在平台式前臂托上，前臂托前方有一把手。用于手关节损害严重的类风湿患者或手部有严重外伤、病变不宜负重者，改由前臂负重，把手起掌握方向作用。

图3-3　杖

### 2. 拐杖长度的选择

（1）**腋杖长度**　身长减去41cm的长度即为腋杖的长度。站立时大转子的高度即把手的位置，也是手杖的长度（图3-4）。

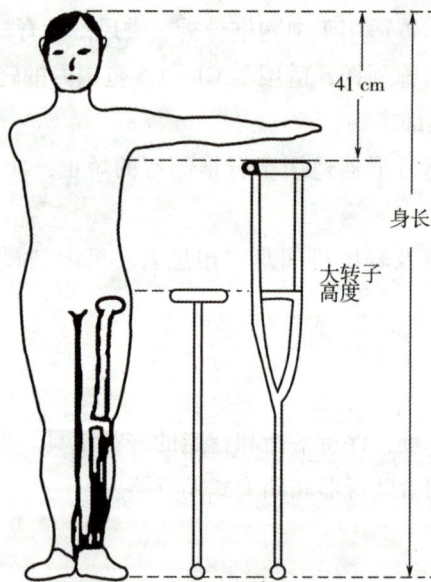

图3-4　手杖和腋杖长度确定法

测定时患者穿鞋站立。若患者的下肢或上肢有短缩畸形时，可让患者穿上鞋或下肢支具仰卧，将腋杖轻轻贴近腋窝。在小趾前外侧15cm与足底平齐处即为腋杖最适当的长度，肘关节屈曲150°，腕关节背伸时的掌面处即为把手部位。

（2）**手杖长度**　患者穿上鞋或下肢支具站立，大转子的高度即为手杖的长度。肘关节屈曲150°，腕关节背伸，小趾前外侧15cm处至背伸手掌面的距离也是手杖的长度（图3-5）。

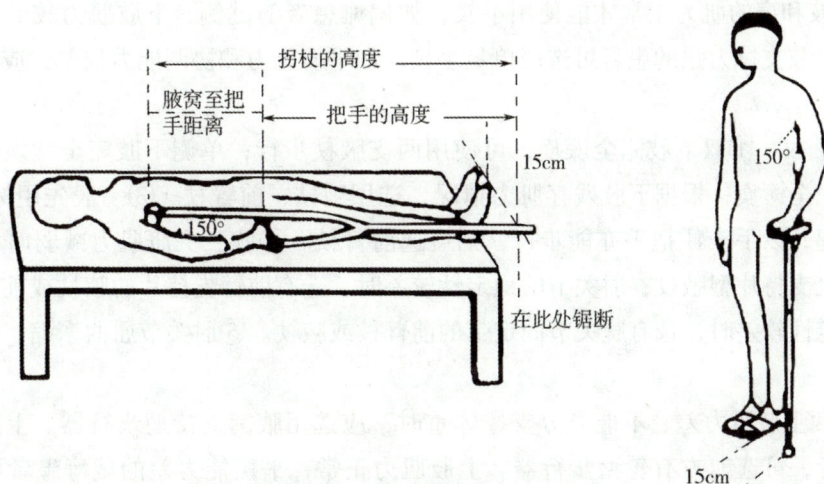

图 3 – 5　有肢体畸形时腋杖和手杖的长度确定法

### （二）步行器

步行器也称助行架，是一种三边形（前面和左、右两侧）的金属框架，一般用铝合金材料制成，自身很轻，可将患者保护在其中。有些带有脚轮。步行器可支持体重便于站立或步行，其支撑面积大，稳定性好。主要类型如下。

**1. 固定型步行器**　固定型步行器常用来减轻一侧下肢的负荷，如下肢损伤或骨折不允许负重时，双手提起扶手同时向前放于地面代替一足，然后健腿迈出。

**2. 交互型步行器**　交互型步行器体积较小，无脚轮，可调节高度。使用时先向前移动一侧，然后再移动另一侧，如此来回交替移动前进。适用于立位平衡差，下肢肌力差的患者或老年人。

**3. 前方有轮型步行器**　前方有轮型步行器用于上肢肌力差、单侧或整个提起步行器有困难者，前轮着地，提起步行器后脚向前推即可。

**4. 老年人用步行车**　老年人用步行车与以上 3 种不同：一是有 4 个轮，移动容易；二是不用手握操纵，而是将前臂平放于垫圈上前进。此车用于步行不稳的老年人，使用时要注意身体保持与地面垂直，否则易滑倒。

**5. 腋窝支持型步行器**　腋窝支持型步行器由两腋窝支持体重步行，有 4 个脚轮，体积最大。用于上肢肌力差者。

**6. 单侧步行器**　单侧步行器很稳定，用于偏瘫患者或用四脚手杖仍不满足的患者，缺点是比四脚手杖重。

### （三）助行器的作用及应用范围

**1. 保持平衡**　老年人、非中枢性失调的下肢无力、下肢痉挛前伸不佳、重心移动不能的平衡障碍，但对高龄脑卒中、多发性脑梗患者的平衡障碍作用不大。

**2. 支持体重**　偏瘫、截瘫后，患侧下肢肌力减弱或双下肢无力不能支撑体重或因关节疼痛不能负重时，助行器可以起到替代作用。

**3. 增强肌力**　经常使用手杖、腋杖，由于要支撑身体，对上肢伸肌具有增强肌力作用。

### （四）助行器的适应证

手杖适用于偏瘫患者或单侧下肢瘫痪患者，前臂杖和腋杖适用于截瘫患者。步行器的支撑面积大，较腋杖的稳定性高，多在室内使用。

**1. 手杖** 上肢和肩的肌力正常才能使用手杖，如偏瘫患者的健侧、下肢肌力较好的不完全性截瘫患者。握力好、上肢支撑力强的患者可选用单足手杖，如平衡能力和协调能力较差，应选用三足或四足手杖。

**2. 前臂杖和腋杖** ①双下肢完全瘫痪，可使用两支腋杖步行；单侧下肢完全瘫痪，使用一侧腋杖步行。②下肢不完全瘫痪，根据下肢残存肌力情况，选用腋杖、前臂杖。③一般先用标准型腋杖训练，如患者将腋杖立起，以手扶住把手亦能步行，则可选前臂杖。④肱三头肌肌力减弱时，肘的支持力降低，选用肱三头肌支持片型腋杖；肘关节的稳定性较差时，选有前臂支持片的腋杖或前臂杖；腕关节伸肌肌力差、腕稳定性较差时，选有腕关节固定带的前臂杖或腋杖。⑤肘关节屈曲挛缩，不能伸直时，选用平台杖。

**3. 步行器** 两上肢肌力差、不能充分支撑体重时，应选用腋窝支持型步行器。上肢肌力较差、提起步行器有困难者，可选前方有轮型步行器。上肢肌力正常，平衡能力差的截瘫患者可选用交互型步行器。

## 三、轮椅 ⓔ 微课11

轮椅是下肢残疾患者或全身虚弱者移动的主要工具，适用于借助各种助行器也难以步行的患者。

### （一）轮椅的分类和基本结构

轮椅可分很多种类，如普通轮椅、电动轮椅、截肢患者用轮椅、站立轮椅、竞技轮椅和儿童用轮椅等。普通轮椅的基本结构包括轮椅架、轮、刹车装置、椅坐、靠背五部分组成。

### （二）使用轮椅的适应证

选择轮椅时要考虑到患者的认知功能及至少有一侧上肢功能正常、能比较熟练地操纵轮椅。普通轮椅适合于下列病伤残者：①截瘫、偏瘫、脑瘫和其他神经肌肉系统疾病引起的双下肢麻痹、行走困难者；②下肢骨折未愈合、下肢严重的关节炎不能行走者以及其他系统疾病引起步行功能减退、行走不稳和老年人行走困难者。

### （三）轮椅的选择

应根据患者的具体情况选择和配置轮椅（图3-6）。在轮椅处方中应包括临床诊断、存在的主要问题、轮椅的主要参数和对轮椅的结构要求。

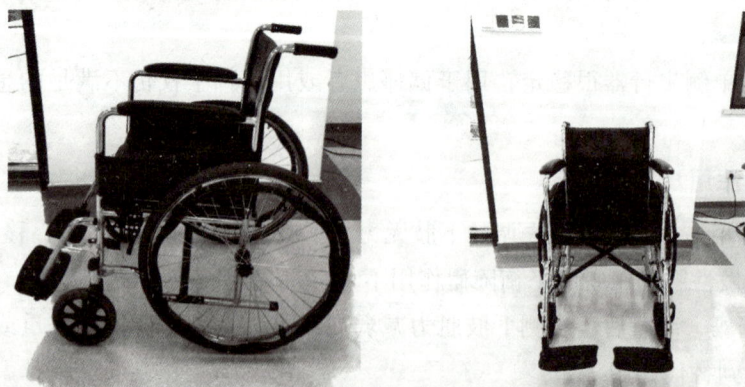

图3-6 轮椅

**1. 座位宽度** 患者坐上轮椅后，两边各有2.5cm的空隙，即为轮椅应有的座位宽度。可先测量双臀间或两股间的距离，再加上5cm即可。

**2. 座位长度** 患者坐上轮椅后，坐垫的前缘离腘窝6.5cm，即为轮椅座位的长度。

**3. 扶手高度**　适当的扶手高度有助于保持正确的身体姿势和平衡，在双臂内收情况下，坐位时前臂平放在扶手上，肘关节屈曲约90°为正常或坐面至前臂下缘的高度加2.5cm。

**4. 座位与脚踏板的高度**　座位与脚踏板的高度是相互协调的关系，如座位高，脚踏板就相对低，反之脚踏板就高。一般情况下，患者坐在轮椅中双下肢放于脚踏板上时，足跟至腘窝的距离再加4cm，或大腿下部前1/3处高于坐垫前缘约4cm，即为轮椅应有的座位高度。脚踏板的板面离地面最少应有5cm。

**5. 靠背高度**　一般轮椅靠背尽可能低些为好，矮或低靠背是指靠背上缘只达患者肩胛骨下缘2~3cm处，或坐面至腋窝的距离减10cm。这种靠背可让患者躯干有较大的活动度，但自身对躯干的平衡和控制要有一定能力。

**6. 坐垫**　为了舒适和防止压疮，座上可放坐垫，可用泡沫橡胶（5~10cm厚）或凝胶垫子。

**7. 轮椅的其他辅助件**　为了满足特殊的需要而设计，如增加手柄摩擦面，车闸延伸，防震装置，防滑装置，扶手安装臂托、轮椅桌方便患者吃饭、写字等。

**8. 其他**　选择轮椅时，还应考虑轮椅的安全性、患者的操作能力、轮椅的重量、使用的场地、价格和外观等因素。

## 四、自助具 🔲微课12

自助具指为了提高残疾人的自身能力，能省力、省时地完成一些原来无法完成的日常生活活动，增加其生活独立性的辅助器具。其主要与上肢功能和日常生活活动有关。

### （一）作用

自助具的作用包括代偿肢体已丧失的功能以完成功能活动；代偿关节活动范围使活动简便、省时省力；便于单手活动以克服需要双手操作的困难；对肢体和关节给予支撑以维持其功能；代偿视、听功能，增强视觉和听觉能力。

### （二）种类

根据用途可分为8类。

**1. 衣着自助具**

（1）穿衣类　①穿衣棍：木棒制成，一端装上倒钩，另一端装上胶塞。使外衣易于脱离肩部，适于关节活动受限者使用。②魔术扣：尼龙搭扣可以代替外衣的纽扣，方便手指不灵活者穿衣。③系扣钩：适于手指功能障碍者。

（2）穿鞋袜类　①穿袜用具：用一张硬壳纸或软胶及两条绳带制成，适于大腿关节不灵活或不能举臂者使用。②穿鞋用具：鞋拨适用于弯腰不方便者使用。③弹性鞋带：穿鞋时能松开和收紧，不必经常松紧鞋带。

（3）长柄发梳、长柄海绵或牙刷　将梳子或牙刷上绑上木条作手柄即可，适于上肢活动受限者使用。

（4）指甲刷　底部粘上两个吸盘，固定在台上，适于单手活动者使用。

**2. 饮食用具**

（1）餐具类　①防漏碟边：防漏的碟边放于碟上，食物不会漏出。适合单手操作者使用。②免握餐具：只需套在手掌中使用，适合手指不能握物者使用。③加大手柄餐具：可捆上海绵或套上加粗手柄，适合手抓握力量不够者使用。

(2) 杯及吸管固定器　①双耳杯：适合单手稳定和协调性较差患者使用。②吸管固定器：将固定器置于杯沿，角度可随意调整，适合协调能力较差患者使用。③轮椅夹杯及台面：轮椅夹杯指夹在轮椅扶手上的杯，方便需要推动轮椅的人使用；轮椅台面是固定在轮椅扶手上，便于瘫痪患者在轮椅上进食、书写等。

### 3. 洗澡用具

（1）双环毛巾　将毛巾两端加上双环，适合双手抓握功能较差的患者使用。

（2）长臂洗澡刷　适合上肢关节活动受限者。

（3）肥皂手套　适于手抓握功能较差的患者使用。

（4）防滑地胶　置于湿滑的地方可防止摔倒。

（5）洗澡椅　提供舒适的座位，并可疏水，高度可调节。

### 4. 厕所用具

（1）轮椅式便池　座位铺有软垫，其下方有便盆，如厕时可移开座位上的木板，座位下的便盆即可使用。

（2）加高坐便板　使大腿关节屈伸有困难者易于坐下和起立。坐板可直接安放在坐便桶上，易于清洁。

### 5. 转移助具

（1）扶手　可安在厕所、走廊、楼梯旁，便于行动不便者扶持。

（2）绳梯　可安在床头便于瘫痪患者起床使用。

（3）帆布扶手装置　可安在床上，瘫痪患者起床抓握使用。

（4）转移滑板　可放在轮椅与床之间、浴缸内，协助瘫痪患者转移时使用。

（5）轮椅　现代轮椅重量轻，容易折叠和打开，便于交通和旅行，手控能力好，电动轮椅除可用手控外，还可通过头部运动、声音、吸吮及吸气来控制。

### 6. 书写辅助用具

（1）加粗笔　可用橡皮圈绑上笔杆或卷上泡沫胶，或在笔杆上穿一块乳胶，或穿上练习用的高尔夫球，或穿上小横杆，或用弹性布条固定，或用黏土成型固定柄，即可加粗。可方便握持有困难者使用。

（2）免握笔　将笔套在附于自动粘贴带上的小带中，再绑于手掌上，可帮助手指软弱者使用。

（3）电子交流辅助设备　如指取式屏幕，即随便指一下可被传感器翻译，身体很小的移动就可在屏幕上选择一个字或字母。小型手提式计算机还有内在的印字机和声音输出，键盘也可根据患者的需要进行调节。

### 7. 家居用品

（1）稳定板　用木板和针钉制成，加置防滑胶垫于底部，可协助单手活动者削果皮时使用。

（2）单手托盘　表面附有防滑胶垫，使盛载的东西不会倾倒。

（3）水龙头开关器　帮助手部有缺陷者开关水龙头。

（4）长臂拾物器　使用者往地上拾物时，无须弯腰。

### 8. 升降机升降运输系统

升降机升降运输系统是一种用于转移患者的机械装置，除动力装置外，还有合适的吊带及固定的座套，它可将患者从一个地方转移到另一个地方，如从床上到坐便椅或到浴池等，适用于无法用人力进行转移的患者。

# 目标检测

答案解析

## 一、选择题

1. 骨折后关节活动度练习方法不包括
   - A. 关节松动技术
   - B. 手法松解
   - C. 抗阻训练
   - D. 理疗

2. 运动处方的最核心部分为
   - A. 运动方式
   - B. 运动强度
   - C. 运动持续时间
   - D. 运动频度

3. Brunnstrom 神经生理疗法治疗脑卒中偏瘫的重点是
   - A. 增强肌力
   - B. 加大关节活动范围
   - C. 促进神经生理功能恢复
   - D. 利用张力性反射与协同模式改善运动控制

4. Rood 方法、Bobath 方法、Brunnstrom 方法及神经肌肉本体易化法的共同点除外
   - A. 目标均为改善脑病损者的运动控制
   - B. 强调对运动的重要性
   - C. 强调重复学习的重要性
   - D. 可应用于骨关节疾病和软组织损伤的康复治疗

5. 作业治疗的重点是
   - A. 增加肌力
   - B. 增加关节活动度
   - C. 体现患者的综合能力
   - D. 改善运动协调性

6. 作业治疗与运动疗法的主要区别在于
   - A. 作业治疗以恢复患者各关节的活动为侧重点
   - B. 作业治疗的范围是躯体功能障碍
   - C. 治疗的目的不同
   - D. 作业治疗的目的是使患者运动功能得到最大限度的发挥

7. 下面活动中属手眼协调性训练的是
   - A. 穿针
   - B. 拉锯
   - C. 音乐
   - D. 洗脸

8. 用第五掌指关节背侧吸附在治疗部位上，以腕关节的屈伸动作结合前臂的旋转运动，使小鱼际与手背在治疗部位上作持续不断地来回滚动的手法称为
   - A. 滚法
   - B. 按法
   - C. 摩法
   - D. 推法

9. 针灸疗法中，最常用的针法是
   - A. 毫针疗法
   - B. 头针
   - C. 耳针
   - D. 皮肤针

10. 关于康复心理治疗常用方法，不包括

    A. 支持性心理治疗          B. 运动治疗

    C. 认知疗法                 D. 社会技能训练

11. 以下不属于助行器的是

    A. 腋杖                   B. 手杖

    C. 足矫形器             D. 步行器

## 二、思考题

1. 运动处方的基本内容是什么？

2. 简述临床作业治疗流程。

3. 简述矫形器的种类。

（马曼华　梁旭霞　鲁　海　肖　湘）

**书网融合……**

| | | | | |
|---|---|---|---|---|
| 本章小结 | 微课 1 | 微课 2 | 微课 3 | 微课 4 |
| 微课 5 | 微课 6 | 微课 7 | 微课 8 | 微课 9 |
| 微课 10 | 微课 11 | 微课 12 | 题库 | |

# 第四章　神经系统疾病的康复

◎ 学习目标

　　1. 通过本章学习，重点掌握脑卒中、颅脑损伤、脊髓损伤、周围神经损伤、脑性瘫痪的康复评定及康复治疗方法；熟悉脑卒中、颅脑损伤、脊髓损伤、周围神经损伤、脑性瘫痪的危险因素及分类；了解脑卒中、颅脑损伤、脊髓损伤、周围神经损伤、脑性瘫痪的康复预防措施。

　　2. 学会与患者及家属进行沟通，开展康复宣教；在社区指导患者进行康复锻炼。具有运用各种运动治疗技术为患者进行治疗、开展康复评定的能力

≫ 情境导入

　　患者，女，60岁，因"突发口齿不清，右侧肢体活动不能4小时"入院，既往有高血压、糖尿病史8年，长期服用降压药、降糖药。近1周无症状，血压142/90mmHg，晨起空腹血糖7.2nmol/L。

　　查体：认知功能无异常，运动性失语，吞咽存在呛咳现象。Brunnstrom分期：右侧上肢1期、手1期、下肢1期。

　　讨论　1. 该患者介入康复治疗的标准是什么？

　　　　　2. 该患者应该给予哪些康复治疗？

## 第一节　脑卒中康复

PPT

## 一、概述 e 微课1

### (一) 定义

脑卒中（cerebral stroke）也称脑血管意外，是指突然发生的、由脑血管病变引起的局限性脑功能障碍，并持续超过24小时或引起死亡的临床综合征。

### (二) 分类

**1. 缺血性脑卒中**　又称脑梗死，是指脑部血液供应障碍，缺血引起的局限性脑组织坏死或脑软化，包括脑血栓形成、脑栓塞和腔隙性脑梗死。

**2. 出血性脑卒中**　指非外伤性脑血管出血、血肿压迫脑组织造成的脑损伤，包括脑出血、蛛网膜下腔出血等。

### (三) 主要临床表现

**1. 缺血性脑卒中**　起病缓慢，起初多以肢体麻木无力、语言不利、偏瘫、面瘫为主要表现，无明显头痛、呕吐、意识障碍。

**2. 出血性脑卒中**　多有高血压病史，易在情绪激动时发病，起病急。多数患者病前无预兆，部分患者存在头痛、头晕、肢体麻木等症状。

### （四）主要功能障碍

**1. 运动功能障碍**　常见的运动功能障碍是偏瘫，早期表现为软瘫，后期表现为典型的痉挛模式，上肢为屈肌痉挛模式，下肢为伸肌痉挛模式，伴有共同运动、联合反应等异常运动模式出现。

（1）共同运动　是指患者在完成患侧肢体某一关节活动时，不能单独完成单个关节运动，相邻关节或整个肢体出现相同的不可控制的运动。主要有上肢屈曲共同运动模式和下肢伸展共同运动模式。

（2）联合反应　是指患者健侧肢体在进行抗阻收缩运动时，引起患侧肢体相应部位反射性肌张力增高，阻力越大，联合反应越明显，包括对称性联合反应、非对称性联合反应、同侧性联合反应。

**2. 感觉障碍**　以偏身感觉障碍为常见，主要包括浅感觉障碍、深感觉障碍、复合感觉障碍和特殊感觉障碍。

**3. 认知障碍**　常见的有注意力障碍、记忆力障碍、思维障碍、失认症、失用症，严重者表现为痴呆症状。

**4. 言语障碍**　以失语症和构音障碍为主要表现。

（1）失语症　是因脑功能受损所导致的语言能力障碍，表现为对后天所获得的各种语言符号的表达及认识能力受损或丧失。

（2）构音障碍　指由于神经病变引起的与语言有关的肌肉麻痹、收缩力减弱或运动不协调所致的言语障碍。表现为听理解正常，能够正确选择词汇，但是发音困难、吐字不清等。

**5. 日常生活活动能力障碍**　脑卒中患者由于上述的运动、感觉、认知、吞咽等方面的功能障碍，导致日常生活自理能力下降，出现日常生活活动能力障碍。

**6. 其他**

（1）肩关节半脱位　由于肌肉松弛、关节活动范围增大，肩关节失去正常锁定机制，而引发的肩关节半脱位症状。

（2）肩手综合征　患侧上肢肩、手疼痛、肿胀、皮温升高，手指屈曲受限，产生挛缩。

（3）失用综合征　长期卧床或长期制动引起的肌肉萎缩、关节挛缩等症状。

（4）误用综合征　在治疗过程中造成的人为性损伤，包括肌腱、韧带和肌肉的损伤，关节的变形，痉挛的加重等。

### （五）康复预防

**1. 一级预防**　针对无脑卒中病史但是存在脑卒中危险因素的人群。

**2. 二级预防**　针对存在短暂性脑缺血发作、腔隙性脑梗死等发生等人群进行的预防。

**3. 三级预防**　针对已经发生脑卒中的人群进行残疾、残障的预防。

## 二、康复评定

### （一）神经损伤严重程度评定

主要采用 1995 年全国第四次脑血管病学术会议制订的评定标准（表 4-1）。

表 4-1　脑卒中患者临床神经功能缺陷程度评定内容和标准

| 评价内容 | 得分 |
| --- | --- |
| 一、意识（最大刺激，最佳反应） | |
| 1. 两项提问：（1）年龄；（2）现在是几月 | |
| 　（相差 2 岁或 1 个月都算正确） | |
| 　均正确 | 0 |

续表

| 评价内容 | 得分 |
|---|---|
| 一项正确 | 1 |
| 都不正确，做以下检查 | |
| 2. 两项指令（可以示范）：（1）握拳、伸掌；（2）睁眼、闭眼 | |
| 均完成 | 3 |
| 完成一项 | 4 |
| 都不能完成，做以下检查 | |
| 3. 强烈局部刺激（健侧肢体） | |
| 定向退让（躲避动作） | 6 |
| 定向肢体回缩（对刺激的反射动作） | 7 |
| 肢体伸直 | 8 |
| 无反应 | 9 |
| 二、水平凝视功能 | |
| 正常 | 0 |
| 侧凝视运动受限 | 2 |
| 眼球侧凝视 | 4 |
| 三、面瘫 | |
| 正常 | 0 |
| 轻瘫、可动 | 1 |
| 全瘫 | 2 |
| 四、言语 | |
| 正常 | 0 |
| 交谈有一定困难，借助表情动作表达，或言语流利但不易听懂，错语较多 | 2 |
| 可简单对话，但复述困难，言语多迂回，有命名障碍 | 5 |
| 词不达意 | 6 |
| 五、上肢肌力 | |
| 正常 | 0 |
| 不能抵抗外力 | 1 |
| 抬臂高于肩 | 2 |
| 平肩或以下 | 3 |
| 抬臂>45℃ | 4 |
| 抬臂≤45℃ | 5 |
| 无运动 | 6 |
| 六、手肌力 | |
| 正常 | 0 |
| 所有抓握都能完成，但速度和准确性比健侧差 | 1 |
| 可做球状或柱状抓握，手指可做共同伸屈 | 2 |
| 能侧捏及松开拇指，手指有半随意的小范围的伸展 | 3 |
| 可做钩状抓握，但不能释放，指不能伸 | 4 |
| 仅有极细微的屈曲 | 5 |
| 无任何运动 | 6 |

续表

| 评价内容 | 得分 |
|---|---|
| 七、下肢肌力 | |
| 正常 | 0 |
| 不能充分抵抗外力 | 1 |
| 抬腿 45°以上，踝或趾可动 | 2 |
| 抬腿 45°左右，踝或趾不能动 | 3 |
| 抬腿离床不足 45° | 4 |
| 能水平移动，不能抬高 | 5 |
| 无任何运动 | 6 |
| 八、步行能力 | |
| 正常行走 | 0 |
| 独立行走 5m 以上，跛行 | 1 |
| 独立行走，需扶杖 | 2 |
| 有人扶持下可以行走 | 3 |
| 自己站立，不能走 | 4 |
| 坐不需支持，但不能站立 | 5 |
| 卧床 | 6 |

### （二）Brunnstrom 运动功能评定

Brunnstrom 将偏瘫肢体功能的恢复过程根据肌张力的变化和运动功能情况分为六阶段来评定脑卒中后运动功能的恢复过程（表 4 - 2）。

表 4 - 2　Brunnstrom 运动功能恢复分期

| 分期 | 运动特点 | 上肢 | 手 | 下肢 |
|---|---|---|---|---|
| Ⅰ | 无随意运动 | 无任何运动 | 无任何运动 | 无任何运动 |
| Ⅱ | 引出联合反应、共同运动 | 仅出现协同运动模式 | 仅有极细微的屈曲 | 仅有极少的随意运动 |
| Ⅲ | 随意出现的共同运动 | 可随意发起协同运动 | 可有钩状抓握，但不能伸指 | 在坐和站立位上，有髋、膝、踝的协同性屈曲 |
| Ⅳ | 共同运动模式打破，开始出现分离运动 | 出现脱离协同运动的活动：肩 0°，肘屈 90°的条件下，前臂可旋前、旋后；肘伸直情况下，肩可前屈 90°；手臂可触及腰骶部 | 能侧捏和松开拇指，手指有半随意的小范围伸展 | 在坐位上，可屈膝 90°以上，足可向后滑动。足跟不离地的情况下踝可背屈 |
| Ⅴ | 肌张力逐渐恢复，有分离精细运动 | 出现相对独立于协同运动的活动：肩前屈 30°~90°时，前臂可旋前旋后；肘伸直时肩可外展 90°；肘伸直，前臂中立位，上肢可举过头 | 可做球状和圆柱状抓握，手指同时伸展，但不能单独伸展 | 健腿站，患腿可先屈膝，后伸髋；伸膝下，踝可背屈 |
| Ⅵ | 运动接近正常水平 | 运动协调近于正常，手指指鼻无明显辨距不良，但速度比健侧慢（≤5 秒） | 所有抓握均能完成，但速度和准确性比健侧差 | 在站立位可使髋外展到抬起该侧骨盆所能达到的范围；坐位下伸直膝可内外旋下肢，合并足内外翻 |

### （三）感觉功能评定

**1. 浅感觉评定**　　主要对偏瘫侧的触觉、痛觉、温度觉、压觉进行评定。

**2. 深感觉评定**　主要对偏瘫侧肢体的关节位置觉、震动觉、运动觉进行评定。

**3. 复合感觉障碍评定**　主要是对皮肤定位感觉、两点间辨别觉、体表图形觉、实体觉和重量觉进行评定。

**4. 特殊感觉的功能评定**　最常见有偏盲。偏盲是因患者半侧视野缺陷导致，表现为看不到盲侧空间的物体，因此导致身体姿势异常和生活的困难，可选用视野粗测法和精确视野测定法。

### （四）认知功能评定

脑卒中后因大脑损害的部位、范围、性质、程度的不同，会引发形式多样、程度不一的认知功能障碍，因病理机制与颅脑损伤后认知障碍相同，故评定内容详见颅脑损伤认知障碍评定（本章第二节）。

### （五）言语功能评定

**1. 失语症**　主要有运动性失语（Broca 失语）、传导性失语、感觉性失语（Wernicke 失语）、命名性失语、经皮质失语、完全性失语等。

**2. 构音障碍**　表现为患者说话中出现发音困难，说话费力，吐字不清，音量、声响、速度与节律异常，鼻音过重等，严重者完全不能讲话或丧失发声能力，但听理解正常。

### （六）吞咽功能障碍

脑卒中患者常伴有摄食 - 吞咽功能障碍，主要发生在口腔期和咽期，患者易发生营养不良、吸入性肺炎。最常用的方法是洼田饮水试验。具体操作：患者取坐位，嘱患者像平常一样饮用30ml温水，注意观察患者饮水过程及有无呛咳等，并记录所用时间。

### （七）其他功能障碍

由于病变部位的不同，脑卒中患者可出现不同方面的功能障碍，主要有日常生活活动能力低下、心理功能障碍如抑郁症、面神经功能障碍、误用综合征、废用综合征、共济失调等。

### （八）日常生活能力评定（ADL）

脑卒中后，对于患者的 ADL 评定根据功能程度和评定的时间阶段分别采用 Barthel 指数分级法、Katz 分级法、Kenny 自理评定和 FIM 功能独立性测评进行评定。

## 三、康复治疗

### （一）康复治疗的原则

**1. 早期康复**　生命体征稳定后，越早越好。

**2. 综合治疗**　包括物理治疗、作业治疗、言语治疗、心理治疗、传统康复治疗和康复工程等。

**3. 循序渐进**　训练的难易程度、强度等需要逐步增加，由易到难，有简到繁。

**4. 主动参与**　要有脑卒中患者的主动参与及其家属的配合，并与日常生活和健康教育相结合。

### （二）康复治疗的方法

**1. 急性期康复**

（1）康复目标　防止并发症发生；增加感觉刺激，诱发肢体主动运动；预防和减轻痉挛。

（2）康复治疗

①良肢位摆放　良肢位是指为了预防或对抗痉挛模式、保护肩关节及早期诱发分离运动而设计的一种治疗性体位，包括患侧卧位（图 4 - 1）、健侧卧位（图 4 - 2）和仰卧位（图 4 - 3），具体见表 4 - 3。

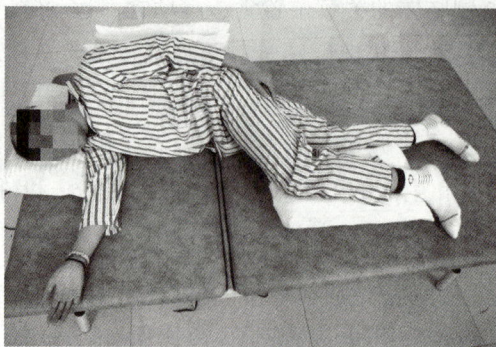

图 4 - 1　患侧卧位

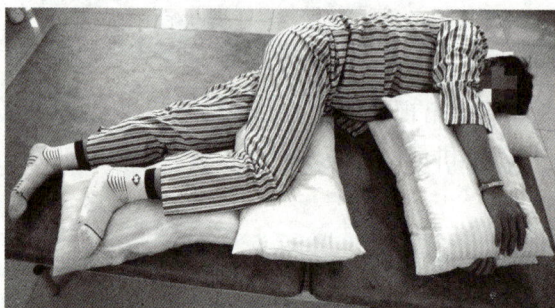

图 4 - 2　健侧卧位

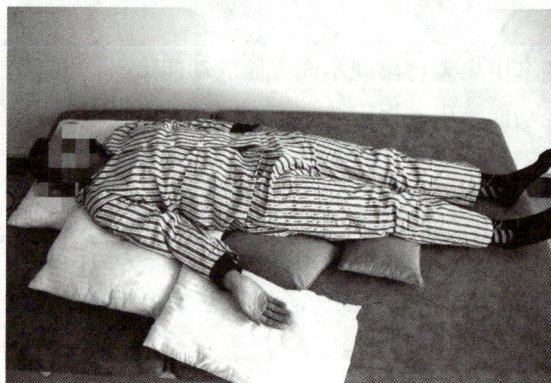

图 4 - 3　仰卧位

表 4 - 3　良肢位摆放要点

| 体位 | 摆放要点 |
| --- | --- |
| 患侧卧位 | 头部患侧置于高度为 10～12cm 的软枕上，颈部前屈，躯干后旋，后背垫靠软枕以防止躯干后仰，患侧肩部前伸，上肢前伸与躯干的角度不小于 90°，肘关节伸直，前臂旋后，掌心向上，腕关节自然背伸，指关节伸展。患侧下肢髋关节后伸，膝关节屈曲，踝关节中立，健侧上肢自然放置于体侧，健侧髋、膝关节屈曲，下垫软枕支撑 |
| 健侧卧位 | 健侧卧位：头部健侧置于软枕上，躯干与床面成直角，胸前放置一略高于躯干高度的软枕，患侧上肢充分前伸放于软枕上，将患侧肩腰骨向前上方拉出，肩关节前屈 100°左右，肘伸直，腕背伸，掌指关节和各指间关节伸展软枕长度应超过手指。患侧下肢髋、膝头节屈曲放置在身体前方的软枕上，踝关节保持中立位，患足由软枕给予良好支持，健侧上肢自然舒适放置在体前，下肢轻度屈髋屈膝，自然放置 |
| 仰卧位 | 头置于枕头上呈正中位，患侧肩关节外展外旋 30°～60°，肘关节伸直，前臂旋后，腕背伸，掌心向上，指关节伸展。肩胛骨下放置软枕使其前伸，上肢放于体侧软枕上使远端比近端略抬高。患侧臀部和大腿下面垫置软枕，使患侧骨盆向前向上，膝下放置软枕，疾病早期足底避免接触任何支撑物 |

②体位的变换 急性期脑卒中患者，偏瘫侧不能主动活动，长期固定于某体位，容易使局部皮肤组织长期受压产生压疮等，尤其是那些骨隆突处及肌肉较少的地方如骶尾部更易发生压疮。一般主张卧气垫床，白天每2小时、夜间每3小时变换一次体位。

③关节活动度训练 在正常关节活动范围内，应由小逐渐增大至全范围，活动顺序从近端大关节到远端小关节，活动速度以上肢完成一个动作3~5秒，下肢5~10秒为宜，每次每个关节活动5~10遍，2~3次/日，直至患肢主动运动恢复。包括：肩胛骨活动、上肢各关节活动、下肢各关节活动和躯干活动。

④改善软瘫 Rood技术、牵伸技术、神经促通技术等以提高肌张力，促进软瘫肢体肌肉的主动收缩，防止肌肉萎缩产生。

⑤传统疗法 针刺治疗可以促进患侧肢体功能的改善，从肢体远端开始逐渐移向肢体近端，再从肢体近端向躯干部位做向心性按摩，动作要柔和、缓慢且有节律，略加大按摩的强度有助于肌张力的提高。

⑥物理因子治疗 功能性电刺激、肌电生物反馈、中频电疗法、药物离子导入法、中药熏蒸法和局部空气压力治疗，这些可使患侧肢体肌肉通过被动引发的收缩与放松逐步改善其张力。

⑦电动起立床的应用 床头抬高从倾斜30°、维持5分钟开始，每日增加床头倾斜的角度10~15°，维持5~15分钟，增加角度不增加时间、增加时间不增加角度，逐渐增加到床头抬高80°，可维持床上坐位30分钟。

**2. 恢复期康复**

（1）康复目标 抑制痉挛、联合反应，打破共同运动模式，恢复正常运动模式；易化正确的运动模式，促进分离运动尽早出现；指导主动活动并与日常生活活动相结合；加快功能障碍的改善。

（2）康复治疗

①抑制躯干的痉挛 使双肩与髋部相对旋转，患者主动向上抬起患侧骨盆，保持骨盆前倾以牵拉患侧躯干，即桥式运动。分别从健侧或患侧进行自仰卧位向俯卧位的主动翻身训练。

②抑制上肢屈肌痉挛 保持肩胛带前伸，肩关节外展外旋，肘关节伸展，前臂后旋，伸腕伸指，拇指外展。

③抑制下肢伸肌痉挛 下肢保持屈髋屈膝，防止髋关节过度内收，踝关节背屈，防止足下垂。

④神经生理疗法 如Rood技术的持续牵拉、挤压；Bobath技术的控制关键点、反射性抑制及调正反应、促进姿势反射；Brumnstrom技术的各种反射的应用；PNF技术的对角线螺旋式运动。

⑤卧位运动

翻身训练：包括向健侧翻身和向患侧翻身。向健侧翻身，患者取仰卧位，治疗者站在患者患侧，患者取Bobath握手，肩关节屈曲90°，肘关节伸展，双上肢上举，指导患者用健侧下肢将患侧下肢从腘窝下勾起呈屈膝位（如患者不能自行维持屈膝位，治疗师可在患膝给予辅助），健侧脚掌平放并支撑于床面，双腿屈曲并拢，上下肢同步进行左右摆动，由健侧带动患侧依靠惯性翻向健侧。向患侧翻身，患者取卧位，摆动翻转时向健侧翻身，相反，左右摆动借助惯性健侧推动患侧以翻向患侧（图4-4）。

患侧上肢训练：Bobath握手，用健侧上肢带动患侧上肢使肩前屈90°、伸肘、伸腕。保持肘关节充分伸展位，练习肩关节前屈、上举过头顶再还原运动。在健侧上肢的带动下使双肩前平举进行屈肘和伸肘活动。由健侧上肢带动使双肩前平举并伸肘然后双肩进行左右水平摆动以运动患侧的肩胛带（图4-5）。

患侧下肢训练：患者仰卧，治疗师站于患者的患侧，一手自腘窝下扶持患肢膝部，另一手握持患足跟部用前臂托住患足底，同步屈曲患侧髋关节和膝关节，同时保持其足背屈外翻，注意避免下肢外旋外

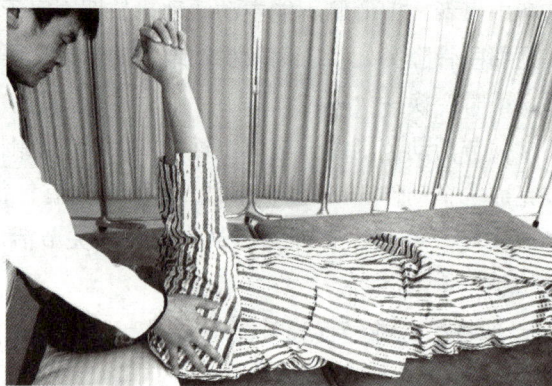

图 4 - 4 翻身准备

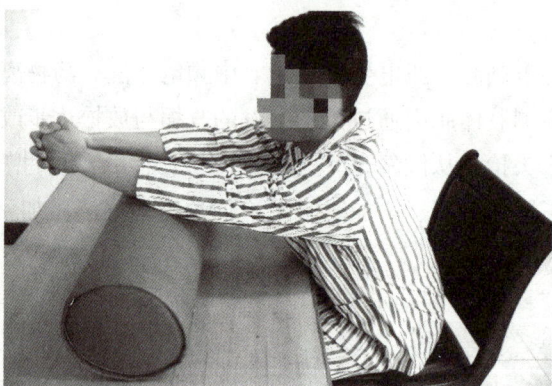

图 4 - 5 上肢训练

展。完成后使患者主动控制此姿势 10 秒左右，再转为有控制地主动垂直伸展患腿。患者俯卧，患侧下肢伸展，治疗师站于患者的患侧，治疗师一手固定大腿远端腘窝部，另一手托起患侧足部向患者的头部方向推进，使患者在髋关节伸展状态下屈曲膝关节和踝关节。患者仰卧，患肢屈髋屈膝，治疗师一手在踝关节前方向下向后用力推压，另一手将足前部提起，使足处于背屈位，防止足跖屈。患者仰卧，双腿屈曲，足平放于床面，然后先固定健腿，活动患腿，再固定患腿，活动健腿。

⑥卧坐转移

健侧坐起：患者在仰卧位下将健腿插入患侧小腿的下方，用健腿勾住患腿并带动患腿向健侧翻身，将躯干翻至健侧卧位，用健肘撑起躯干，再用健腿将患腿勾到床边，双足移到床沿下，用健手推床坐起。

患侧位坐起：先转换成患侧卧位，让患者将健腿插入患侧小腿的下方，勾住患腿移患腿于床缘外自然下垂，指示患者在用健手支撑的同时抬起上部躯干起坐。

⑦坐位训练

正确坐姿的保持：患者长坐位，头颈保持端正直立，整个脊柱伸直，双肩水平放置，上肢 Bobath 握手，放置于身前，下肢放于床面，屈髋、伸膝、踝中立。逐渐转换为床边坐位，即坐位、髋、膝、踝关节均屈曲 90°，双脚平放于地面，使重心稳定（图 4 - 6）。

坐位平衡训练：患者具备坐位一级平衡后，可进行坐位姿势下躯干重心向前、后、左、右移动，治疗师应对其患者头部、肩峰、胸骨

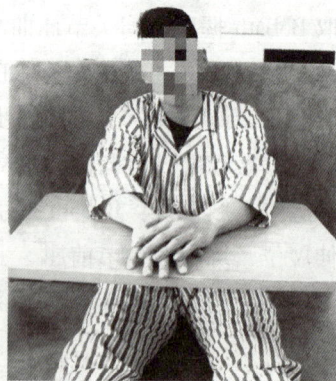

图 4 - 6 正确的坐姿

及脊柱处从各方向施加外力，诱发头部及躯干向正中线的调整反应以改善坐位的平衡功能。由静态平衡过渡到自动态平衡，再训练他动态的平衡。

⑧坐站转移

辅助性站起：治疗者位于患者患侧或斜前方，患者腰部佩带护带。患者端坐，双脚平放于地面，足尖朝向前方，Bobath握手，肩充分前伸，肘关节伸展，躯干前倾，在双侧髋关节屈曲下重心前移，使头部前伸超过脚尖，同时伸髋、伸膝。治疗者用双足抵住患者患足，用双膝夹住患侧膝部，治疗者上方手握扶患侧上肢肘部，下方手握持腰部护带，在患者伸髋伸膝的同时给予患者适当的上提辅助，直至站起（图4－7）。

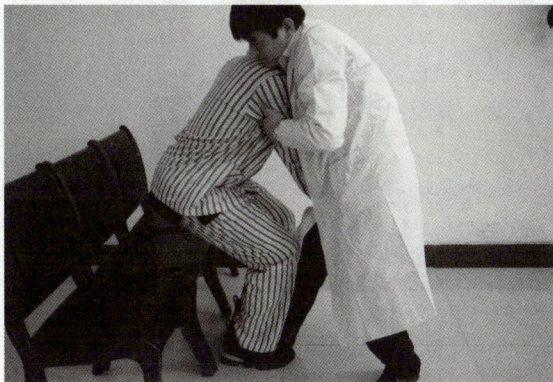

图4－7 辅助下站起

主动站起：患者端坐位，Bobath握手，肘关节伸展，肩充分前伸，躯干前倾，两脚平放于地面，健腿在后患腿略放置于前，足尖朝向正前方，髋关节屈曲，重心自臀部上方缓慢移至双脚上方同时伸髋、伸膝而站立。

由站立向坐位转换：抬头，重心后移，缓慢屈髋屈膝，防止坠坐，治疗师位于患者的患侧予以辅助。

⑨站立训练

正确站立姿势：站立时保持颈部直立，面向正前方，躯干端正，双肩水平放置，骨盆左右水平，伸髋、伸膝、足跟着地，使重心均匀分布于双侧下肢（图4－8）。

双下肢负重站立：患者站立姿势同上，治疗师给予患膝一定帮助，防止膝关节屈曲或膝过伸，要求双侧下肢同时负重或患侧为主，防止重心偏向健侧。

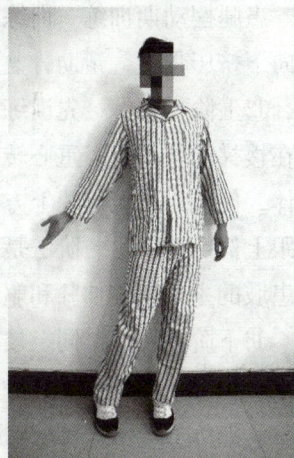

图4－8 正确站姿

患侧下肢负重：健腿屈髋屈膝，足离地面，患腿伸直负重，其髋膝部从有支持逐步过渡到无支持。

健腿支撑：训练主动抬起患肢，分别做屈髋屈膝踝中立上抬、屈髋伸膝背屈踝关节、伸髋屈膝踝跖屈抬起等下肢训练。

站立平衡训练：重心分别做前、后、左、右向移动，移动幅度由小逐渐增大，可应用运动训练器械和（或）配合作业训练进行。

⑩物理因子治疗 应用功能性电刺激、肌电生物反馈和低中频电刺激等治疗仪。

⑪步行训练

步行的分解动作训练 患者站立可扶持平行杠，患侧下肢分别练习髋、膝关节伸展位背屈踝关节，髋关节伸展位膝关节屈曲，髋后伸、膝屈曲位踝关节背屈，髋屈曲、膝伸展等步行各期所需的动作训练，以防止划圈步态。治疗师对各个动作予以矫正。

肩胛带旋转训练　在立位下，指示患者双臂交替做前后摆动，步行时指导患者上下肢左右交叉用一侧手去触碰对侧迈出的下肢大腿部。

骨盆旋转训练　治疗者位于患者后方，双手置于患者的骨盆处，在患者步行的同时，辅助骨盆旋转（图4-9）。

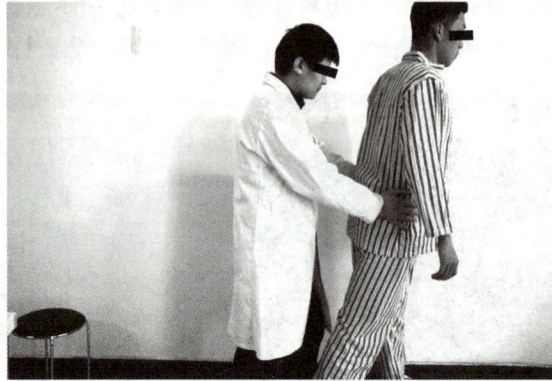

图4-9　骨盆旋转

主动伸髋训练　患腿支撑期为避免患腿负重时因伸髋不充分引起代偿性膝过伸，需要练习主动选择性伸髋。如患者无法完成，治疗者双手扶持骨盆两侧向前移动以帮助伸髋。

患腿摆动期训练　训练时，在指导患者放松髋、膝的同时，治疗者可站在患者后面用手沿股骨线向前向下挤压骨盆，帮助骨盆向前下运动。

⑫上阶梯训练　先训练两足一阶法，再训练一足一阶法。两足一阶法是患者面对台阶站立，健手抓扶在楼梯的扶手上，重心转移至患腿上方然后健足踏上第一台阶，躯干前倾，健腿用力伸膝伸髋以上移身体，使重心移至健腿上方，最后再分别屈曲患侧髋、膝、踝关节使患侧下肢上提，患足上到第一台阶以跟上健足。一足一阶法是用健足先登第一个台阶，待重心移在健腿上方后再用患足登第二个台阶，依靠患肢的主动伸髋伸膝和躯干的前倾最后将重心移至患肢上方，即双足交替登台阶法。

⑬下阶梯训练　同上楼梯法，先训练两足一阶法，再训练一足一阶法。两足一阶法是患者面对台阶站立，用健手抓扶楼梯扶手，用患足下第一个台阶，再移动重心于患肢上方，然后健腿跟着迈到同一个台阶。熟练后练习一足一阶法，即健足与患足交替下台阶。上下楼梯训练时须遵循健侧先上、患侧先下的原则。

⑭减重步行训练　是用吊带将患者身体悬吊，使患者步行时下肢的负重减少，步行能力提高的一种方法。

⑮感觉功能训练　包括偏侧忽略、实体觉、浅感觉和深感觉等的训练。

⑯其他训练认　知障碍训练、言语障碍训练、心理障碍的训练都是不容忽视的问题，作为治疗师应给予充分的认识，并学会应用相应的技术方法。

**3. 后遗症期的康复**　后遗症期是指脑卒中发生半年以后，仍有各方面功能障碍的时间。本期的康复治疗应加强残存能力和已有功能训练，避免失用综合征、误用综合征及其他并发症的发生。可在社区维续康复治疗，进行家庭、社区治疗，进行家庭、社区环境改造，使患者重返家庭和社会。

**4. 脑卒中特殊问题的康复**

（1）肩-手综合征　又称反射性交感神经性营养不良，是指脑卒中患者在1~3个月恢复期内突然出现的肩痛、手水肿伴疼痛（被动屈曲手指尤为剧烈）、局部皮温上升、手运动受限、后期出现手部肌肉萎缩或手及手指挛缩畸形，患手功能将永久丧失。

1）临床表现 常发生于脑卒中后 1 个月，患者出现肩痛、活动受限、同侧手指肿痛、皮肤发红、皮温上升等症状。

2）康复治疗 ①正确放置患侧上肢使掌指关节伸展，防止腕关节掌屈，避免上肢过度牵张及长时间垂悬。②卧位时适当高患侧上肢，加强患侧上肢主被动运动，但不能持重。③冷疗能消肿、止痛并解痉，向心性围绕压迫手指，冷热交替浴，症状明显者可予以常规剂量的类固醇制剂治疗 2～3 周。

（2）肩关节半脱位 肩关节半脱位的主要表现为肩关节活动受限，上肢上举时疼痛。

1）临床表现 肩关节活动受限、肩关节上举时出现疼痛。评定标准：肩峰下可触及凹陷，肩峰与肱骨头之间的间隙 >14mm，患侧肩峰与肱骨头之间的间隙比健侧 >10mm。

2）康复治疗 在弛缓性瘫痪期进行上肢的被动活动时应保持肩关节的正常活动范围，加强肩关节周围稳定肌群的活动及肩胛骨的主动运动训练，在站立及坐位时可采用三角红巾悬吊。

### （三）健康教育

脑卒中的健康教育主要针对易患人群和已患病者分别进行脑卒中危险因素和诱发因素知识的普及宣传和教育，提高脑卒中的预防保健意识，减少其发生率和复发率。

1. 对没有发生过脑卒中但存在脑卒中危险因素的人群，普及可干预的危险因素的预防知识，提倡健康的生活方式，包括戒烟、限酒、适量运动、控制体重、降低胆固醇、低盐低脂饮食等。

2. 对脑卒中危险人群如高血压、糖尿病、动脉硬性血管病和心脏病患者进行诊断、治疗和监控，降低脑卒中的风险。

3. 积极帮助和指导易患人群消除脑卒中的诱发因素，如情绪激动、过度劳累、用力过猛等，保持心理平衡、乐观心态。

4. 对脑卒中患者早期进行规范的康复治疗，减轻功能障碍的程度。引导患者正确理解并主动积极配合治疗，规范系统地进行康复治疗和训练。

💡 **素质提升**

脑卒中具有高发病率、高病死率、高致残率、高复发率的特点，是我国目前死亡前三位的原因之一。国家卫生健康委办公厅发布的《中国脑卒中防治指导规范（2021 年版）》中指出，全球疾病负担研究数据显示 2019 年我国缺血性脑卒中患病率为 1700/10 万（年龄标化率 1256/10 万）、出血性脑卒中患病率为 306/10 万；"脑卒中高危人群筛查和干预项目"数据显示，我国 40 岁及以上人群的脑卒中人口标化患病率由 2012 年的 1.89% 上升至 2019 年的 2.58%，由此测算我国 40 岁以上人群现患和曾患脑卒中人数约为 1704 万。70% 的脑卒中患者因为残疾不能独立生活，有效的康复训练能够减轻患者的残疾程度，提高患者的生存质量，节约社会资源。

## 第二节　颅脑损伤的康复

PPT

### 一、概述

#### （一）定义

颅脑损伤（traumatic brain inury，TBI）是指外界暴力直接或间接作用于头颅造成的损伤，常与身体其他部位的损伤复合存在。存活者常遗留有意识、运动、感觉、认知、言语、排便排尿等方面功能障碍。颅脑损伤主要见于交通事故、运动损伤、工伤、跌倒、砸伤等。

颅脑损伤的康复是针对患者存在的意识、认知、情绪情感、运动、感觉、言语等功能障碍进行训练，使患者最大限度地恢复身心和社会功能，使他们能重返家庭，重返社会。

### （二）颅脑损伤分类及临床表现

**1. 按损伤方式**

（1）闭合性颅脑损伤　头皮、颅骨、硬脑膜至少有一层保持完整脑组织不与外界相通。以脑挫裂伤和脑震荡为常见。

（2）开放性颅脑损伤　多由锐器损伤，造成头皮、颅骨和硬脑膜破裂，脑组织与外界相通。

**2. 按损伤部位**

（1）局部颅脑损伤　外力作用于脑导致局部脑的损伤。

（2）弥漫性颅脑损伤　脑组织广泛损伤，患者表现为深度昏迷、严重者出现植物状态。

**3. 按发病时间**

（1）原发性颅脑损伤　指暴力作用于头部即刻发生的损伤。

（2）继发性颅脑损伤　指受伤一定时间后出现的脑水肿、颅内血肿等。

**4. 按血肿部位**

（1）硬膜外血肿　血肿位于颅骨与硬脑膜之间。

（2）硬膜下血肿　血肿位于硬脑膜下腔。

（3）脑内血肿　血肿位于大脑皮质或脑白质深部。

### （三）颅脑损伤的功能障碍

颅脑损伤后常见的功能障碍包括意识障碍、认知障碍、运动障碍、感觉障碍、言语障碍、情绪行为障碍和其他功能障碍。

**1. 意识障碍**　大多数颅脑损伤患者在受伤早期存在意识障碍，表现为嗜睡、昏睡、昏迷等。意识障碍程度和颅脑损伤程度成正比。

**2. 认知障碍**　颅脑损伤患者主要的认知障碍有注意障碍、记忆障碍、思维障碍、失用症、失认症等。

**3. 运动障碍**　颅脑损伤后的运动障碍表现有肢体瘫痪、肢体痉挛、异常姿势和运动模式、平衡协调障碍等。

**4. 感觉障碍**　由于大脑皮质感觉区受损引起的感觉障碍，主要表现为一般感觉障碍和特殊感觉障碍。一般感觉障碍包括浅感觉障碍、深感觉障碍、复合感觉障碍，特殊感觉障碍包括视觉、听觉、味觉、嗅觉障碍。

**5. 言语障碍**　多表现为言语错乱、失语或构音障碍等。

**6. 情绪行为障碍**　大部分患者的情绪障碍可表现为焦虑或抑郁，行为障碍多表现为躁动不安、行为异常，可出现攻击性行为，也可表现为无积极性、无自动性、迟缓等负性行为。

**7. 其他功能障碍**

（1）脑神经损伤　伴有脑神经损伤可出现相应脑神经损伤的症状和体征。

（2）迟发性癫痫　住院期间，5%的患者会出现迟发性癫痫。约50%的患者在伤后一年或半年内有癫痫发作的可能。

**8. ADL 能力障碍**　由于以上功能障碍的存在导致患者日常生活活动能力下降。

## 二、康复评定

### （一）颅脑损伤严重程度评定

**1. 格拉斯哥昏迷量表（Glasgow coma scale，GCS）** 是颅脑损伤后评定昏迷及其程度的量表（表4-4）。GCS包括3项内容：睁眼反应、言语反应和运动反应。对3项反应打分后分数相加，通过总得分结合昏迷时间的长短评定颅脑损伤严重程度。

表4-4 格拉斯哥昏迷量表（GCS）

| 项目（代号） | 检查用刺激 | 患者反应 | 评分 |
|---|---|---|---|
| 睁眼反应（E） | 观察患者 | 自发睁眼 | 4 |
| | 说话或呼唤 | 大声呼唤患者时睁眼 | 3 |
| | 疼痛：掐肢体 | 被掐痛时能睁眼 | 2 |
| | 疼痛：同上 | 无睁眼反应 | 1 |
| 运动反应（M） | 运动口令 | 能执行简单命令 | 6 |
| | 疼痛：掐肢体 | 捏痛时患者推开医生的手 | 5 |
| | 疼痛：同上 | 捏痛时患者撤出被捏的手 | 4 |
| | 疼痛：同上 | 患者身体呈去皮质强直：上肢屈曲、内收内旋、腕指屈曲；下肢伸直，内收内旋，踝跖屈 | 3 |
| | 疼痛：同上 | 患者身体呈去大脑强直：上肢伸直、内收内旋、腕指屈曲；下肢与去皮质强直相同 | 2 |
| | 疼痛：同上 | 患者无任何运动反应 | 1 |
| 言语反应（V） | 言语：与患者交谈 | 能正确回答时间、地点、人物 | 5 |
| | 言语：同上 | 能会话，但言语错乱，定向障碍 | 4 |
| | 言语：同上 | 不规则地说出一些不适当的词 | 3 |
| | 言语：同上 | 患者发出声音但不能被理解 | 2 |
| | 言语：同上 | 无语言反应 | 1 |

注：GCS评分=E分+M分+V分
最高积分15分为正常，最低积分为3分。≤8分为昏迷，≥9分示无昏迷。得分越低，昏迷越深，损伤情况越重。
根据GCS积分和昏迷时间长短可将颅脑损伤分为以下4度。
(1) 轻度，GCS 13~15分，伤后昏迷时间为20分钟以内。
(2) 中度，GCS 9~12分，伤后昏迷时间为20分钟~6小时。
(3) 重度，GCS 6~8分，伤后昏迷时间在6小时以上。
(4) 特重度，GCS 3~5分。

**2. 创伤后遗忘（post traumatic Amnesia，PTA）** 创伤后遗忘可以用盖尔维斯顿定向遗忘试验（Galveston orientation and amnesia test，GOAT）检查患者创伤后遗忘的情况，根据PTA时间的长短确定颅脑损伤严重程度。

### （二）认知功能障碍评定

认知功能障碍的评定主要包括认知功能障碍的筛查、认知障碍的成套测验、认知功能障碍严重程度分级、注意力的评定、记忆功能的评定、思维的评定、失认症的评定、失用症的评定等内容。

**1. 认知功能障碍严重程度分级（Rancho Los Amigos，RLA）** 采用RLA医院认知功能分级标准，将颅脑损伤后的认知与行为变化分为8个等级，此分级可作为制订康复治疗计划的依据。

**2. 认知障碍的筛查** 可用简明精神状态检查（mini-mental state examination，MMSE）来评定。具体参照认知功能评定章节。

**3. 认知障碍的成套测验** 可采用神经行为认知状况测试（NCSE）、洛文斯顿作业治疗用认知评定（LOTCA）等。

**4. 记忆功能评定** 可采用韦氏记忆量表、Rivermead 行为记忆测试、临床记忆量表等评定患者的记忆能力。

**5. 注意的评定** 根据参与器官的不同，注意可以分为视觉注意和听觉注意，注意的评定包括视注意和听注意的评定。

**6. 思维的评定** 可用找数字规律，组词、组句子，对突发情况的应变等方法进行思维的评定。

**7. 失认症的评定** 失认症的评定主要包括单侧忽略、视觉失认、听觉失认、触觉失认和 Gerstmann 综合征等的评定，具体的评定方法参照认知功能评定章节。

**8. 失用症的评定** 失用症的评定包括结构性失用、穿衣失用、运动性失用、意念性失用和意念运动性失用等的评定，具体的评定方法参照认知功能评定章节。

### （三）运动障碍评定

颅脑损伤可引起肢体瘫痪、肢体痉挛、异常姿势和运动模式、平衡协调等障碍。其表现与脑卒中所致的运动障碍相似，可参考脑卒中运动功能评定章节。

### （四）感觉障碍评定

其表现与脑卒中所致的运动障碍相似，可参考脑卒中感觉功能评定章节。

### （五）言语障碍评定

颅脑损伤患者言语障碍可表现为错乱言语、构音障碍、失语、命名障碍、言语失用、阅读及书写障碍，可参见言语功能评定章节。

### （六）情绪障碍评定

颅脑损伤后情绪障碍常可用汉密尔顿焦虑量表（HAMD）、汉密尔顿抑郁量表（HAMD）进行评定。

### （七）日常生活活动（ADL）能力评定

颅脑损伤患者多有认知功能障碍，日常生活活动能力评定宜采用功能独立性评定（FIM）量表进行评定，具体内容可参照日常生活活动能力评定章节。

### （八）颅脑损伤的预后评定

颅脑损伤患者由于损伤程度和损伤后的功能障碍表现不同，其预后受到各种因素的影响，可以根据各种影响颅脑损伤预后的临床因素进行预测。

### （九）颅脑损伤的结局评定

颅脑损伤的结局评定可采用格拉斯哥结局量表（Glasgow outcome scale，GOS）进行评定（表 4-5）。

表 4-5 格拉斯哥结局量表（GOS）

| 分级 | 简写 | 特征 |
| --- | --- | --- |
| Ⅰ死亡 | D | 患者死亡 |
| Ⅱ持续植物状态 | PVS | 无意识，无言语，生命活动如心搏、呼吸等维持正常，有睡眠-觉醒周期，可有少量微弱自发动作 |
| Ⅲ重度残疾 | SD | 有意识，但由于躯体和（或）精神残疾而不能生活自理，大部分时间需要人他照顾 |
| Ⅲ重度残疾 | MD | 存在一定的运动、语言、认知等方面的障碍，但日常生活可独立，可使用部分交通工具，在特定环境和机构中可参加一些简单工作 |
| Ⅴ恢复良好 | CR | 可能遗留轻度的躯体功能缺陷，但能进行正常生活、工作和社交活动 |

## 三、康复治疗

颅脑损伤的康复治疗分期分为急性期、恢复期和后遗症期康复三个阶段。

### （一）急性期康复治疗

颅脑损伤患者生命体征平稳、颅内压持续24小时稳定在2.7kPa内，即可开始康复治疗。此期的康复治疗目标：预防并发症，促进觉醒，促进功能恢复。

**1. 预防并发症** e 微课2

（1）床上良肢位摆放（同脑卒中患者）。

（2）定时翻身　每2小时翻身一次，必要时每小时翻身一次。

（3）呼吸排痰训练　进行呼吸肌肌力锻炼，胸廓扩张训练，咳嗽、咳痰训练，利用手法或体位进行排痰训练。

（4）关节被动活动　对活动受限的肢体各关节进行被动运动，牵伸易短缩的肌群，如腘绳肌、小腿三头肌等。

（5）改善弛缓性瘫痪　可采用低频电刺激促进肌肉收缩，也可用Bobath、Brunnstrom、Rood等神经促通技术来增强肌张力。

（6）传统康复治疗　肢体向心性按摩能预防和减轻并发症。

（7）早期床上活动　尽早进行床上坐起训练。

**2. 促醒治疗**　对昏迷患者进行综合的促醒治疗，具体方法如下。

（1）临床治疗　药物、手术治疗、高压氧治疗等以降低颅内压、改善脑内循环，促进神经功能恢复。

（2）多感觉刺激促醒　包括一般感觉刺激和特殊感觉刺激。一般感觉刺激主要是进行关节、肌肉的深感觉刺激，皮肤的触觉、冷热刺激。特殊感觉刺激主要是利用相应的物品进行听觉刺激、视觉刺激、味觉刺激。

（3）穴位刺激　可进行针灸和按摩治疗。

### （二）恢复期康复治疗

颅脑损伤患者急性期过后，病情趋于稳定，可开始进行恢复期的全面康复治疗。本部分重点讲述认知功能障碍的康复治疗。此期的康复目标：改善患者的认知功能，最大限度地恢复患者的运动、语言、感觉、心理等功能，提高患者的日常生活能力和社会适应能力。

**1. 记忆障碍的康复治疗**　记忆障碍的康复治疗包括内部记忆辅助、外部记忆辅助和环境记忆辅助。

（1）内部记忆辅助　包括复述法、联想法、编故事法、首次记忆法、PQRST法等。PQRST法：P（preview），预习需要记住的内容；Q（question），提问与内容有关的问题；R（read），为回答问题而再仔细阅读材料；S（state），陈述阅读过的材料内容；T（test），回答问题，检验是否记住。

（2）外部记忆辅助　利用记事本、录音笔、清单、手机等辅助物来帮助患者记忆。

（3）环境记忆辅助　对记忆损伤较重的患者在其房间、物品上贴上标签，固定物品摆放位置等，以帮助患者记忆。

**2. 注意障碍的康复治疗**

（1）猜测游戏　取两个杯子和一个乒乓球，在患者注视下，治疗师者将一个杯子扣住乒乓球，让患者指出球在哪个杯子下。

（2）删除作业　让患者在准备好的字母（也可写数字、汉字或图形等）中删去指定的字母如"A"，患者完成后可逐渐增加难度。

（3）时间感训练　给患者一只秒表，让患者按指令根据时间要求按动秒表。

（4）顺序作业　让患者按顺序写0～10的数字或用数字卡，让其按顺序排列。

### 3. 思维障碍的康复训练

（1）读报纸提取信息　取一张报纸，让患者读取其中的信息。

（2）排列数字　让患者按由低到高顺序排列数字卡片。

（3）物品分类　给患者各类物品然后进行分类。

（4）从一般到特殊的推理　从各类物品中随便挑出一项，让患者尽量说出与该物品有关的特点。

（5）突发问题处理　问患者如"出门忘记带钥匙了怎么办？""坐出租车忘记带钱了怎么办？"等。

### 4. 感知障碍的康复治疗

（1）失认症的康复治疗

①单侧忽略：给予患侧肢体冷热等触觉刺激，在忽略侧与患者交谈，将常用的物品放在忽略侧，促使其用健手去取等。

②视觉失认：根据不同的失认内容进训练，反复地辨认颜色、面容和特定的物品。

③触觉失认：闭眼的情况下反复触摸需要辨认的物品，先粗糙再精细，先睁眼再闭眼。

④结构失认：采用搭积木或拼图游戏进行训练。

⑤躯体失认：让患者对人体的各器官、肢体位置及名称进行辨认。

⑥Gerstmann综合征：辨认左右、手指，进行简单地计算和听写。

（2）失用症的康复治疗

①结构性失用：临摹、绘制和构造二维或三维图形模型，由易到难。

②运动性失用：进行精细动作训练前，先给与本体觉、触觉、运动觉的刺激，再进行精细动作的训练。

③穿衣失用：通过教患者给布娃娃穿衣、自己穿衣，可在衣服上下左右标上颜色。

④意念性失用：以刷牙为例，先把刷牙动作分解成多个步骤，进行单个步骤的学习训练，然后再把整个动作整合起来。

⑤意念运动性失用：由于患者能无意识地自发完成运动，可通过触觉或言语提示患者启动无意识的自发运动。

### 5. 行为障碍的康复治疗　目的是设法消除不正常的行为，促进正常行为的发展。治疗方法如下。

（1）排除引起躁动不安的原因。

（2）进行环境干预　尽可能将患者安排在安静的房间，做好防护措施，允许患者有一定的情感宣泄。

（3）行为疗法　鼓励所有恰当的行为，拒绝鼓励或惩罚不恰当行为。

### 6. 运动障碍康复治疗　具体方法参照脑卒中康复治疗章节。

### 7. 感觉障碍康复治疗　具体方法参照脑卒中康复治疗章节。

### 8. 言语障碍康复治疗　具体方法参照言语治疗章节。

### 9. 日常生活活动障碍康复治疗　具体方法参照作业治疗章节。

### （三）后遗症期康复治疗

颅脑损伤患者通过急性期和恢复期的康复训练后，仍存在功能障碍者，学会用新的方法代偿功能不全，增强在各种环境中的独立生活和适应能力，重返社会。此期康复治疗内容包括如下。

1. 加残存功训练，防止并发症的出现和加重。
2. 进行家庭环境的改造，使用矫形器和辅助器具进行缺失功能的代偿。
3. 加强日常生活活动能力的训练和社会适应性训练，使其逐渐融入家庭和社会。
4. 继续进行物理因子治疗和传统康复治疗等其他治疗。

# 第三节 脊髓损伤的康复

PPT

## 一、概述

### （一）定义

脊髓损伤（spinal cord injury，SCI）是指由于各种原因（外伤性和非外伤性）引起的脊髓结构、功能的损害，造成损伤平面以下运动、感觉、自主神经功能障碍。外伤性脊髓损伤最常见，主要因高处坠落、交通事故，暴力打击等。

脊髓损伤的康复主要是针对运动、感觉、自主神经、呼吸、排尿及排便等功能障碍进行训练，使患者最大限度地恢复身心和社会功能，使他们能重返家庭，重返社会。

### （二）脊髓损伤的分类及临床表现

**1. 根据损伤部位分类**

（1）四肢瘫 颈段脊髓（$C_1 \sim T_1$）损伤造成上肢、躯干、下肢及盆腔脏器的功能损害时称四肢瘫。

（2）截瘫 胸段以下脊髓（$T_1$以下，包括马尾和圆锥）损伤造成躯干、下肢及盆腔脏器功能障碍而未累及上肢时称截瘫。

**2. 根据严重程度分类** 脊髓损伤根据严重程度可分为完全性脊髓损伤和不完全性脊髓损伤。

（1）完全性脊髓损伤 指脊髓损伤平面以下的感觉功能、运动功能、括约肌功能完全丧失。高颈段（$C_1 \sim C_4$）、颈膨大（$C_5 \sim T_2$）、胸段（$T_3 \sim T_{12}$）、腰膨大（$L_1 \sim S_2$）损害分别有不同的临床表现。

（2）不完全性脊髓损伤 指脊髓损伤平面以下的最低位骶段（$S_4 \sim S_5$）感觉和运动功能部分存留。包括中央束综合征、半切综合征、前束综合征、后束综合征、脊髓圆锥综合征、马尾综合征、脊髓震荡（表4-6）。

表4-6 不完全性脊髓损伤的分类

| 分类 | 损伤部位 | 临床表现 |
|---|---|---|
| 中央束综合征 | 脊髓中央部分损伤 | 上肢障碍比下肢明显 |
| 半切综合征 | 脊髓半侧损伤 | 损伤平面以下同侧肢体运动功能和深感觉丧失，对侧痛、温觉丧失 |
| 前束综合征 | 脊髓前部损伤 | 损伤平面以下肢体运动功能障碍和痛、温觉障碍，深感觉存在 |
| 后束综合征 | 脊髓后部损伤 | 损伤平面以下本体感觉障碍，运动和痛、温觉存在 |
| 脊髓圆锥综合征 | 脊髓圆锥损伤 | 鞍区感觉障碍，括约肌功能丧失、性功能障碍 |
| 马尾综合征 | 腰骶神经根损伤 | 双下肢弛缓性瘫痪，括约肌功能丧失、性功能障碍 |
| 脊髓震荡 | 无明确部位 | 损伤平面以下出现暂时性的运动、感觉、自主神经功能障碍 |

### （三）主要功能障碍

脊髓损伤的主要功能障碍是运动功能障碍、感觉功能障碍、循环功能障碍、呼吸功能障碍、排尿功能障碍、排便功能障碍、性功能障碍等。

**1. 运动功能障碍** 脊髓损伤早期表现为脊髓休克（由于高级中枢与脊髓之间的联系中断，导致损伤平面以下脊髓功能消失，肢体呈弛缓性瘫痪），随着脊髓功能逐渐恢复，表现为痉挛性瘫痪。但腰膨大以下的脊髓损伤不会出现肢体瘫痪。

**2. 感觉功能障碍** 完全性脊髓损伤，损伤平面以上可有感觉过敏，而在损伤平面以下所有感觉完全消失。不完全性脊髓损伤，根据脊髓损伤部位不同感觉功能障碍各不相同（详见不完全性脊髓损伤分类）。

**3. 呼吸功能障碍** $T_{10}$ 以下脊髓损伤患者具有正常的呼吸功能。$T_{10}$ 以上脊髓损伤患者由于出现膈肌、肋间肌和腹部肌肉不同程度的瘫痪可导致患者的呼吸功能障碍。

**4. 循环功能障碍** 脊髓损伤后循环系统最常见的功能障碍是直立性低血压和心动过缓、深静脉血栓。

**5. 排尿功能障碍** 脊髓休克期膀胱弛缓性瘫痪，排尿功能障碍表现为尿潴留。脊髓休克期结束后，随着脊髓功能逐渐恢复，出现尿失禁。

**6. 排便功能障碍** 脊髓休克期患者多表现为麻痹性肠梗阻，脊髓休克期结束后，随着脊髓功能逐渐恢复，可出现反射性排便或便秘。

**7. 性功能障碍** 大部分脊髓损伤患者会出现不同程度的性功能障碍。

**8. 心理障碍** 脊髓损伤后患者会出现焦虑或抑郁等心理障碍。

**9. 性功能障碍**

## 二、康复评定

### （一）神经损伤的评定

**1. 脊髓休克的评定** 由于脊髓休克期无法对损伤平面和损伤程度做出正确的评定，首先要对患者是否过脊髓休克期进行评定。对患者进行直接肛门反射或间接肛门反射（球海绵体－肛门反射）检查，若检查出现肛门外括约肌收缩则提示脊髓休克期已结束，可以进行神经损伤平面和损伤严重程度的评定。

**2. 神经损伤平面的评定** 神经损伤平面是指在脊髓损伤后身体双侧有正常的运动和感觉功能的最低脊髓节段，该平面以上感觉和运动功能完全正常。例如 $T_{10}$ 脊髓损伤，意味着 $C_1 \sim T_9$ 脊髓节段的功能仍然完好，$T_{10} \sim S_5$ 脊髓节段功能障碍。

神经损伤平面的评定参照美国脊髓损伤学会（American Spinal Injury Association，ASIA）2000 年标准，进行双侧运动损伤平面（关键肌）和感觉损伤平面（关键感觉点）的评定来确定神经损伤平面。神经损伤平面的确定主要以运动损伤平面为依据，但 $T_2 \sim L_1$ 脊髓节段的神经平面主要以感觉平面来确定。由于身体两侧的损伤平面可能不一致，要分别记录左右两侧的运动及感觉平面。

（1）运动损伤平面的评定 运动损伤平面通过对 ASIA 确定的 10 对关键肌（表 4-7）进行徒手肌力检查来确定。脊髓损伤后以肌力至少为 3 级的关键肌（key muscle）来确定运动损伤平面，并且该平面以上节段支配的关键肌肌力应为 ≥5 级。徒手肌力分值为 0~5 分，评定时分左、右两侧进行。

（2）感觉损伤平面的评定 感觉损伤平面通过对 ASIA 确定的 28 个关键感觉点（表 4-8）的轻触觉和痛觉检查来确定。脊髓损伤后以关键感觉点保持正常感觉功能的最低脊髓节段来确定感觉损伤平面。分别检查身体两侧 $C_2 \sim S_5$ 各点的轻触觉和痛觉。

表 4 - 7　10 对关键肌

| 右侧的评分 | 平面 | 关键肌 | 左侧的评分 |
|---|---|---|---|
| 5 | $C_5$ | 屈肘肌（肱二头肌、肱肌） | 5 |
| 5 | $C_6$ | 伸腕肌（桡侧伸腕长、短肌） | 5 |
| 5 | $C_7$ | 伸肘肌（肱三头肌） | 5 |
| 5 | $C_8$ | 中指屈指肌（指深屈肌） | 5 |
| 5 | $T_1$ | 小指外展肌（小指展肌） | 5 |
| 5 | $L_2$ | 屈髋肌（髂腰肌） | 5 |
| 5 | $L_3$ | 伸膝肌（股四头肌） | 5 |
| 5 | $L_4$ | 踝背伸肌（胫前肌） | 5 |
| 5 | $L_5$ | 足拇长伸趾肌（拇长伸肌） | 5 |
| 5 | $S_1$ | 踝跖屈肌（腓肠肌、比目鱼肌） | 5 |

表 4 - 8　28 个关键感觉点

| 关键点 | 感觉关键点部位 |
|---|---|
| $C_2$ | 枕骨粗隆外侧至少 1cm（或耳后 3cm） |
| $C_3$ | 锁骨上窝 |
| $C_4$ | 肩锁关节的顶部 |
| $C_5$ | 肘前窝桡侧 |
| $C_6$ | 拇指近节背侧皮肤 |
| $C_7$ | 中指近节背侧皮肤 |
| $C_8$ | 小指近节背侧皮肤 |
| $T_1$ | 肘前窝尺侧 |
| $T_2$ | 腋窝顶部 |
| $T_3$ | 锁骨中线和第 3 肋间 |
| $T_4$ | 锁骨中线第 4 肋间，平对乳头 |
| $T_5$ | 锁骨中线第 5 肋间 |
| $T_6$ | 锁骨中线第 6 肋间，平对剑突 |
| $T_7$ | 锁骨中线第 7 肋间 |
| $T_8$ | 锁骨中线第 8 肋间 |
| $T_9$ | 锁骨中线第 9 肋间 |
| $T_{10}$ | 锁骨中线第 10 肋间，平对肚脐 |
| $T_{11}$ | 锁骨中线第 11 肋间 |
| $T_{12}$ | 锁骨中线，腹股沟韧带中点 |
| $L_1$ | $T_{12}$ 与 $L_2$ 之间的 1/2 处 |
| $L_2$ | 大腿前中部，位于腹股沟韧带中点和股骨内侧髁连线的 1/2 处 |
| $L_3$ | 股骨内测髁 |
| $L_4$ | 内踝 |
| $L_5$ | 足背第 3 跖趾关节 |
| $S_1$ | 足跟外侧 |
| $S_2$ | 腘窝中点 |
| $S_3$ | 坐骨结节 |
| $S_{4 \sim 5}$ | 肛门周围小于 1cm 范围内，皮肤黏膜交界处外侧 |

**3. 神经损伤严重程度的评定** 脊髓损伤严重程度的评定采用美国脊髓损伤学会 ASIA 损伤程度分级标准（表 4-9），以脊髓最低段 $S_4 \sim S_5$ 的运动和感觉功能来判断。

表 4-9 ASIA 损伤分级

| 分级 | 损伤程度 | 临床表现 |
|------|----------|----------|
| A | 完全性 | $S_4 \sim S_5$ 无运动和感觉功能 |
| B | 不完全性 | 损伤平面以下，包括 $S_4 \sim S_5$，有感觉功能，但无运动功能 |
| C | 不完全性 | 损伤平面以下，运动功能存在，一半以上关键肌肌力 <3 级 |
| D | 不完全性 | 损伤平面以下，运动功能存在，一半以上关键肌肌力 ≥3 级 |
| E | 正常 | 运动和感觉功能正常 |

### （二）痉挛评定

目前临床上多采用改良的 Ashworth 痉挛评定量表，具体参照肌张力评定章节。

### （三）日常生活活动能力（ADL）评定

具体参照日常生活活动能力评定章节。

### （四）脊髓损伤平面与功能预后的评定

完全性脊髓损伤可根据不同的损伤平面预测其功能恢复情况（表 4-10），不完全性脊髓损伤的预后可根据残存功能参照上述目标进行评定。

表 4-10 损伤平面与功能恢复的关系

| 损伤平面 | 生活自理能力 | 转移、步行能力 |
|----------|--------------|----------------|
| $C_4$ | 完全不能 | 驱动高靠背式电动轮椅 |
| $C_5$ | 小部分 | 驱动电动轮椅 |
| $C_6$ | 中度 | 驱动操纵圈上缠上橡胶手动轮椅 |
| $C_7$ | 大部分 | 驱动标准轮椅 |
| $C_8$ | 基本 | 轮椅上基本独立 |
| $T_1 \sim T_2$ | 基本 | 治疗性站立 |
| $T_3 \sim T_{12}$ | 基本 | 治疗性步行 |
| $L_1 \sim L_2$ | 基本 | 家庭功能性步行 |
| $L_3 \sim L_5$ | 基本 | 社区功能性步行 |

### （五）其他

脊髓损伤的患者还需进行性功能障碍的评定、心理障碍的评定，具体参照相关章节。

## 三、康复治疗 [e] 微课 3

脊髓损伤的康复治疗包括急性期的康复治疗和恢复期的康复治疗。

### （一）急性期

当患者生命体征平稳，神经功能障碍无明显加重，即可开始床旁康复训练。此期的康复重点是防治呼吸系统感染、泌尿系统感染、压疮、深静脉血栓、关节挛缩畸形及异位骨化等并发症，促进脊髓神经功能恢复，具体的治疗包括以下几个方面。

**1. 正确体位摆放** 早期以卧床为主，需进行正确的体位摆放，上肢尽量保持功能位，下肢尽量保持伸展位。体位摆放期间要定时变换体位，一般 2 小时翻身 1 次。

**2. 关节被动运动** 对瘫痪肢体进行各关节各个方向的活动，防止关节挛缩和畸形的发生。

**3. 早期坐起和起立床站立训练** 脊髓损伤后患者脊柱稳定性良好即可开始坐起训练，患者经过坐起训练无直立性低血压等不良反应即可考虑起立床站立训练，训练时要佩戴腰围和用弹力绷带缠绕下肢，从倾斜20°开始，角度逐渐增加。

**4. 呼吸及排痰训练** 对呼吸肌麻痹患者应进行呼吸肌的训练，分泌物增多不易咳出患者进行咳嗽、咳痰训练以及体位排痰训练，促进呼吸功能，防止呼吸系统感染。

**5. 膀胱、直肠训练** 早期脊髓损伤膀胱功能障碍主要为尿潴留，通常进行膀胱引流。直肠功能障碍主要为便秘，患者多可用润滑剂、缓泻剂和灌肠等方法处理。

**6. 物理因子治疗** 神经肌肉电刺激刺激下肢肌肉可预防肌肉萎缩和下肢深静脉血栓的发生，刺激膀胱可预防泌尿系统感染。紫外线、超短波等治疗可减轻损伤部位的炎症反应、改善神经功能。

**7. 矫形器的使用** 早期使用矫形器可预防关节挛缩、肌肉萎缩，根据损伤平面使用不同的矫形器。

### （二）恢复期

患者脊柱稳定性良好，经急性期训练后即可开始恢复期的康复。此期主要促进患者功能恢复，提高患者日常生活活动能力。训练内容包括以下几个方面。

**1. 肌力训练** 增强残存肌肉肌力。根据肌力分级选择训练方法：肌力1级时，采用功能性电刺激肌力；肌力2级时，应采用助力运动、主动运动；肌力3级时，应采用主动运动：肌力4级及以上时，进行抗阻运动。

**2. 肌肉牵伸训练** 牵伸腘绳肌可实现独立长腿坐，牵伸髋内收肌、小腿三头肌，有利于患者稳定站立和步行。

**3. 翻身训练** 四肢瘫患者可利用惯性和辅助器具进行翻身，截瘫患者可利用上肢和躯干残存力量进行翻身。

**4. 坐起训练** 根据不同损伤平面训练患者利用上肢和躯干残存力量及辅助器具坐起。

**5. 坐位训练** 脊髓损伤患者坐位可分为端坐位（膝关节屈曲90°）和长坐位（膝关节伸直）。先进行床上长坐位三级平衡训练，长坐位稳定性增加后要进行长坐位支撑和长坐位移动训练，再进行床边/轮椅上坐位训练。

**6. 转移训练** 主要进行主动转移和辅助转移训练，主动转移由患者独立完成转移动作，辅助转移有三人辅助、两人辅助和一人辅助。转移包括床–轮椅之间的转移（利用滑板转移、利用吊环转移、侧方转移、正面转移）、轮椅–坐便器之间的转移等。

**7. 轮椅训练** 患者脊柱稳定性良好，可独坐15分钟以上时，可开始进行轮椅训练。首先进行上肢肌力和耐力训练，再进行轮椅训练。具体训练向前、向后驱动，转弯，抬前轮，训练用后轮保持能上斜坡和跨越障碍。为防止久坐压疮，每坐30分钟应进行一次臀部减压，每次持续15秒。

**8. 站立训练** 脊髓损伤患者具备一定的骨盆和躯干控制并能借助辅助器具站起后即可开始进行站立平衡训练，主要是进行三级平衡训练。

**9. 步行训练** 脊髓损伤患者具备基本的站立平衡，即可进行步行训练。训练分为平行杠内步行训练和助行器步行训练。助行器步行训练包括持助行架步行，持双腋杖进行摆至步、摆过步、三点步、四点步。

**10. 日常生活活动能力的训练** 脊髓损伤患者日常生活活动能力训练主要是针对患者存在的进食、更衣、入浴、如厕、修饰、洗澡、上下楼等方面进行的训练。不同损伤平面日常生活活动障碍患者还需要进行自助具的使用训练。

**11. 排尿训练** 恢复期患者可通过定时导尿或刺激"触发点"促使出现自发性排尿反射。部分患者可通过增加腹压来排尿，可用手挤压下腹部或屏气将尿排出。此法膀胱内压力增高又未排出尿液时应慎用。

**12. 心理治疗**　脊髓损伤大部分患者恢复期都会出现焦虑或抑郁等心理障碍，要及时进行心理治疗，具体方法参照相关章节。

### （三）并发症的康复

**1. 自主神经功能障碍**　$T_6$水平以上的脊髓损伤患者过了脊髓休克期后由于膀胱充盈、便秘、感染、痉挛等不良刺激后会引发突发性高血压、头痛、面部潮红、多汗、恶心、皮肤充血和心动过缓等自主神经反射亢进的表现。其治疗要尽快消除诱因，立即抬高床头或采取端坐位，轻症者可以服用抗高血压药，较严重时需进行交感神经阻滞。

**2. 深静脉血栓**　深静脉血栓是脊髓损伤患者循环系统常见的并发症。部分患者会出现下肢肿胀、体温升高、肢体局部温度升高等临床表现。早期预防可以应用弹性绷带及适当抬高患肢，也可使用血流助动仪，定时从肢体远端向近端充气加压及放气减压。确诊后采用阿司匹林或肝素进行抗凝治疗，为防止栓子脱落，尽可能不移动肢体，要减少活动。还可以用物理因子控制局部炎症。

**3. 异位骨化**　异位骨化通常是在脊髓损伤患者损伤平面以下无骨的部位形成骨组织，常见于髋关节，局部多有炎症反应，应用非甾体抗炎药、物理因子、手术等方法可以治疗。

# 第四节　周围神经损伤的康复

PPT

## 一、概述

### （一）基本概念

周围神经（peripheral nerve）是指脑和脊髓以外的所有神经，包括神经节、神经干、神经丛及神经终末装置。周围神经可根据连于中枢的部位不同分为连于脑的脑神经和连于脊髓的脊神经：脑神经有12对，脊神经有31对。周围神经还可根据分布的对象不同分为躯体神经和内脏神经；躯体神经分布于体表、骨、关节和骨骼肌，内脏神经分布于内脏、心血管、平滑肌和腺体。

周围神经损伤是指周围神经丛、神经干或其分支因受到外力作用而发生的损伤，导致躯干和肢体的运动、感觉及自主神经功能障碍的一种临床病症。如不尽早进行有效治疗，将会影响受累肢体的结构发育，从而影响生活、学习及工作，对心理发育也有一定影响。周围神经损伤主要表现为运动功能障碍、感觉功能障碍、神经营养性改变，多需手术治疗，部分患者能被治愈，但也有少数患者终身残疾。

### （二）主要病因

周围神经损伤比较常见，多为切割伤、牵拉伤、挫伤等所导致，可造成严重的功能障碍，甚至肢体残疾，好发于老年人和糖尿病患者。

**1. 牵拉损伤**　如产伤等引起的臂丛损伤。

**2. 切割伤**　如刀、电锯、玻璃等利物割伤。

**3. 压迫性损伤**　如骨折脱位等造成的神经受压所导致的周围神经损伤。

**4. 电烧伤或放射性烧伤**　电流在其传导受阻的组织产生热力，造成组织蛋白凝固或炭化、血栓形成等，称电烧伤。皮肤受射线作用而发生的损伤称为放射性烧伤，电烧伤或放射性烧伤导致神经受损。

**5. 缺血性损伤**　如肢体缺血挛缩，神经易受损。

**6. 药物注射性损伤**　如渗透性试剂经常造成患者产生药物注射性损伤。

**7. 其他** 如医源性损伤、火器伤。

### (三) 周围神经损伤的程度

英国学者 Seddon 的分类方法可将周围神经损伤分为: ①神经失用 (neurapraxia), 神经传导功能障碍为暂时性的生理性阻断, 神经纤维不出现明显的解剖和形态上的改变, 远端神经纤维不出现退行性改变。神经传导功能于数日至数周内自行恢复。②轴突断裂 (axonotmesis), 轴突在髓鞘内断裂, 神经鞘膜完整, 远端神经纤维发生退行性改变, 经过一段时间后神经可自行恢复。③神经断裂 (neurotmesis), 神经束或神经干完全断裂, 或为瘢痕组织分隔, 需通过手术缝接神经。缝合神经后可恢复功能或功能恢复不完全。

### (四) 主要功能障碍

**1. 感觉障碍** 由于传入纤维受损, 痛觉、温度觉及本体感觉减退或者丧失。主观有局部麻木感、灼痛、刺痛、感觉过敏等感觉异常。

**2. 运动障碍** 出现该神经支配的肌肉或者肌群弛缓性瘫痪、肌张力低下、肢体姿势异常等。

**3. 反射障碍** 表现为深、浅反射减弱或者消失。

**4. 自主神经功能障碍** 即神经营养性改变, 局部皮肤潮红或发绀、皮温升高或者降低, 干燥无汗、少汗或者多汗, 指 (趾) 甲粗糙变脆等。

**5. 肌肉萎缩** 即神经营养失调与患肢运动不足造成有关肌肉在病后一段时间出现萎缩, 表现为肌肉凹陷, 体积缩小。

## 二、康复评定

### (一) 感觉功能评定

**1. 感觉功能评定** 包括触觉、痛觉、温度觉、压觉、两点辨别觉、皮肤定位觉、图形辨别觉、实体觉、运动觉、位置觉、神经干叩击试验 (Tinel 征) 等。

**2. 感觉功能恢复的评定** 英国医学研究院神经外伤学会将神经损伤后的感觉功能恢复情况分为 6 级 (表 4 -11)。

表 4 -11 感觉功能恢复评定表

| 恢复等级 | 评定标准 |
| --- | --- |
| 0 级 | 感觉无恢复 |
| 1 级 | 支配区深感觉恢复 |
| 2 级 | 支配区浅感觉和触觉部分恢复 |
| 3 级 | 皮肤痛觉和触觉恢复, 且感觉过敏消失 |
| 4 级 | 感觉达到 3 级水平外, 两点辨别觉部分恢复 |
| 5 级 | 完全正常 |

### (二) 运动功能评定

根据病史、症状以及体征, 运动功能可进行关节活动度、肌力以及运动功能恢复情况的评定。

**1. 关节活动度评定** 使用关节角度尺测量关节活动角度, 一般周围神经损伤后主动关节活动度减小甚至丧失, 而被动关节活动度通常增大。因肌肉失去神经支配, 若治疗、预防不到位, 会引起关节及附着的软组织粘连甚至僵硬, 主、被动关节活动度都会减小, 测量时注意鉴别关节与软组织病变的不同点。

**2. 肌力评定** 目前采用徒手肌力评定法, 双侧对比。

**3. 患肢周径的测量** 用尺或容积仪测量受累肢体周径与其相对应的健侧肢体周径对比。

**4. 运动功能恢复情况评定** 英国医学研究院神经外伤学会将神经损伤后的运动功能恢复情况分为6级（表4-12）。

表4-12 周围神经损伤后运动功能恢复评定表

| 恢复等级 | 评定标准 |
| --- | --- |
| 0级 | 相关肌肉无收缩 |
| 1级 | 近端肌肉可见收缩 |
| 2级 | 近远端肌肉均可见收缩 |
| 3级 | 所有重要肌肉可抗阻力收缩 |
| 4级 | 能进行所有运动，包括独立的或协同的 |
| 5级 | 完全正常 |

### （三）神经干叩击试验（Tinel 征）

神经损伤后或损伤神经修复后，在相应平面轻叩神经，其分布区会出现放射痛和过电感，这是神经轴突再生较髓鞘快，神经轴突外露，被叩击时出现的过敏现象。

检查方法：轻叩神经干损伤部位，会引起向远侧放电样麻痛症，为 Tinel 征阳性，代表神经损害的部位有新生的尚未成熟的触角神经纤维存在（尚未完全髓鞘化），是神经恢复的表现。

### （四）日常生活活动能力评定

日常生活活动能力（ADL）评定包括躯体的日常生活活动能力（PADL）评定和工具性日常生活活动能力（IADL）评定。常用的标准化 PADL 评定有 Barthel 指数、Katz 指数、PULSES 评定、修订的 Kenny 自理评定等；常用的 IADL 评定有功能活动问卷（FAQ）、快速残疾评定量表（RDRS）等。

周围神经损伤后，会不同程度地出现 ADL 能力困难。ADL 评定对了解患者的能力，制订康复计划，评价治疗效果，安排重返家庭或就业都十分重要。

### （五）反射检查

常用的有角膜反射、腹壁反射、提睾反射、肱二头肌肌腱反射、肱三头肌肌腱反射、桡骨骨膜反射、跟腱反射等，临床上深反射和浅反射的消失意味着病情的严重程度，提示预后不良。进行反射检查时，需双侧对比进行。

### （六）周围神经电生理学评定

周围神经电生理学评定能较好地反映神经肌肉所处的功能状态，具有诊断和功能评定的价值，对判断周围神经病损的部位、范围、性质、程度和预后等均有重要价值。常用方法如下。

**1. 直流感应电测定** 应用间断直流电和感应电刺激神经、肌肉，根据阈值的变化和肌肉收缩反应状况来判断神经肌肉的功能状态。

**2. 强度-时间曲线** 是反映神经肌肉兴奋性的电诊断方法。通过时值测定和曲线描记，观察曲线有无折线或光滑、上移或下移，判断肌肉有无失神经支配，是完全性或是部分性失神经支配，并可反映神经有无再生。

**3. 肌电图检查** 由于神经损伤后，受累神经出现变性和坏死多在神经损伤后3周左右才出现，故最好在损伤后3周进行肌电图检查。肌电图可见自发电活动，运动单位电位波幅、时限基本正常，募集相为混合至干扰相，神经传导速度正常，波幅可下降，为轻度失神经支配；肌电图出现较多自发电活动，募集相为单纯至混合相，神经传导速度下降不超过20%，波幅下降不超过50%，为中度失神经支配；肌电图出现大量自发电活动，仅见单个运动单位电位，运动单位电位波幅可增高，时限可增宽，为重度失神经支配；肌电图出现大量自发电活动，无运动单位电位出现，电刺激神经干相应肌肉测不到复合肌肉动作电位，为完全失神经支配。

**4. 神经传导速度测定** 神经传导速度测定对周围神经病损是最为有用的，既可用于感觉神经也可用于运动神经的功能评定，利用肌电图测定神经在单位时间内传导神经冲动的距离，可判断神经损伤部位、神经再生及恢复情况。正常情况下，四肢周围神经的传导速度一般为 40~70m/s，周围神经病损后，神经传导速度改变明显。当神经完全离断时，神经传导消失，刺激神经无电位变化，一般于神经损伤后的 3~5 天出现；当神经部分离断或髓鞘病损时，神经传导速度明显减慢，潜伏期延长。

**5. 体感诱发电位（SEP）** 体感诱发电位灵敏度高、重复性好，对病变可定量、定位。对于周围神经邻近中枢部位的损伤，或在重度神经损伤和神经吻合术后初期，常规肌电图难以查出的病变，此时可从头部记录体感诱发电位，测定周围神经的传导速度，判定障碍的程度，了解神经再生的情况。

## 三、康复治疗 ℮ 微课4

治疗原则：尽早消除病因，减轻对神经的损伤，防止肢体挛缩变形，促进神经再生，防止肌肉萎缩，使神经传导功能、肌力、耐力及运动协调得到恢复；必要时配合手术治疗；采取综合治疗措施，改善神经损伤所致的功能障碍。

治疗目的：防治合并症，预防与解除肌肉肌腱挛缩、关节僵硬、防止肌肉萎缩，增强肌力，恢复运动与感觉功能，最终恢复患者的生活和工作能力。

康复治疗应早期介入，介入越早，效果越好。根据病情的不同时期进行有针对性的治疗。

### （一）早期

一般为发病后 3~7 天，首先要针对病因，及早消除炎症、水肿，减轻对神经的损害，预防关节挛缩的发生，为神经再生做好准备。具体措施如下。

**1. 良肢位摆放** 周围神经损伤后由于肿胀、疼痛、制动、不良的肢体位、受累肌与拮抗肌之间肌力不平衡等因素的影响，常易出现肌腱挛缩。故应用矫形器、石膏托、三角巾、夹板等将受累肢体各关节保持在良好体位，防止挛缩等畸形发生。如腓总神经损伤足下垂时，可用足托或穿矫形鞋将踝关节保持在 90° 功能位，预防跟腱挛缩。

**2. 运动疗法** 早期被动运动可有效防止肌肉萎缩和关节僵硬，防止周围神经损伤后关节出现挛缩和畸形。故受累肢体早期应在无痛范围内做各关节全范围的被动运动，每天至少 3~5 次，每个关节各轴向活动由 5~10 下/次逐渐递增到 10~20 下/次；运动功能部分恢复后的主动活动可刺激相应运动皮质及脊髓前角细胞，促进轴突再生，若受损程度较轻，出现主动运动时则尽早进行主动运动。周围神经和肌腱吻合术后，要在充分固定后进行。

**3. 肢体按摩** 肢体按摩可改善血液循环，减轻肢体肿胀，防止软组织粘连，改善关节活动度，预防下肢深静脉血栓的发生，延缓肌肉萎缩的发生和发展。

**4. 物理因子的应用** 早期可应用超短波、微波、激光等疗法，通过扩张血管，改善神经及周围组织的血液循环和营养代谢，提高免疫细胞吞噬功能，既有利于消除炎症、促进水肿吸收，又有利于促进神经再生。

**5. 肢体出现肿胀的处理** 周围神经损伤后由于张力丧失，血液与淋巴回流受阻，组织液渗出增多，容易出现患肢水肿。防止方法：采用抬高患肢、弹力绷带包扎、轻柔地向心性按摩患肢，同时被固定的肢体做等长肌肉收缩运动与受累肢体的被动活动等措施，均有减轻和消除肿胀的作用。此外，物理因子如蜡疗、超短波、温水浴等均可改善局部血液循环，促进组织积液的吸收。

**6. 受累部位的保护** 受累肢体因感觉障碍易发生继发性损伤如烫伤等，且由于局部营养障碍，一且发生损伤不易恢复，故应注意对受累部位多加保护，如戴手套、穿袜子等；针对足部的损伤，建议穿柔软适度、防滑且略宽松的鞋子，穿鞋前一定仔细检查，保证鞋内无异物，以免磨破足部皮肤。若出现外伤，可选择适当的物理因子进行治疗，如紫外线、超短波、激光等，促进伤口早期愈合。

**7. 药物治疗**　肌内注射或静脉滴注神经生长因子（NCF）可促进神经再生；维生素 $B_1$、$B_{12}$、ATP、辅酶 A 等神经营养药物亦有促进神经再生的作用。如病情需要还可选用适当的抗生素以控制外伤后感染，减少对神经的损伤。

### （二）恢复期

急性期炎症水肿消退后，即进入恢复期。早期的治疗措施仍可有选择地继续使用，此期的重点是防止肌肉萎缩、促进神经再生、增强肌力和恢复神经正常功能，防止肢体发生挛缩畸形，改善患者的日常生活和工作能力，提高患者的生活质量。

**1. 促进神经再生**　可选用神经营养药物以及超短波、微波、直流电离子导入、红外线、蜡疗等物理因子治疗，有条件也可行高压氧治疗，均有利于损伤神经的再生。

**2. 神经肌肉电刺激疗法**　神经肌肉电刺激疗法可使病变的神经肌肉兴奋性和生物电活性升高，利于损伤神经的修复再生，防止和延缓肌肉萎缩的发生和发展，保持和恢复肌肉质量，迎接神经再支配。失神经支配后的第一个月，肌肉萎缩最快，故宜及早进行神经肌肉电刺激，且失神经支配后数月仍有必要使用神经肌肉电刺激治疗。通常选用三角波电流进行电刺激，还可选择调制中频治疗。

**3. 运动疗法**　目的是增强肌力和耐力，改善和维持关节活动范围，但以肌力训练为主，采用主动 – 助力运动、主动运动、抗阻运动等训练。

肌电图检查出现较多动作电位时应开始增强肌力训练，以促进运动功能恢复。根据肌力检查结果，受累神经支配肌肉肌力为 0～1 级时，采用电刺激、针灸、中枢冲动传递训练、被动运动、肌电生物反馈、等长收缩等治疗；受累神经支配肌肉肌力为 2～3 级时，进行主动 – 助力运动、主动运动及器械性运动，随着肌力的增强，助力逐渐减少，但应注意运动量不宜过大，以免肌肉疲劳；受累神经支配肌肉肌力为 3 级以上时，可以进行抗阻力运动，以争取肌力的最大恢复，同时进行速度、耐力、灵活性、协调性与平衡性的专门训练。

此期针对关节活动障碍主要采用被动牵伸及关节松动技术，同时配合主动活动，主动活动时至少每小时活动 20 分钟，才能使牵伸获得的关节活动度最大限度地维持。另外，运动中的痛觉对患者需达到的运动程度有很好的提示，而且痛觉是预防肌肉萎缩最有效的刺激，所以疼痛不是终止运动的指征。但最佳的疼痛程度是以患者能耐受为度，如果次日局部的肿痛完全消失，则所采取的运动量对患者应最适合。

**4. 作业治疗**　根据功能障碍的部位及程度、肌力及耐力的检测结果，进行有关的作业治疗。上肢周围神经损伤患者可进行木工、编织、泥塑、打字、修配仪器、套圈、雕刻、缝纫、刺绣、拧螺丝等操作；下肢周围神经损伤患者可进行踏自行车、缝纫机等练习；也可选择文艺和娱乐活动以改善心理状态。治疗中不断增加训练的难度与时间，以增强肌肉的灵活性和耐力，并应注意防止由于感觉障碍而引起机械摩擦性损伤。

**5. ADL 训练**　上肢练习进食、洗脸、梳头、穿衣、洗澡等动作，下肢练习踢球动作、踏自行车等，提高生活自理能力，为独立行走做准备。

**6. 感觉训练**　手的感觉恢复顺序是痛、温觉—振动觉（30Hz）—移动性触觉—恒定性触觉—振动觉（256Hz）—辨别觉。将感觉训练程序分为早期和后期两个阶段：早期主要是痛、温觉、触觉和定位觉的训练，后期主要是辨别觉训练。

感觉训练需采用循序渐进的训练原则，即由大物体到小物体、由简单物体到复杂物体、由粗糙质地到纤细质地、由单一类物体到混合物体。先进行触觉训练，后期涉及对多种物体大小、形状、质地和材料的鉴别。当保护觉（痛觉）恢复时，感觉训练程序即可开始。治疗师在安静的房间里训练患者，训练前进行感觉评定，在患者手上画出感觉缺失区域。感觉训练时间每日 3 次，每次 10 ~ 15 分钟；感觉训练后的评定，每月 1 次。

（1）感觉过敏者，可采用脱敏疗法，即选用不同质地、不同材料的物品，如棉花、棉布、毛巾、毛刷、米粒、沙子等刺激敏感区，刺激物由软到硬、刺激量逐渐加大，使之产生适应性和耐受性。

（2）感觉减退或消失、实体感缺失者，往往很难完全恢复原来的感觉，需要采用感觉重建训练法进行训练。感觉训练时先进行触觉训练，选用软物（如橡皮擦）摩擦手指掌侧皮肤，然后是振动觉训练、定位觉训练，后期训练重点是辨别觉。

（3）振动觉、定位觉训练　用 30Hz 的音叉让患者知道移动性触觉开始的时间和部位，然后沿需要再训练的区域用铅笔擦头由近到远地触及。患者先睁眼观察训练过程，然后闭眼，注意力集中于他所觉察到的感受，而后睁眼确认，再闭眼练习。如此反复，直至患者能够较准确地判断刺激部位。当患者能够觉察到指尖的移动性触摸时，即可开始恒定性触摸练习。用铅笔擦头点压，压力由强变弱。经过闭眼—睁眼—闭眼训练程序，反复学习，直至患者能够准确地确认刺激部位。

（4）辨别觉训练　定位觉恢复后，可进行辨别觉训练。选择辨别觉训练的物体表面由粗糙—光滑，开始差别大—差别小。可将一系列不同大小、形状、质地、材料制成的日常用品如钥匙、螺钉、曲形针、纽扣、硬币、手表、橡皮块等放在布袋中让患者用手触摸辨认，每项训练仍采用闭眼—睁眼—闭眼方法。利用反馈，重复地强化训练，直至患者辨识。

正规感觉再训练结束，患者恢复主动活动后，后期阶段的感觉训练是在患者不断使用双手的过程中得以维持，故需要长时间的锻炼。

（5）局部麻木、刺痛、灼痛者，同时可采用药物治疗、交感神经节封闭治疗、物理因子治疗等。

**7. 矫形器的应用**　神经损伤后，肌力减弱或者完全消失，造成肢体不能保持功能位，可使用器械矫治。矫形器对周围神经损伤患者可预防、矫正挛缩畸形，动力性矫形器可帮助瘫痪肢体完成某些功能性活动，下肢的某些矫形器还有承重作用。对于功能恢复不完全或不能恢复的功能，应根据患者的具体情况选择合适的矫形器进行代偿。注意矫形器重量宜轻、尺寸要合适，避免对感觉丧失部位的压迫。

**8. 心理治疗**　周围神经损伤患者常常伴有不同程度的心理问题，表现为情感脆弱、焦虑、抑郁等。通过医学宣教、心理疏导、集体治疗、患者示范等方式，消除或减轻患者的心理障碍，使其发挥主观能动性，积极地进行康复治疗。也可通过作业疗法来改善患者的心理状态。

**9. 手术治疗**　对保守治疗无效而又有手术指征的周围神经损伤患者应及时进行手术治疗。闭合性神经节后损伤一般先保守治疗 3 个月，如没有神经再生及好转的迹象，需进行手术干预。损伤的周围神经断裂后一般做神经缝合术，若损伤的神经无法做原位缝合时或神经根性撕脱损伤时，需做神经移位或肌腱移位手术，对卡压或粘连较重的可行神经松解术等。

（1）神经减压松解术后　为防止松解后的神经再次粘连，术后 48 小时即应开始缓慢温和地主动和被动运动，同时配合超短波、干扰电等改善手术区血液循环，减少瘢痕形成，还可用超声、音频疗法以及直流电碘离子导入等治疗软化瘢痕。术后 4 ~ 6 周创伤基本愈合后，继续进行关节活动度训练，以及主动运动、抗阻运动以增强肌力。

（2）神经缝合术后　一般需做局部肢体外固定 4 ~ 6 周，术后神经轴突以每日 1 ~ 1.5mm 的速度自缝合处向下生长，可能需数月能使失神经的肌肉重新获得神经支配。在此期间，靶肌肉常严重萎缩，甚至纤维化而无法逆转。因此，神经缝合术后受累肌肉的神经电刺激在肢体固定期间即应开始，必要时在石膏或夹板内安置电极，对瘫痪肌肉进行电刺激，1 次/日，每次 15 ~ 20 分钟。每日进行未受损或部分瘫痪肌肉的动力性或静力性主动收缩练习，非固定关节每日保持关节全范围活动，每日 1～2 次，每个轴向活动 15～20 下。神经愈合、外固定去除后，继续做改善关节活动度及增强肌力训练。如瘢痕增生严重，可配合超声波等物理因子治疗。

（3）神经移位术后 周围神经损伤后无法进行原位缝接时，为尽可能恢复患肢功能，需做神经移位术，即将影响功能不大的神经移位，以修复受损的神经。但术后神经功能恢复时，必然出现不协调的运动，需进行较长期专门的协调训练

（4）肌腱移位术后 某些不能恢复的周围神经损伤时，常采用肌肉肌腱移位重建某些重要的功能。术前需强化被移位肌腱肌肉的力量练习，术后需防止粘连，还需进行重建运动协调的训练。

# 第五节　脑性瘫痪的康复

PPT

## 一、概述

### （一）定义

脑性瘫痪（cerebral palsy，CP）简称脑瘫，是指自受孕开始至出生后一个月内，由于各种原因所导致的非进行性脑损伤和发育缺陷所导致的综合征，以姿势异常及中枢性运动障碍为主要表现。脑瘫不是一个独立的疾病，而是由于脑损伤导致的综合征。往往伴有（常并发）感觉、视听觉、认知、言语（交流）和摄食障碍，以及精神发育迟滞、癫痫、行为紊乱、继发性肌与骨骼等一系列问题。

小儿脑瘫的发生率在发达国家平均在 2%～3%，我国为 1.5%～5%。脑瘫的防治重点是早发现、早诊断、早治疗，近年来开展的高危儿的早期干预成为热点，高危儿的早期干预可以减少脑瘫的发病率及致残率。

### （二）分型

根据脑瘫的不同表现，《中国脑瘫康复指南 2015》将脑瘫分为以下类型。

**1. 痉挛型** 是脑瘫中最常见的一种类型，占脑瘫的 60%～70%，主要病变在锥体束。主要表现为肌张力增高、腱反射亢进、关节活动范围受限所致的运动障碍和姿势异常。肌肉张力不同程度增高，走路时呈典型的"剪刀步态"。

**2. 不随意运动型** 主要病变在锥体外系，占脑瘫的 20%～25%，以肢体难以用意志控制的不自主运动为主要特征。常伴有流涎、咀嚼吞咽困难、言语障碍等，上肢重于下肢，走路时摇晃，患儿头部控制差。症状多在紧张或情绪激动时加重，安静和睡眠时缓解。

**3. 强直型** 以锥体外系受损为主，较少见。主要表现为肢体僵硬、活动减少，被动运动时伸肌和屈肌都有持续阻力，肌张力呈现铅管状或齿轮状增高。

**4. 共济失调型** 此型少见，主要病变在小脑。由于小脑损伤引起运动、感觉与平衡功能障碍。表现为平衡能力差，不能保持稳定姿势，走路时呈醉酒步态，常伴有眼球震颤、头及手轻微震颤。指鼻、指指、跟膝胫试验难以完成。

**5. 肌张力低下型** 也称软瘫，通常表现肌张力低下，肌力降低，关节活动范围增大，四肢呈软瘫状，自主运动少，几乎没有维持姿势的能力，仰卧位时四肢呈外展外旋位。

**6. 混合型** 某两种类型以上症状同时出现（脑瘫某两种类型或某几种类型同时存在于一个患儿身上时称为混合型），以痉挛型和不随意运动型症状同时存在多见。此型常提示脑部病变广泛。

### （三）病因

小儿脑瘫的直接病因是脑损伤和脑发育缺陷，其发生时间可分为三个阶段。

**1. 出生前因素**　孕期感染、遗传因素、孕期大量酗酒、吸烟、妊娠期宫内感染、先兆流产、母亲智力落后用药不当等。其中，临床与流行病学证实脑室周围白质软化（PVL）是脑瘫的一个重要危险因素，而感染是导致 PVL 发生的原因。另外，遗传因素对脑瘫的影响很重要。

**2. 围生期因素**　难产、早产、产伤、新生儿窒息、缺氧、低出生体重儿、巨大儿等。早产是目前发现脑瘫的最主要因素。

**3. 出生后因素**　新生儿胆红素脑病、高热惊厥、颅脑外伤、脑膜炎、颅内出血、缺氧缺血性脑病、脑积水、一氧化碳中毒等。

有资料显示，窒息、早产和重症黄疸是我国脑瘫的三大主要致病因素。

### （四）临床表现

**1. 出生后 1~6 个月内异常表现**　患儿身体发软，自发运动减少，这是肌张力低下的症状，在一个月内可见到。如果持续 4 个月以上，则为重症脑损伤。

**2. 出生后 6~12 个月内异常表现**　患儿主要表现为不能翻身，不能使用下肢，不能使用单手，指对指的精细动作不灵活，不能独坐、不能独站、尖足站立、不能迈步等。

## 二、康复评定

### （一）目的

通过评定，详细了解患儿功能障碍的性质、程度和影响范围；对患儿所具有的能力进行分析和量化；掌握患儿功能障碍的特点及关键因素，为制订康复训练计划、判断治疗效果提供依据。

### （二）内容

**1. 运动功能评定**　运动功能发育评定主要通过观察全身的粗大运动和上肢的精细运动。运动功能发育异常主要表现在发育落后和发育分离。一般认为运动功能发育异常是指运动发育延迟 3 个月以上，同时伴有异常姿势和异常运动模式。

（1）粗大运动评定　主要指对小儿整体性动作行为的发育进行评分。

（2）精细运动功能评定　上肢的精细运动主要表现在手指方面的功能发展情况，常用的评定量表为精细运动功能测试量表。

（3）肌张力评定　肌张力包括静止性肌张力、姿势性肌张力和运动性肌张力。

**2. 神经发育综合评定**　小儿反射发育能十分准确地反映中枢神经系统发育情况，其方法简单、无痛、无损伤、不受患儿主观影响，经济实用，是一种理想的检查方法。

**3. 关节活动度评定**　可以大于或小于正常，在患儿不同时期可发生改变。常用的评定方法如下。

（1）头部侧向转动试验　正常时下颌可达肩峰，左右对称，肌张力增高时阻力加大，下颌难以到达肩峰。

（2）围巾征　将小儿手通过前胸拉向对侧肩部，使上臂围绕颈部，尽可能向后拉，观察肘关节是否过中线。

（3）臂弹回试验　使小儿上肢伸展后，突然松手，正常在伸展上肢时有抵抗，松手后马上恢复原来的屈曲位置。

（4）腘窝角　小儿仰卧位，屈曲大腿使其紧贴到胸腹部，然后伸直小腿，观察大腿与小腿之间的角度。

（5）足背屈角　小儿仰卧位，检查者一手固定小腿远端，另一手托住足底向足背推，观察足从中立位开始背屈的角度。

（6）跟耳试验　小儿仰卧位，检查者牵拉足部尽量靠向同侧耳部，骨盆不离开床面，观察足跟与髋关节的连线与桌面的角度。

（7）股角（又称内收肌角）　小儿仰卧位，检查者握住小儿膝部，使下肢伸直并缓慢拉向两侧，尽可能达到最大角度。

**4. 协调功能评定与精细动作的评定**　通过对患儿协调功能及精细动作的评定可了解四肢的共济活动、协调能力及手指基本功能状况。

**5. 特殊感觉评定**　①视觉障碍：检查有无斜视、弱视、屈光不正、散光等；②听觉障碍：可利用客观的电测听及胶脑干诱发电位进行评定。

**6. 儿童 ADL 评定**　目前国内主要采用中国康复研究中心制订的脑瘫患儿日常生活活动能力（ADL）评定表（表4－13）。

表4－13　脑瘫患儿日常生活活动能力（ADL）评定表

| 项目 | 得分 | 项目 | 得分 |
|---|---|---|---|
| 一、个人卫生动作 | | 1. 书写 | |
| 1. 洗脸、洗手 | | 2. 与人交流 | |
| 2. 刷牙 | | 3. 能简单回答问题 | |
| 3. 梳头 | | 4. 能表达意愿 | |
| 4. 使用手绢 | | （7 岁后） | |
| 5. 洗脚 | | 1. 书写 | |
| 二、进食动作 | | 2. 与人交流 | |
| 1. 奶瓶吸吮 | | 3. 翻书页 | |
| 2. 用手进食 | | 4. 注意力集中 | |
| 3. 用吸管吸吮 | | 七、床上运动 | |
| 4. 用勺叉进食 | | 1. 翻身 | |
| 5. 端碗 | | 2. 仰卧位－坐位 | |
| 6. 用茶杯饮水 | | 3. 坐位－膝立位 | |
| 7. 水果剥皮 | | 4. 独立坐位 | |
| 三、更衣动作 | | 5. 爬 | |
| 1. 脱上衣 | | 6. 物品料理 | |
| 2. 脱裤子 | | 八、转移动作 | |
| 3. 穿上衣 | | 1. 床－轮椅或步行器 | |
| 4. 穿裤子 | | 2. 轮椅－椅子或便器 | |
| 5. 穿脱袜子 | | 3. 操作轮椅手闸 | |
| 6. 穿脱鞋 | | 4. 乘轮椅开关门 | |
| 7. 系鞋带、扣子、拉链 | | 5. 移动前进轮椅 | |
| 四、排便动作 | | 6. 移动后退轮椅 | |
| 1. 能控制大小便 | | 九、步行动作（包括辅助器） | |
| 2. 小便自我处理 | | 1. 扶站 | |
| 3. 大便自我处理 | | 2. 扶物或步行器行走 | |
| 五、器具使用 | | 3. 独站 | |
| 1. 电器插销使用 | | 4. 单脚站 | |
| 2. 电器开关使用 | | 5. 独行 5m | |
| 3. 开关水龙头 | | 6. 蹲起 | |
| 4. 剪刀的使用 | | 7. 能上下台阶 | |
| 六、认识交流动作 | | 8. 独行 5m 以上 | |
| （7 岁前） | | | |

评分标准：50 项，满分 100 分。能独立完成，该项 2 分；能独立完成，但时间较长，该项 1.5 分；能完成，但需他人辅助，该项 1 分；2 项中完成 1 项或即便辅助也很困难，每项 1 分；不能完成，该项 0 分。

轻度障碍：75~100 分；中度障碍：50~74 分；重度障碍：0~49 分。

**7. 言语功能评定**　脑瘫患儿常伴有语言发育迟缓和运动性构音障碍。

**8. 智力评定**　最常用的评定方法有丹佛发育筛查测验，适用于从出生到 6 岁儿童。

## 三、康复治疗 e 微课 5

### （一）目标

采用医疗、康复、教育、矫形等综合治疗手段，最大限度地减少功能障碍，减轻继发性残疾，使患儿在身体、心理、职业、社会等方面达到最大的恢复和补偿，力求实现最佳功能和独立性，或者借助辅助器具，提高生活质量，最大限度回归家庭、参与和分享社会成果。

### （二）方法

**1. 运动疗法**　运动疗法的目的主要是改善运动功能，尽可能使其正常化。常用的方法有 Bobath 技术、Vojta 技术（诱导疗法）等。

（1）关键点的控制　采用头部关键点、躯干关键点、肩胛及上肢关键点的控制、下肢及骨盆关键点等达到抑制异常姿势反射，促进正常姿势反射的目的（图 4-10）。

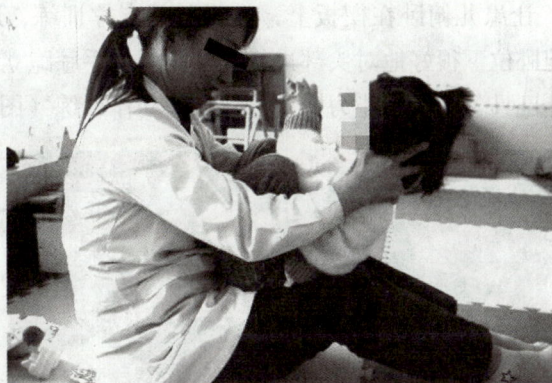

图 4-10　头部关键的控制

（2）头颈部控制训练　可让患儿取俯卧位，用前臂支撑身体，训练人员在前方用玩具诱导患儿抬头。抬头训练应在俯卧、仰卧位交替进行（图 4-11）。

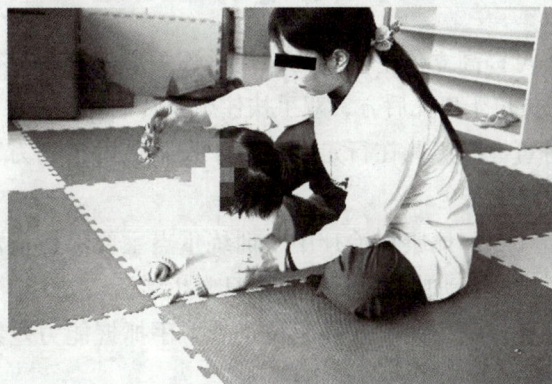

图 4-11　头颈部控制

（3）翻身训练　正常小儿翻身顺序有两种：①患儿仰卧位，训练人员用双手分别握住患儿双踝左右交叉，带动患儿身体旋转向左（或右）侧，同时骨盆－躯干－头部也随之旋转。②患儿处于仰卧位，使双下肢呈屈曲立位，训练人员用自己膝关节予以固定，双手将患儿两上肢左右交叉，带动患儿身体从仰卧位旋转向左（或右侧），同时令患儿头向左（或右侧）侧转动，并协助其完成躯干的屈曲和旋转，也可在一侧用玩具诱导其翻身。

（4）坐位平衡训练　训练时，患儿坐在合适的椅子上，头应保持正直呈中立位，胸背挺直，髋、膝、踝关节屈曲90°，两足平放在地板上（图4－12）。

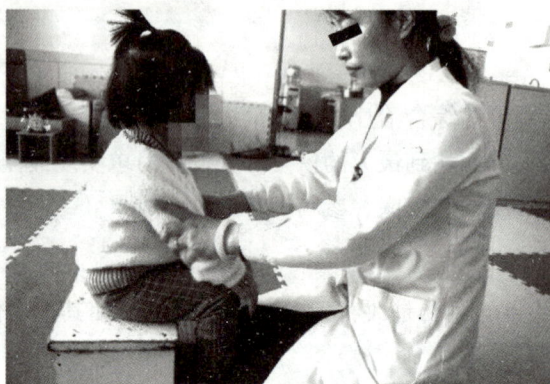

图4－12　坐位平衡

（5）爬行训练　训练时，让患儿俯卧在楔板上，进行肘部支撑训练，逐渐到前臂支撑训练，再双手支撑训练。当患儿能够在俯卧位下很好地对头部进行控制，保持手膝跪立位和完成上下肢交替动作时的重心转移时，说明此时患儿已具备了爬行能力，可进行爬行动作训练（图4－13）。

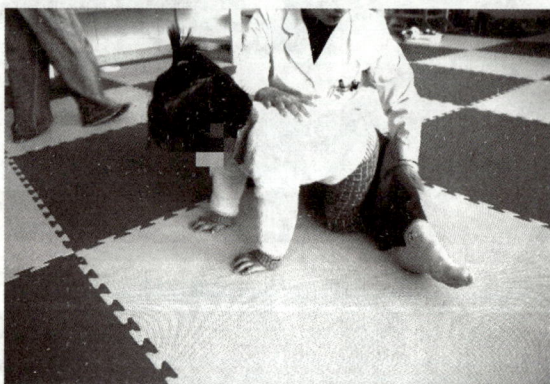

图4－13　爬行训练

（6）站立训练　站立训练可提高立位平衡能力，促进髋关节发育，为行走做准备。训练时患儿站立，双手放在桌子上，训练人员位于患儿后方，双手扶住患儿两侧骨盆，保持站立稳定（图4－14）。

（7）步行训练　步行训练可提高患儿在行走中对躯干及下肢的控制力，扩大其活动范围。训练时应及时纠正患儿的异常步态并注意安全。

**2. 日常生活活动能力的训练**　在脑瘫康复治疗中，训练重点主要保持正常姿势、促进手的精细功能及上肢功能发育，促进感觉、知觉运动功能发育，提高日常生活活动能力。

（1）进食训练　吞咽功能良好的患儿可选择坐位进食，手抓握能力差者可用辅助具辅助进食，喝水可选用双柄的杯子。

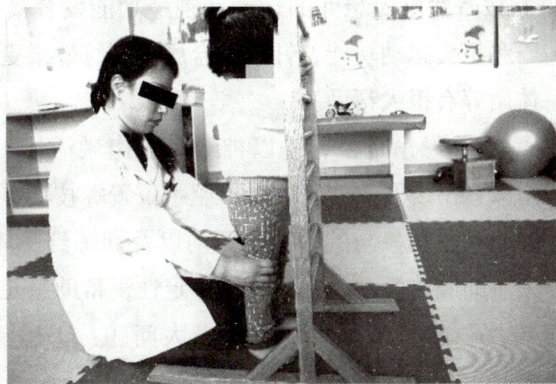

图 4 – 14 站立训练

（2）穿脱衣服训练 训练应该先从简单的衣物开始，并让患儿了解穿脱衣服的顺序，先辅助穿衣，逐渐变为独立穿脱衣服。

（3）梳洗训练 让患儿熟悉常用的梳洗用具并知道如何使用，再训练患儿上肢的运动和手的精细动作及控制能力。

（4）如厕训练 可从两岁开始训练，一般先训练排尿，再训练排便；先训练使用便盆，后训练使用坐厕。

（5）感觉统合训练 感觉统合训练可促进大脑的发育成熟，使大脑有效地处理来自外界环境与身体的感觉信息，并作出适应性反应，提高患儿注意力及协调能力等。

（6）支具和辅助具的使用 应用支具的目的主要是矫正畸形、保持肢体的功能位、加强肢体的承重能力，促进运动功能的发育。

**3. 言语治疗** 脑瘫患儿多伴有言语发育迟缓，早期言语训练可促进患儿语言能力及交流能力的发展。训练时按照正常言语发育情况，循序渐进，采用一对一地训练或集体训练方法进行训练。提高主动交流意识，促进发音，开发智力，增强患儿的沟通、语言和识字能力，以及改善患儿语言交流和社会适应能力等。

**4. 引导式教育** 引导式教育是国际上公认的治疗小儿脑瘫最有效的方法之一。通过合格的训练人员（引导员）根据患儿的活动能力、言语、情感等发育的状况及问题制订相应的、系统的训练方案，以小组的形式，采取有目的、有节律的训练方法，让患儿主动进行训练；同时将运动、语言、理解、智力开发、社会交往及行为矫正融合在一起进行全面康复，使患儿得到全面康复和发展。

**5. 感觉统合训练** 感觉统合训练可促进大脑的发育成熟，使大脑有效地处理来自外界环境与身体的感觉信息，并作出适应性反应，提高患儿注意力及协调能力等。

**6. 多感官刺激** 脑瘫患儿由于脑损伤或发育障碍，不仅具有运动功能障碍，还可伴有触觉、听觉、视觉等多种感知觉障碍或异常。因此，根据患儿的不同特点，选择性采取多感官刺激是很有必要的。

**7. 游戏及文体治疗** 游戏是孩子的天性，孩子在游戏中认识世界、他人和自我，在游戏中学会人际交往和社会交往并得到愉悦，促进感知、认知、思维和创造能力，促进身心发育。脑瘫儿童由于运动障碍等多种原因，难以像正常儿童一样游戏和参与文体活动，父母和家人也忽视了他们对于游戏和文体活动的需求，从而无形中剥夺了他们的天性。根据患儿的不同特点，开展具有针对性、适于脑瘫儿童的游戏和文体活动，将寓教于乐的理念贯穿于康复训练中，对于提高康复疗效，促进患儿身心全面发育发展尤为重要。

**8. 传统康复治疗技术**　推拿按摩对脑瘫患儿的运动和神经功能发育具有促进作用；针灸可以改善脑瘫患儿的言语障碍、智力障碍和粗大运动功能，针刺配合康复训练效果更加明显；中药和熏洗对脑瘫患儿的免疫功能、脾胃功能、体质等有很大帮助。

**9. 悬吊训练疗法（SET）**　亦称悬吊疗法，是以神经－肌肉激活技术为基础，通过改变悬吊点、运用弹性绳、调整稳定程度、增减悬吊度及改变悬吊肢体躯干位置等技巧，让身体处在不稳定状态下进行各种力量练习，能够充分调动儿童主动参与的乐趣，调动以及训练到身体深部感觉的综合协调能力、增强核心力量和核心稳定性，来协助肢体活动、提升关节稳定性，帮助患儿更好地完成坐位、四点位及立位，以提高运动能力的训练方法。悬吊训练主要解决三大问题：①感觉运动控制；②稳定性（协调）；③肌力问题。

**10. 心理治疗**　脑瘫患儿由于身体缺陷及周围环境的影响，心理障碍者较多，在治疗中尊重和理解患儿，及时鼓励和表扬患儿的进步，对他们遇到的困难予以帮助和关怀，鼓励他们多与别人交往，使他们愿意接纳别人，为融入社会群体打下基础。

**11. 水疗**　水疗是利用水的温度、浮力等物理特性，使其以各种方式作用于患儿，促进康复的方法。

**12. 药物治疗**　主要针对脑瘫患儿的伴随症状和并发症。必要时可选择抗感染药物、抗癫痫药物、降低肌张力的药物（地西泮、巴氯芬口服或鞘内注射等）、神经肌肉阻滞剂、各类神经生物制剂等，其中神经肌肉阻滞剂，特别是肉毒杆菌毒素 A 应用较为广泛。

**13. 康复工程**　支具和辅助器具，根据目的不同可分为医疗用、恢复用、固定用、矫正用、步行用等不同的矫形器。应用支具的目的主要是矫正畸形、保持肢体的功能位，加强肢体的承重能力，促进运动功能的发育。

**14. 手术治疗**　我国于 20 世纪 90 年代开始采用脊神经后根切断术（SPR、SDR）治疗脑瘫，以降低重症痉挛性脑瘫的下肢肌张力。开展较为广泛的手术包括肌、肌腱和骨关节矫形手术，目的是改善功能，矫正局部畸形和挛缩，减少痛苦，便于护理。提倡矫形外科医师与康复科医师、康复治疗师及相关人员多学科协作，做好手术适应证的选择、手术与康复训练相结合、术后康复以及矫形器的应用等。

## 目标检测

答案解析

### 一、选择题

1. Brunnstrom 分期分为

　　A. 3 期　　　　　　　　　　　　B. 4 期

　　C. 5 期　　　　　　　　　　　　D. 6 期

2. 偏侧空间忽略的刺激为

　　A. 视觉　　　　　　　　　　　　B. 听觉

　　C. 触觉　　　　　　　　　　　　D. 视觉、听觉、触觉

3. 颅脑伤患者最为突出、最具有特征的功能障碍是

　　A. 运动障碍　　　　　　　　　　B. 感觉障碍

　　C. 认知障碍　　　　　　　　　　D. 感知障碍

4. 患者，女，35 岁，1 小时前由汽车上摔下，枕部着地，急诊室称患者能自发睁眼，对疼痛能推开检查者的手，虽然有意识紊乱但能自由交谈，按照 Glasgow 昏迷量表评分为

　　A. 5 分　　　　　　　　　　　　B. 8 分

　　C. 11 分　　　　　　　　　　　　D. 13 分

5. 一例脑外伤患者入院时进行 ADL 评定，可控制大小便，较小帮助完成进食，余项目均不能完成，则该患者的 Barthel 指数评分是

　　A. 25 分　　　　　　　　　　　　B. 30 分

　　C. 35 分　　　　　　　　　　　　D. 40 分

6. 关于脊髓损伤的临床特征的叙述，不正确的是

　　A. 分为四肢瘫和截瘫

　　B. 完全性脊髓损伤平面以下全瘫，大小便控制功能保留

　　C. 不完全性脊髓损伤后表现为不完全瘫痪

　　D. 截瘫患者躯干、双下肢及盆腔脏器功能障碍

7. 以下可作为判断脊髓休克消失的指征是

　　A. 提睾反射（＋）　　　　　　　　B. 腹壁反射（＋）

　　C. 肛门－球海绵体反射（＋）　　　D. Babinski 征（＋）

8. 腓总神经在腓骨小头处位置表浅，易于损伤，下列叙述错误的是

　　A. 上石膏或夹板前要在腓骨小头处加垫保护，防止压迫损伤

　　B. 同桡神经一样，腓总神经也分成两支，腓浅神经（感觉支）与腓深神经（运动支）

　　C. 损伤后表现为足下垂内翻，走路呈跨跃步态

　　D. 感觉障碍位于小腿外侧与足背

9. 患者，男，26 岁。外伤致肱骨中下 1/3 骨折，来院检查时发现有垂腕征，垂指畸形。最可能损伤的神经是

　　A. 尺神经　　　　　　　　　　　　B. 臂丛神经

　　C. 正中神经　　　　　　　　　　　D. 桡神经

10. 下列导致脑瘫的出生前因素的是

　　A. 孕期感染　　　　　　　　　　　B. 遗传因素

　　C. 吸烟、孕期大量酗酒　　　　　　D. 用药不当

11. 脑瘫的运动疗法中，常用的治疗方法有

　　A. Bobath 技术　　　　　　　　　　B. Vojta 技术

　　C. 针灸疗法　　　　　　　　　　　D. 中频

12. 脑瘫儿童的日常生活动能力评定的训练不包括

　　A. 进食训练　　　　　　　　　　　B. 穿脱衣服训练

　　C. 平衡训练　　　　　　　　　　　D. 如厕训练

## 二、思考题

1. 患者，女，60 岁，因"脑梗死"入院。目前进行康复评定 Brunnstrom 分期：上肢 3 期，手 2 期，下肢 3 期。伴有吞咽障碍，深感觉障碍、偏盲，血压 130/85mmHg，植入心脏起搏器。

请问可以为该患者进行哪些康复治疗？

2. 患儿，男，4 岁，因"不能独立步行 3 年余，加重 5 天"入院。患儿为第一胎第一产，孕 28 周

早产，出生时体重 2.1kg，有产后窒息史。患儿出生后运动、智力发育与同龄儿童相比滞后。入院时肢体僵硬、被动运动时伸肌和屈肌都有较大阻力，肌张力呈现铅管状或齿轮状增高。

查体：一般情况良好，双手精细动作差，在较大帮助下能拿捏较大物体，双下肢肌张力高，Ashworth 肌张力评级 4 级，关节活动度差，髋关节外展 10°，髋关节屈曲 40°。膝关节屈曲 45°，足背屈 0°。

请问可以为该患者进行哪些运动治疗？

（刘　尊　赵　娅　谭吉勇　任永利）

**书网融合……**

| 本章小结 | 微课1 | 微课2 | 微课3 |

| 微课4 | 微课5 | 题库 |

# 第五章  骨与关节疾病的康复

## 学习目标

1. 通过本章学习，重点掌握颈椎病、肩关节周围炎、腰椎间盘突出症、骨折、运动损伤、青少年特发性脊柱侧弯的主要功能障碍、康复评定及康复治疗；熟悉颈椎病、肩关节周围炎、腰椎间盘突出症、骨折、运动损伤、青少年特发性脊柱侧弯的康复治疗分期及各期目标；了解颈椎病、肩关节周围炎、腰椎间盘突出症、骨折、运动损伤、青少年特发性脊柱侧弯的健康教育。

2. 学会对颈椎病、肩关节周围炎、腰椎间盘突出症、骨折、运动损伤、青少年特发性脊柱侧弯的患者进行康复功能评定、制订康复方案并指导实施。具有较好的人文关怀精神、一定的分析问题及解决问题的临床思维能力。

## 情境导入

患者，男，58岁，双髋部疼痛伴活动困难10年，加重1个月。患者10年前逐渐开始出现双髋疼痛，伴活动受限，跛行。1个月前，双髋疼痛加重，行走活动时明显，休息后略缓解。如厕、上下楼梯、穿鞋袜等受限明显，严重影响日常生活。遂就诊当地医院，门诊以"双侧股骨头无菌性坏死"收入院，准备进行双侧全髋关节置换术。查体：双髋关节各方向活动范围均受限，双腿肌肉萎缩明显，双侧股四头肌肌力4级，双髋关节活动后疼痛明显，疼痛视觉模拟评分法（VAS）7分，活动时双膝关节亦感觉疼痛。

讨论 1. 患者在术前和术后需做哪些康复功能评定？

2. 结合患者情况，为患者制订康复治疗方案。

# 第一节  颈椎病的康复

PPT

## 一、概述

### （一）定义

颈椎病又称颈椎病综合征，是指颈椎间盘退行性变和继发的颈椎组织病理变化，刺激或压迫周围的神经根、脊髓、交感神经、椎动脉、韧带、关节等出现相应的症状和体征的综合征。临床主要表现为颈肩部痛、头晕与头痛、颈部僵硬和活动受限、上肢放射性疼痛及麻木等。

### （二）病因与病理

**1. 病因**  颈椎病的发病因素很多，大致可分为外因、内因及继发性因素。

（1）外因  主要包括颈部急慢性损伤、姿势不良、咽喉及颈部炎症等。其中慢性损伤是颈椎病关节退行性变的常见原因，如不当的工作学习姿势、不良的睡眠方式、剧烈地旋转颈部或头部等，使颈部肌肉处于长期疲劳状态，容易发生损伤。外伤是颈椎病发生的直接原因。

（2）内因 主要包括颈部先天性骨关节结构畸形、颈部发育性椎管狭窄、糖尿病、冠心病及肥胖等。

（3）继发性原因 颈椎退行性变、椎间盘突出、关节囊松弛、韧带肥厚和骨化等。

**2. 病理** 颈椎病的基本病理变化是椎间盘的退行性变。其主要病理改变是由于颈椎长期劳损、骨质增生、椎间盘突出、韧带增厚等刺激或压迫了邻近的脊髓、神经根、椎动脉及交感神经，从而出现一系列功能障碍的临床综合征。

### （三）临床分型与特征

**1. 颈型** 颈型颈椎病是颈椎病早期阶段的表现，又称软组织型颈椎病。该型颈椎病的主要表现为颈部疼痛强直、活动受限、反复出现落枕等。查体可见颈肩部肌肉有压痛。X线片一般无异常或有生理弧度改变和轻微的骨质增生。

**2. 神经根型** 神经根型颈椎病是颈椎病中最常见的类型，约占60%，好发于 $C_5 \sim C_6$ 和 $C_6 \sim C_7$ 间隙。主要表现为颈肩臂疼痛、酸胀，其中患侧上肢出现放射性疼痛和手麻是本型颈椎病的突出特点。查体叩顶试验、臂丛牵拉试验和椎间孔挤压试验呈阳性。X线片异常比较典型，可见颈椎生理曲度或序列发生改变、椎间孔狭窄变形、钩椎关节或后关节骨质增生等。颈部 CT 或 MRI 可见椎间盘变性、膨出和突出。肌电图检查时，受累神经根所支配的肌群和棘旁肌可显示纤颤电位和正峰电位。

**3. 脊髓型** 脊髓型颈椎病是颈椎病中最严重的类型，致残率极高，以 40～60 岁的中年人常见。根据脊髓受压的部位和程度不同而症状不同，临床主要表现为下肢无力、步态笨拙、行走困难有踩棉花感，躯体呈束带感，上肢可出现麻木、无力、持物不稳，后期甚至出现瘫痪、直肠和膀胱功能障碍。查体可见浅感觉障碍，而深感觉正常；肌力减退、肌张力增高呈折刀感；腱反射亢进、髌踝阵挛阳性、Hoffmann 征和屈颈试验阳性。X线片可见椎间隙及椎管狭窄。CT 或 MRI 提示后缘严重性增生，椎间盘严重突出，硬膜囊或脊髓受压变形。

**4. 椎动脉型** 椎动脉型颈椎病是椎间关节退变压迫并刺激椎动脉，引起椎－基底动脉供血不足为主的一类疾病。主要表现为头痛、阵发作性眩晕、视物不清、听力减退、恶心、呕吐等，严重者下肢无力、共济失调，甚至猝倒，但意识清晰。查体可见旋颈试验阳性。经颅彩色多普勒检查提示椎－基底动脉供血不足；X线片钩椎关节增生或其他退变；椎动脉造影对诊断有重要意义。

**5. 交感型** 交感型颈椎病是椎间关节退变累及交感神经，引发交感神经功能紊乱的疾病。本病多见于 40 岁左右女性，主要表现为头晕、头痛或偏头痛、记忆力减退等头部眼部肿胀、干涩、视物模糊等眼部症状；心悸、胸闷、心律失常、心前区疼痛等心脏症状；恶心、呕吐、腹胀、腹泻等腹部症状；肢体发凉、畏寒、疼痛过敏等周围血管症状。以上症状与颈部活动有关，颈部活动多、长时间低头时症状明显加重，休息后好转。查体没有明确体征，颈部活动多正常。X线片检查显示颈椎退变现象。

**6. 混合型** 具有上述两种或两种以上颈椎病相应的临床特征。

## 二、康复评定

### （一）一般评估

了解患者的工作及生活习惯情况，观察患者颈椎脊柱生理曲线是否改变，脊柱有无畸形，软组织是否肿胀，神经支配区肌肉有无萎缩、肩部的高度是否对称等。

### （二）特征性检查

**1. 压顶试验** 又称椎间孔挤压试验。患者取坐位，全身放松，头向患侧倾斜。检查者站在患者身后，双手重叠置于患者头顶，向下按压。若患者颈肩臂出现放射性疼痛或麻木则为阳性。

**2. 臂丛牵拉试验**　即 Eaten 试验。患者取坐位，颈部前屈，检查者一手置于患侧头部，另一手握住患侧手腕，两手同时向相反方向用力，若出现患肢放射性疼痛或麻木为阳性，提示臂丛神经受压。

**3. 椎间孔分离试验**　患者取端坐位，检查者站在患者身后，双手分别托住患者枕颌部，向上牵拉颈椎，若患者麻痛减轻为阳性。

**4. 前屈旋颈试验**　令患者头部前屈，然后做左右旋转活动，若患者颈椎处出现疼痛为阳性，提示颈椎小关节退行性改变。

**5. 低头试验**　患者直立，双足并拢，双手自然下垂，低头看自己脚尖 1 分钟。若出颈肩臂痛、头晕、耳鸣、心悸、胸闷、汗出、上下肢无力、站立不稳、小腿发紧等为阳性。

**6. 伸颈试验**　姿势与低头试验相同，低头看脚尖改为仰头看屋顶 1 分钟，出现低头试验所述症状为阳性。

**7. 椎动脉扭曲试验**　患者取坐位，检查者站在患者身后，双手抱住患者头部两侧，将患者头部后仰同时转向一侧。若患者出现头晕、恶心、晕倒为阳性。

### （三）功能评定

**1. 疼痛**　疼痛是颈椎病的常见症状，常采用方法包括视觉模拟评分法（VAS）、数字疼痛评分法（NRS）、疼痛问卷（McGill）等方法。

**2. 关节活动度**　颈椎关节活动度评定是颈椎病康复评定的重要内容。颈椎正常的活动度前屈为 0 ~ 45°，后伸为 0 ~ 45°，侧屈为 0 ~ 45°，旋转为 0 ~ 60°。

**3. 肌力**　选用徒手肌力检查法（MMT），对易受累的肌肉进行肌力的评定，并与健侧对比。常评定的肌肉有冈上肌、三角肌、胸大肌、肱二头肌、肱三头肌、伸腕肌及骨间肌等。

## 三、康复治疗　ℯ 微课1

### （一）治疗原则

在颈椎病的康复治疗中，调整和改善颈椎节段与周围组织的关系，减轻或消除对各种神经和血管组织刺激和压迫，消除炎性水肿，缓解肌肉痉挛，改善局部供血营养，恢复颈椎的稳定性等才是取得疗效的关键。治疗以非手术疗法为主，但比较严重的脊髓型颈椎病应考虑手术治疗。针对各型颈椎病特点，采用适当的综合治疗，要求患者积极配合，坚持足够疗程，并注意消除工作和生活上可能加重病情的因素。

### （二）治疗方法

**1. 保持正确的休息**　颈椎病急性发作期的患者必须休息，慢性期亦要适当注意休息。在日常生活中保持良好的坐姿，避免长时间玩手机、看电脑、低头伏案工作，同时保持合适的睡姿，选择合适的枕头及床垫。

**2. 牵引治疗**　通过颈椎牵引的生物力学效应缓解颈部肌肉痉挛，松解软组织粘连，拉大椎间隙或使椎间孔相对增大，减轻椎间盘内压，解除神经根的刺激和压迫；牵引，使关节嵌顿的滑膜或关节突关节的错位得到复位，使扭曲的椎动脉伸展，改善脑部血液循环。适用于神经根型、椎动脉型、交感型颈椎病。颈椎牵引时必须严格掌握牵引的角度、重量及时间，坐位牵引时，牵引角度为头部前倾 0 ~ 30° 为宜，屈曲角度越大，牵引力的作用节段越低；牵引力通常从 4 ~ 6kg 开始，逐渐增至 10 ~ 15kg 或更多，亦可按照患者体重的 15% ~ 20% 计算；一般每日 1 次，每次治疗 15 ~ 30 分钟，20 ~ 30 次为 1 个疗程。

**3. 手法治疗**　手法治疗是颈椎病治疗的重要手段之一，是根据颈椎骨关节的解剖及生物力学的原理为治疗基础，对脊椎及脊椎小关节用推动、牵拉、旋转等手法进行被动活动治疗，以调整脊椎的解剖及生物力学关系，同时对脊椎相关肌肉、软组织进行松解，达到改善关节功能、缓解痉挛、减轻疼痛的目的。常用的方法包括推拿、麦肯基（Mckenzie）方法、关节松动手法（Maitland 手法）、脊椎矫正术（Chiropractic）等。

**4. 运动治疗**　运动疗法是提高和巩固疗效的关键。运动治疗可增强颈肩背肌的肌力，使颈椎稳定，改善椎间各关节功能，增加颈椎活动范围，减少神经刺激，减轻肌肉痉挛，消除疼痛等不适，矫正颈椎排列异常或畸形，纠正不良姿势。长期坚持运动疗法可促进机体的适应代偿过程，从而到达稳固疗效，减少复发的目的。颈椎运动疗法常用的方法有徒手操、棍操、哑铃操等。

**5. 物理因子治疗**　物理因子治疗的主要作用是扩张血管、改善局部血液循环，解除肌肉和血管的痉挛，消除神经根、脊髓及其周围软组织的炎症、水肿，减轻粘连，调节自主神经功能，促进神经和肌肉功能恢复。常用治疗方法包括经干扰电疗法、超短波疗法、红外线疗法、激光疗法、超声波疗法、磁疗法、蜡疗等。

**6. 颈部矫形器**　颈椎的矫形支具主要起到固定与保护颈椎的作用。最常用的有颈围和颈托，有助于缓解症状和组织修复，是辅助治疗措施。通常适用于急性发作期或症状较重者，但戴用时间不宜过久，以免导致肌无力及颈椎活动不良。

**7. 其他治疗**　如针灸、拔罐、刮痧、心理、健康教育等治疗。

# 第二节　肩关节周围炎的康复

PPT

## 一、概述

### （一）定义

肩关节周围炎，又称肩周炎，是指肩关节周围的肌肉、肌腱、滑囊及关节囊等的慢性损伤性炎症或退行性而引起肩周疼痛和关节活动障碍为主要症状的综合征。本病早期肩关节呈阵发性疼痛，常因天气变化及劳累而诱发，以后逐渐发展为持续性疼痛，并逐渐加重，昼轻夜重，夜不能寐，不能向患侧侧卧，肩关节向各个方向的主动和被动活动均受限。肩关节可有广泛压痛，并向颈部及肘部放射，还可出现不同程度的三角肌的萎缩。

### （二）病因与病理

肩关节是人体全身各关节中活动范围最大的关节。其关节囊较松弛，关节的稳定性大部分靠关节周围的肌肉、肌腱和韧带的力量来维持。由于肌腱本身的血液供应较差，而且随着年龄的增长而发生退行性改变，加之肩关节在生活中活动比较频繁，周围软组织经常受到来自各方面的摩擦挤压，故而易发生慢性劳损并逐渐形成原发性肩关节周围炎。肩关节周围炎发病的因素较多，但主要病因有以下几种。

**1. 肩部原因**　本病大多发生在 40 岁以上中老年人，软组织退行病变，对各种外力的承受能力减弱是本病的基本因素。由于长期过度活动、姿势不良等所产生的慢性致伤力产生的劳损是主要激发因素。肩部急性挫伤、牵拉伤后因治疗不当或上肢外伤后肩部固定过久，肩周组织继发萎缩、粘连。

**2. 肩外因素**　颈椎病、糖尿病、脑卒中、心肺、胆道、甲状腺和自身免疫性疾病发生的肩部牵涉痛，因原发病长期不愈使肩部肌持续性缺血和痉挛而形成炎性病灶，转变为真正的肩关节周围炎。

### （三）临床分期

根据肩关节周围炎的病理变化可分为三个阶段，即凝结期、冻结期和解冻期。

**1. 凝结期**　又称早期、急性期和疼痛期。肩关节周围炎初起为肩部周围酸痛并进行性加重，多因姿势不当、受冷等引起，疼痛剧烈，夜间加重，肩臂活动因疼痛而受限，局部喜温怕冷，疼痛可向背部扩散，关节自主活动轻度受限，偶尔因碰撞或活动而剧痛难忍，伴有肌肉痉挛和肩关节活动轻度受限。

**2. 冻结期**　又称中期、慢性期和粘连期。该期疼痛有所减轻，但由于软组织变性、挛缩，发生纤维性粘连性"冻肩"，因而关节活动严重受限，被动外展与前屈运动时，同侧肩胛骨随之牵动，出现"耸肩"代偿现象。肩关节各个方向活动范围明显缩小，以上举、内外旋、外展及后伸受限显著，进而影响了日常生活，如洗脸、梳头、穿脱衣服等活动受限。严重者可出现肩关节周围三角肌、冈下肌、冈上肌等废用性肌萎缩。

**3. 解冻期**　又称末期、缓解期、恢复期。该期肩部疼痛消减，肩关节的挛缩与粘连逐渐解除，功能恢复到正常或基本接近正常。不过肌肉的萎缩需要较长时间的锻炼才能恢复，少数患者可能会长期遗留肩关节活动范围不同程度受限。

### （四）功能障碍

**1. 疼痛**　疼痛起初时呈阵发性慢性发作，以后肩部疼痛逐渐加剧或顿痛，或呈刀割样痛，且呈持续性。肩部疼痛多呈弥散性，可向颈、背、臂、手放射，夜间或肩部活动时疼痛加重。肱骨大结节、肱骨结节间沟、肩峰下缘突、肱二头肌腱附着处、大小圆肌及肩胛骨外侧缘等压痛。

**2. 肩关节活动受限**　肩关节周围炎时肩关节向各个方向的活动均可受限，尤其以外展、后伸、内旋、屈肘活动时受限显著，严重者肩肱关节活动完全受限。

**3. 肌肉痉挛与萎缩**　肩部周围的三角肌、冈上肌等肌肉在肩关节周围炎早期可出现痉挛，晚期可发生废用性肌萎缩，形成肩峰突起、上举不便、后伸不利等，此时疼痛症状反而有所减轻。

## 二、康复评定

### （一）疼痛的评定

常用疼痛评定方法为视觉模拟评分法（VAS），用于评定疼痛的强度。在纸上画长度为 10cm 直线，按 10cm 分度，直线左端表示无痛，右端表示极痛，患者目测后在直线上定出点，表示疼痛程度。

### （二）关节活动度的评定

利用量角器进行肩关节活动度评定肩关节的前屈、后伸、外展、内旋、外旋等活动，肩关节正常活动度为前屈 $0 \sim 180°$，后伸 $0 \sim 60°$，外展 $0 \sim 180°$，内外旋 $0 \sim 80°$。

### （三）肌力评定

一般选用徒手肌力检查法（MMT），根据 MMT 的评级标准 Lovett（$0 \sim 5$ 级分级法）主要针对与肩关节活动有关的肌肉进行测定。

### （四）肌围度评定

测量上肢肢体周径可反应肌肉萎缩的程度，以测量肌腹为准，并进行健患侧对比。

### （五）日常生活活动能力（ADL）评定

患者需进行 ADL 能力评定，如果有穿脱上衣困难，应了解其受限程度；询问如厕、个人卫生及洗漱（梳头、牙刷、洗澡等）受限的程度；了解从事家务劳动如洗衣、切菜、做饭等受限情况。

### （六）肩关节功能综合评定

肩关节功能综合评定（Constant – Murley 法）包括：疼痛，15 分；ADL，20 分；ROM，40 分；MMT，25 分；共 100 分（表 5 – 1）。

表 5 - 1　Constant - Murley 肩关节功能评定标准

| | 内容 | 得分 |
|---|---|---|
| 疼痛 | 无疼痛 | 15 |
| | 轻度度痛 | 10 |
| | 中度痛 | 5 |
| | 严重痛 | 0 |
| 日常生活活动的水平 | 全日工作 | 4 |
| | 正常的娱乐和体育活动 | 3 |
| | 不影响睡眠 | 2 |
| 手的位置 | 91～120° | 6 |
| | 121～150° | 8 |
| | 151～180° | 10 |
| 外旋 | 手放在头后肘部保持向前 | 2 |
| | 手放在头后肘部保持向后 | 2 |
| | 手放在头顶肘部保持向前 | 2 |
| | 手放在头顶肘部保持向后 | 2 |
| | 手放在头顶再充分向上伸直上肢 | 2 |
| 内旋 | 手背可达大腿外侧 | 0 |
| | 上抬到腰部 | 2 |
| | 上抬到剑突 | 4 |
| | 上举到颈部 | 6 |
| | 上举到头颈部 | 8 |
| | 举过头顶部 | 10 |
| ROM（前屈、后伸、外展、内收） | 0～30° | 0 |
| | 31～60° | 2 |
| | 61～90° | 4 |
| 肌力 | I | 5 |
| | II | 10 |
| | III | 15 |
| | IV | 20 |
| | V | 25 |
| 总分 | | |

## （七）心理评定

部分患者患侧肩关节疼痛明显，持续时间较长且关节活动受限，影响睡眠和日常生活活动，常导致患者出现抑郁、焦虑情绪。一般采用抑郁自评量表（SDS）或焦虑自评量表（SAS）。抑郁自评量表由20个条目组成，每个条目相当于一个症状，按1～4级评分。包括精神病性情感症状（2个条目）、躯体性障碍（8个条目）、精神运动性障碍（2个条目）、抑郁的心理障碍（8个条目）。将20个条目的各个得分相加，即得粗分。

$$标准分 = 粗分 × 1.25$$

$$抑郁严重度 = 各条目累计分/80$$

根据抑郁严重度以帮助诊断是否有抑郁症状，还可以判定抑郁程度的轻重。标准：0.5 以下者，为无抑郁；0.5 ~ 0.59，为轻微至轻度抑郁；0.6 ~ 0.69，为中至重度；0.7 以上，为重度抑郁。

## 三、康复治疗 ⓔ 微课 2

### （一）治疗原则

**1. 凝结期** 以消除肩关节周围组织炎症、缓解疼痛为主。可应用药物治疗、物理因子治疗、针灸治疗等。

**2. 冻结期或解冻期** 以增强肩关节周围肌力，恢复肩关节正常活动范围及运动功能，提高日常生活活动能力。主要采用运动治疗、推拿治疗、作业治疗等。

### （二）治疗方法

**1. 药物治疗** 凝结期主要表现为肩关节周围炎性疼痛明显，需用药物控制。目前临床上常用的药物为非甾体抗炎药类，如阿司匹林、吲哚美辛、布洛芬、双氯芬酸等。

**2. 运动治疗** 运动疗法是治疗肩关节周围炎患者恢复正常活动范围最主要的方法。通过功能锻炼可促进关节液流动，增加关节软骨和关节内纤维软骨无血管区的营养，预防因肿胀、疼痛以及关节活动受限所引起的关节软骨退行性变，松解组织黏连，保持或增加周围软组织的伸展性，改善关节活动度，增强肌力，防止肌肉萎缩。常采用徒手操、体操棒、肩滑轮等器械进行肩关节主被动活动训练，主要进行肩袖肌群、三角肌、肱二头肌和前锯肌等肩周动力肌群的渐进性抗阻训练，肩胛骨运动控制训练，肩关节灵活性及协调性的训练，每日 1 ~ 2 次，每次 40 分钟。

**3. 推拿治疗** 推拿治疗肩关节周围炎是一种非常有效的方法，推拿治疗可以有效地缓解肩周炎的疼痛和关节功能障碍。对疼痛期患者不适合用较重的手法；对于粘连期肩周炎的患者，手法应以松解粘连、滑利关节的手法为主。常用手法为揉法、拿法、推法、按法、捏法、滚法、抖法、摇法等。

**4. 物理因子治疗** 物理因子治疗在各期均可使用。通过神经、体液调节增加血流速度和血管通透性，使病灶周围血管扩张，加快局部血液循环，利于炎症吸收和消退，从而减轻疼痛。其次通过刺激肌肉，使其有节律地收缩可防止肌萎缩、减轻组织粘连，改善关节功能。常用的方法有蜡疗法、音频电疗、超声波疗法、激光疗法、干扰电疗法、磁场、冲击波疗法等。

**5. 作业治疗** 通过作业治疗缓解症状，恢复肩关节活动功能，帮助患者保持正确的生活方式，提高患者自我治疗的兴趣和自觉性，提高生活活动能力。对肩关节周围炎的作业治疗主要包括日常生活活动训练、功能性作业等，常用的方法有磨砂板、锯木头、单杠、滑轮、扳转轮盘、纺线等。

**6. 心理干预** 调节患者紧张的情绪，保证心情愉悦，避免抑郁和焦虑。患者因长期疼痛和关节活动障碍的不适感却又无法根治的困境，会产生担忧、无助等心理，从而造成焦虑、抑郁的不良情绪。进行心理干预发挥心身协同作用，具有良好的疗效。通过观察患者的疼痛、关节活动范围变化、心理困扰、关节活动受限行为及对疼痛的处理等，有助于获取关于患者疾病的重要信息，从而制订积极的心理干预策略。帮助患者矫正不恰当的应对行为，帮助塑造功能良好的应对方式，如深呼吸、转移注意、认知调整等。

**7. 其他治疗** 根据病因，还可用如针灸、拔罐、刮痧、小针刀、中药熏蒸、健康教育等治疗。

PPT

# 第三节　腰椎间盘突出症的康复

## 一、概述

### （一）定义

腰椎间盘突出症又称腰椎间盘纤维环破裂髓核突出症，是指腰椎间盘退变的基础上，纤维环破裂、髓核突出刺激或压迫相应水平的一侧或双侧神经根，引起腰腿疼痛和神经功能障碍。$L_4 \sim L_5$、$L_5 \sim S_1$ 椎体突出最常见，占 90% 以上。多发生于中青年，男性多于女性。临床上常表现为腰背部疼痛、腰椎活动受限、下肢放射性神经痛及麻木，咳嗽、打喷嚏或腹部用力时症状加重，卧床休息症状减轻；其中站立时症状减轻，坐位时症状加重；严重者伴有下肢肌肉萎缩。

### （二）病因与病理

腰椎间盘突出症的病因有许多，其主要有腰椎退行性变、长期处于久坐或站立、弯腰负重、外伤、脊柱侧弯畸形、寒冷或潮湿等因素所致。人体直立负重时，髓核内水分排出，椎间盘高度降低；脊柱非负重休息后，其水分含量回复，椎间盘形状和体积恢复正常。长时间高负荷负重状态下，脊柱椎间盘反复变形与恢复，可导致基质疲劳损伤，出现裂隙、碎片或黏液瘤样退变，以及胶原纤维断裂等变化；反复弯腰、扭转动作等最易引起椎间盘损伤，可使椎间盘在瞬间髓核受压张力超过了纤维环的应力，造成纤维破裂，髓核从破裂部突出

### （三）分类

腰椎间盘突出症的分类方法较多，较常见的分型为按突出的方向分类和按突出的程度分类。按突出的方向分类可分为中央型、后外侧型、外侧型、极外侧型。按突出的程度分类可分为膨出型、突出型、脱出型及游离型。严格掌握腰椎间盘突出症的分型，对于选择治疗方法至关重要，正确地应用分型，能提高治疗效果，防止意外损伤。

### （四）功能障碍

腰椎间盘突出症的功能障碍主要包括腰腿疼痛、腰部活动受限、肌力下降、下肢麻木、间歇性跛行、腰椎侧弯、感觉障碍、反射障碍、马尾神经症状等。

### （五）影像学特征

**1. X 线检查**　通常作为常规的检查，X 线检查脊柱侧弯、腰椎生理前凸明显减小或消失、椎体外形的改变、椎间隙的改变。

**2. CT 检查**　可显示椎间盘突出的部位、大小、程度和神经根、硬脊膜囊受压移位的形态，以及黄韧带肥厚、椎体后缘骨赘、小关节突增生、中央椎管及侧隐窝狭窄等。

**3. MIR**　可显示早期的病理生理改变，可清楚地显示椎间盘突出的部位、类型，以及硬膜囊和神经根受压状况。

**4. 超声**　对椎间盘水分含量变化敏感，直接提示变性程度和椎间盘突出。

## 二、康复评定

### （一）特征性检查

**1. 直腿抬高试验**　又称拉赛格（Lasegue）征。患者仰卧，双下肢平伸，检查者一手扶住患者膝部

使膝关节伸直，另一手握住踝部并慢慢抬高，直至患者出现腰痛或下肢放射痛为止，记录下此时下肢与床面的角度，即为直腿抬高角度。正常人一般可达到80°～90°。若抬高不足70°，且伴有腰痛或下肢后侧的放射性疼痛，则为阳性。

**2. 直腿抬高加强试验** 直腿抬高试验阳性时，缓慢降低患肢高度，待放射痛消失后，再被动背屈踝关节以牵拉坐骨神经，如又出现腰痛或下肢放射痛称加强试验阳性。

**3. 仰卧挺腹试验** 患者取仰卧位，双上肢置于躯体两侧，以枕部及两足跟作为支点做抬臀挺腹动作，使臀部及背部完全离开床面，如患者腰部疼痛或下肢患侧放射性疼痛，则为阳性。

**4. 屈颈试验** 患者仰卧或端坐位，检查者一手置于患者胸部前，另一手置于枕部，缓慢将患者颈部前屈，若患者腰痛或下肢后侧放射痛，则为阳性。

**5. 拾物试验** 将一物品放在地上，令患者拾起。脊椎正常者可两膝伸直，腰部自然弯曲，俯身将物品拾起；如患者先以一手扶膝、蹲下、腰部挺直地用手接近物品，屈膝屈髋而不弯腰地将物拾起，此即为拾物试验阳性。

### （二）功能评定

临床常见的评定方法包括疼痛评定、关节活动度评定、肌力评定、耐力评定、脊柱曲度评定、腰背功能综合评定等。

**1. 疼痛** 常采用方法包括视觉模拟评分法（VAS）、数字疼痛评分法（NRS）、口述分级评分法。

**2. 关节活动度** 利用量角器进行腰椎活动度评定腰椎的前屈、后伸、旋转、左右侧屈等活动，腰椎正常活动度为前屈0～90°，后伸0～30°，左右侧屈0～30°，内外旋0～30°。

**3. 肌力** 患者腰部及下肢肌肉力量的减退，一般选用徒手肌力检查法（MMT），根据MMT的评级标准Lovett（0～5级分级法），主要针对与腰椎活动有关的肌肉进行测定。

**4. 躯干耐力** 一般采取等长收缩来测定肌耐力，测量出患者躯干屈肌和伸肌的耐力。

**5. 日常生活活动能力** 一般采用Barthel和FIM量表进行评定。

**6. 腰背功能综合评定** 采用日本骨科协会创立的改良下腰痛评分表（M－JOA）进行评价，M－JOA最高分30分，最低分0分，分数越低表明功能障碍越明显。改善指数＝治疗后评分－治疗前评分，改善率＝（治疗后评分－治疗前评分/（正常评分－治疗前评分）×100%，通过改善指数可反映患者治疗前后腰椎功能改善情况，改善率可反映康复治疗效果。改善率为100%为治愈，改善率大于60%为显效，改善率30%～60%为有效，改善率小于30%为无效。

## 三、康复治疗 微课3

### （一）治疗原则

腰椎间盘突出症大多数患者以非手术治疗为主。康复的治疗作用可以解除神经根受压或促进炎症水肿消退，减轻疼痛。后期康复以增强脊柱的稳定性，恢复脊柱功能，巩固疗效，减少复发为主。对于巨大突出并伴有明显的马尾刺激症状或下肢肌力降低者，主张尽早手术治疗。

### （二）治疗方法

**1. 保持正确的休息** 休息疗法一直是治疗腰椎间盘突出症的常用方法。腰椎间盘压力坐位最高，站位居中，平卧位最低。卧床休息可去除体重对腰椎间盘的压力，减轻肌肉收缩力与椎间诸韧带紧张力对椎间盘所造成的挤压，有利于椎间盘的营养供应，使损伤的纤维环得以修复，突出髓核回纳，有利于椎间盘周围静脉回流，消除水肿，从而减轻临床症状。卧床休息通常采用卧硬板床，绝对卧床最好不超过1周。

**2. 腰围使用**　患者卧床休息一个阶段后，随着症状的改善，可佩戴腰围下床活动，但时间不宜过长，也不适合长时间或长距离行走。佩戴腰围时需注意增加腰背肌力量训练，防止因制动引起腰肌萎缩。避免患者对腰围产生依赖，腰围佩戴一般不超过 4～6 周。

**3. 牵引治疗**　牵引治疗是对腰椎间盘突出症有效的方法，牵引可以使椎间隙增宽，减轻椎间盘的内压，腰部痉挛的肌肉放松，从而突出物还纳，使症状减轻或消失。一般采用仰卧位间歇牵引，但牵引时要根据患者病情来选择适当的类型、重量、角度，并且需循序渐进，重视患者的反应。

**4. 手法治疗**　手法治疗是国外物理治疗师治疗下背痛的常用方法，其治疗作用可缓解疼痛，改善脊柱关节生理曲度和活动度。常用的方法有 Maitland 的脊柱关节松动术和 Mckenzie（麦肯基）脊柱力学治疗法。

**5. 运动治疗**　腰椎间盘突出症患者积极配合运动疗法，可以提高腰背肌肉张力，改变和纠正异常力线，增强韧带弹性，增加椎间关节活动度，维持脊柱正常形态。早期可进行腰背肌练习，有五点支撑法、三点支撑法、飞燕式；恢复期可进行体前屈、体后伸练习、体侧弯、伸腰、旋腰、提髋、弓步行走、蹬足等练习。

**6. 物理因子治疗**　物理因子治疗可起到镇痛、消炎、促进组织再生、兴奋神经肌肉和松解粘连等作用，能够促进腰部及患肢功能的恢复。常用的治疗方法有直流电药物离子导入疗法、经皮电神经刺激疗法、干扰电疗法、超短波、红外线疗法、石蜡疗法、超声波疗法、冲击波疗法等。

**7. 推拿治疗**　采用推、斜扳、拔伸等手法使椎间盘内产生压力变化，对突出物有回吸力，后纵韧带和纤维环的张力与椎间隙后缘向前的挤压力也促使突出物回纳，以减轻其对神经根周围组织、血管的压迫作用。另外，推拿手法还可以纠正小关节紊乱，纠正脊柱偏歪，有助于脊柱生理曲度和力学平衡的恢复，促使内外环境平衡协调。

**8. 其他治疗**　根据腰椎间盘突出症患者的症状，还可以选用药物、针灸、穴位注射、针刀治疗等治疗。若保守治疗无效、关节结构破坏严重，可进行手术治疗。

# 第四节　骨折后的康复

PPT

## 一、概念

### （一）定义

骨折（fracture）是指骨结构的完整性或连续性中断。多见于儿童及老年人，中青年人也时有发生。患者常为一个部位骨折，少数为多发性骨折。经及时恰当处理，多数患者能恢复原来的功能，少数患者可遗留不同程度的后遗症。

### （二）骨折的病因

发生骨折的主要原因主要有四种情况。

**1. 直接暴力**　暴力直接作用于骨骼某一部位，使受伤部位发生骨折，常伴不同程度软组织损伤。如车轮撞击小腿，撞击处发生胫腓骨骨干骨折。

**2. 间接暴力**　间接暴力作用时通过纵向传导、杠杆作用或扭转作用使远处发生骨折。如从高处跌落足部着地时，躯干因重力关系急剧向前屈曲，胸腰脊柱交界处的椎体发生压缩性或暴裂骨折；跌倒时以手掌撑地，暴力向上传导，依其上肢与地面的角度不同，力的传导可致桡骨远端骨折或肱骨髁上骨折；骤然跪倒时，股四头肌猛烈收缩，可致髌骨骨折。

**3. 积累性劳损**　长期、反复、轻微的直接或间接损伤可致使肢体某一特定部位骨折，又称疲劳骨折，如远距离行走易致第二、三跖骨及腓骨下 1/3 骨干骨折。

**4. 骨骼疾病**　如骨髓炎、骨肿瘤所致骨质破坏，受轻微外力即发生的骨折，称为病理性骨折。

### （三）骨折的分类

骨折可以按骨折的程度和形态分类。

**1. 不完全骨折**　骨的完整性和连续性部分中断，按其形态又可分为以下几类。

（1）裂缝骨折　骨质发生裂隙，无移位，多见于颅骨、肩胛骨等。

（2）青枝骨折　多见于儿童，骨质和骨膜部分断裂，可有成角畸形。有时成角畸形不明显，仅表现为骨皮质劈裂，与青嫩树枝被折断时相似而得名。

**2. 完全骨折**　骨的完整性和连续性全部中断，按骨折线的方向及其形态可分为以下几类。

（1）横形骨折　骨折线与骨干纵轴接近垂直。

（2）斜形骨折　骨折线与骨干纵轴呈一定角度。

（3）螺旋形骨折　骨折线呈螺旋状。

（4）粉碎性骨折　骨质碎裂成三块以上。骨折线呈 T 形或 Y 形者又称为 T 形或 Y 形骨折。

（5）嵌插骨折　骨折片相互嵌插，多见于干骺端骨折。即骨干的坚质骨嵌插入骺端的松质骨内。

（6）压缩性骨折　骨质因压缩而变形，多见于松质骨，如脊椎骨和跟骨。

（7）凹陷性骨折　骨折片局部下陷，多见于颅骨。

（8）骨骺分离　经过骨骺的骨折，骨骺的断面可带有数量不等的骨组织。

### （四）骨折的临床表现与诊断

大多数骨折一般只引起局部症状，严重骨折和多发性骨折可导致全身反应。

**1. 全身表现**

（1）休克　骨折所致的休克主要原因是出血，特别是骨盆骨折、股骨骨折和多发性骨折，其出血量大者可达 2000ml 以上。严重的开放性骨折或并发重要内脏器官损伤时亦可导致休克。

（2）发热　骨折后一般体温正常，出血量较大的骨折，如股骨骨折、骨盆骨折，血肿吸收时可出现低热，但一般不超过 38℃。开放性骨折，出现高热时，应考虑感染的可能。

**2. 局部表现**

（1）一般局部表现　局部疼痛，肿胀，压痛，运动功能障碍等。骨折时，骨髓、骨膜及周围组织血管破裂出血，在骨折处形成血肿，以及软组织损伤所致水肿，使患肢严重肿胀，甚至出现张力性水疱和皮下瘀斑，由于血红蛋白的分解，可呈紫色、青色或黄色。骨折局部出现剧烈疼痛，特别是移动患肢时加剧，伴明显压痛。局部肿胀和疼痛使患肢活动受限，如为完全性骨折，可使受伤肢体活动功能完全丧失。

（2）骨折的特有体征

1）畸形　骨折段移位可使患肢外形发生改变，主要表现为缩短、成角或旋转畸形。

2）异常活动　正常情况下肢体不能活动的部位，骨折后出现不正常的活动。

3）骨擦音或骨擦感　骨折后，两骨折端相互摩擦时，可产生骨擦音或骨擦感。

具有以上三个骨折特有体征之一者，即可诊断为骨折。但骨折的异常活动和骨擦音或骨擦感应在初次检查患者时予以注意，不可故意反复多次检查，以免加重周围组织损伤，特别是重要的血管、神经损伤。

有些骨折如裂缝骨折和嵌插骨折，可不出现上述三个典型的骨折特有体征，应常规进行 X 线片检查，以便确诊。

### （五）治疗原则

复位、固定和功能锻炼是治疗骨折的三大原则。

**1. 复位**　是治疗骨折的基础。可分为解剖复位和功能复位。解剖复位是指复位后达到完全对位、对线，没有任何移位和成角畸形者。功能复位是指复位后有轻度移位或轻度成角，愈合后不影响肢体的运动功能者。

**2. 固定**　将骨折维持在复位后的位置，使其在良好对位情况下达到牢固愈合，是治疗骨折的关键。固定可分为外固定和内固定。

（1）外固定　是骨折部位皮肤外所采取的固定方法，如小夹板、牵引及石膏绷带等。

（2）内固定　是指通过手术将内固定材料固定于骨折断端的方法，如钢板内固定等。

**3. 康复功能锻炼**　在不影响固定的情况下，尽快恢复患肢肌、肌腱、韧带、关节囊等软组织的活动。早期合理的功能锻炼，可促进患肢血液循环，消除肿胀；减少肌萎缩，保持肌肉力量；防止骨质疏松、关节僵硬和促进骨折愈合，是患者恢复功能的保障。可根据不同部位、不同情况采取合理有效的方法进行功能恢复锻炼。

## 二、康复评定

**1. 对位、对线情况，骨痂形成情况**　是骨折后首先要进行的评定，需了解是否有延迟愈合或不愈合，有无假关节、畸形愈合等。

**2. 有无合并症发生**　如有无感染、血管神经损伤、骨坏死、创伤性关节炎、骨化性肌炎、畸形愈合等。

**3. 关节活动度评定**　骨折后，由于关节内外粘连、关节挛缩，将导致关节活动受限，要重点检查关节活动范围。

**4. 肌力评定**　在骨折的固定期，由于肢体运动减少，常发生肌肉萎缩、肌力下降，肌力评定是判断肌肉功能状态的重要方法，一般采用徒手肌力评定方法，评定范围为骨折部位相邻关节肌群肌力。

**5. 肢体长度及维度评定**　骨折后肢体的长度和维度可能发生变化，测量肢体长度维度是必要的，通常采用卷尺，测量结果与健侧进行对比。

**6. 感觉功能**　骨折后感觉障碍主要为疼痛，需明确疼痛的部位、性质、程度，疼痛程度评定常用 VAS。

**7. ADL 评定**　其中上肢重点是生活自理能力，如穿衣、进食、清洁等；而下肢重点是评定步行、转移等功能。

## 三、康复治疗 📱微课4

根据骨折的愈合过程，其康复治疗过程可分为固定期与恢复期两个阶段。

### （一）骨折固定期

骨折复位固定后最主要的症状和体征是肿胀与疼痛，另外制动可造成肢体的废用性改变导致肌肉萎缩、肌力下降、关节活动受限、骨质疏松等，在该时期主要的康复为促进骨折愈合、消除水肿、防止肌肉萎缩和关节活动受限。

**1. 运动疗法**

（1）患肢非固定关节的训练　术后第二天即可开始进行患肢未被固定关节各个方向主动或被动训练，以促进肢体血液循环及增加骨折端的轴向压力，有利于消除肢体肿胀、促进骨折端愈合，并可防止关节挛缩畸形。

（2）骨折部位肌肉等长收缩练习　一般在复位稳定 2～3 天疼痛减轻后开始，收缩的强度以患者能忍耐的疼痛为度，每次收缩 5 秒，放松 20 秒，每 10 次为一组，每日根据情况训练 2～3 组，训练量以不引起肌肉过度疲劳为宜。

（3）抬高患肢　有助于肿胀的消除，将肢体的远端高于近端，近端高于心脏平面。

（4）健肢正常活动训练。

**2. 理疗**　可以采用音频和超声波以减少粘连；红外线、蜡疗、短波等以改善局部血液循环，促进渗出液吸收；低中频电刺激以防治肌肉萎缩；直流电钙离子导入以治疗骨愈合迟缓；超短波或低频磁疗以促进骨再生区代谢，有利于骨折愈合。

### （二）骨折恢复期

此时骨折基本愈合，最常见的功能障碍是僵硬、粘连等关节活动障碍和肌力下降，康复治疗着重于恢复关节活动范围和肌力，并进一步促进肢体运动功能、日常生活活动能力和工作能力的恢复。

#### 1. 运动疗法

（1）主动运动　受累关节进行各个方向的主动活动，以牵伸挛缩、粘连的组织，运动以不引起明显疼痛为度，幅度逐渐增大，每个动作可重复多遍，每日数次。

（2）助力和被动运动　刚去除外固定的肢体可采用助力运动，随肌力增加和关节活动范围改善可较少助力。组织挛缩粘连严重的关节可进行被动运动，牵拉受累关节，动作应平稳柔和有节奏，以不引起明显疼痛为度。

（3）关节松动术　是解决关节活动受限的有效操作，可配合热疗进行，根据关节活动受限方向及程度选择合适的关节松动手法与等级。

（4）恢复肌力训练　0～1 级肌力，可采用水疗、低频脉冲电刺激、被动运动等；2～3 级肌力，以主动运动为主，配合助力运动，但助力宜小；4 级肌力，应进行抗阻运动，可采用渐进抗阻练习或等速练习，以促进肌力最大限度地恢复。

**2. 理疗**　用局部紫外线照射，可促进钙质沉着与镇痛；用蜡疗、红外线、短波、漩涡浴等以促进血液循环，改善关节功能；用直流电碘离子导入、超声波、音频电疗以软化瘢痕，松解粘连。

# 第五节　关节置换术后的康复

PPT

## 一、概述

关节置换术是目前治疗关节严重病变唯一有效的新兴技术，在国内外被广泛应用，也是骨伤科常见的一种手术。特别是近些年来人口老龄化不断增长，手术率也在不断提升，目前最为常见的是髋关节置换和膝关节置换术，手术成功率非常高，很大程度缓解了患者的疼痛，恢复了患者的生活质量。

### （一）定义

关节置换术是指利用一些生物或非生物材料制成的关节假体即人工关节来替代和置换有病损的关节，所以又称人工关节置换术。临床分为部分关节置换和全关节置换两种类型，术后不仅可以缓解疾病疼痛，提高关节活动能力，还能最大限度改善患者日常生活活动和社会适应能力。

随着关节置换术的广泛应用和发展，越来越多的患者接受人工关节置换手术，这将对临床治疗提出更高要求，但若只把治疗成功寄托在手术技术成功上，而不进行术前、术后康复训练，尤其术后康复训练，则不能达到治疗应有的疗效。精湛的手术技术只有结合完善的康复治疗，才能获得最理想的效果。

### （二）关节置换术后功能障碍

**1. 疼痛**　患者在进行关节置换术前饱受关节病变带来的长期慢性疼痛，但关节置换术后，也并没有彻底去除痛感，由于手术创伤，患者仍会感受到较为剧烈的术后急性疼痛。

**2. 关节活动障碍**　由于术后短期关节制动加上疼痛使患者关节活动受到限制，造成身体暂时活动障碍。

**3. 日常生活活动能力下降**　由于疼痛、关节活动障碍，造成患者的日常生活活动能力暂时下降。

## 二、康复评定

### （一）术前评定

**1. 关节活动范围**　可用量角器评定各关节，尤其是实施关节置换术关节的关节活动范围，确定有无关节挛缩或畸形。

**2. 肌力**　可用徒手肌力评定法确定患者术前上、下肢肌力，尤其是实施关节置换术关节周围肌肉的评定，对康复训练计划的制订尤为重要。

**3. 步态**　通过观察法或步态分析仪，评定患者步态类型，有无使用助行器等。

**4. 患肢长度**　可用卷尺或软皮尺测量患肢的绝对长度。

**5. X 线片检查**　通过拍摄 X 线片，了解手术关节有无增生、畸形、对线异常等影像学改变，以此作为重要的手术参考依据。

### （二）术后评定

可分别对术后 1～2 天、1 周、2 周住院患者进行评定；术后 1 个月、3 个月、半年出院患者进行评定。具体评定内容如下。

**1. 整体情况**　观察患者一般生命体征、卧床活动和离床活动情况。

**2. 伤口情况**　观察伤口局部皮肤有无红、肿、热等感染体征，伤口愈合情况等。

**3. 关节情况**

（1）关节水肿　可通过浮髌试验判断关节腔有无积液及积液程度，通过关节周围组织周径判断软组织肿胀程度。

（2）关节疼痛　一般术后 2 天内，患者会感觉术后伤口疼痛，随着功能性活动增加出现活动后疼痛。疼痛程度可采用视觉模拟评分法（VAS）来测评。

（3）关节活动范围　可用量角器测量关节活动范围，应注意术侧关节主、被动活动范围均测量，从而更准确了解关节活动情况。

（4）关节稳定性　关节稳定对下肢尤其重要，因下肢主要功能是支撑人体站立及行走，只有关节稳定性好，才能更好地发挥下肢功能。

**4. 肌力情况**　常用徒手肌力评定法进行，也可以借助专门器械进行。对手术关节以及相邻关节周围肌肉力量进行评定，同时注意评定肌肉力量是否影响关节稳定性。

**5. 床上活动及转移能力**　根据患者术后的不同阶段，评估患者床上活动及转移能力，具体有坐位、立位、行走以及上下楼梯等功能活动。

**6. X 线片评定**　术后拍摄 X 线片非常重要，如通过评定关节假体置换的位置、关节角度等，从而判断假体是否有松动、人工股骨头是否下沉等。此外还可以从 X 线片上看到骨质情况、假体状态等信息，这些信息将对术后关节出现问题后的处理有很大帮助。

### 三、康复治疗 e 微课5

#### （一）康复治疗目的及原则

**1. 康复治疗目的**　预防并发症和废用综合征；缓解疼痛，矫正关节畸形；恢复关节活动范围和肌力；恢复下肢站立和行走功能；恢复患者日常生活活动能力，提高生存质量。

**2. 康复治疗原则**　因人而异、早期开始、循序渐进、整体康复。

#### （二）术前康复治疗

**1. 健康教育**　在手术前对患者进行康复教育可以帮助患者提前了解手术过程及术后康复的重要性等，做好充足的心理准备，调整好心理状态，减少对手术的恐惧和减轻精神压力。这对临床治疗的成功率有重要意义。①术前做好各项检查准备，戒烟戒酒，练习床上大小便等；②术前饮食宜清淡、易消化，保证排便通畅。

**2. 肌力训练**　术前进行增强肌肉力量训练，帮助患者术后更好恢复。

**3. 呼吸及咳嗽训练**　术前教会患者深呼吸及咳嗽方式，预防术后肺部感染。

**4. 提前练习术后训练**　术前教患者术后应用的训练方法，如床上活动，转移活动，各关节主动、主动助力活动等，帮助患者术后尽早开展康复训练，相对缩短术后康复时间。

**5. 辅助器具练习**　指导患者如何使用必要的辅助器具，如手杖等，帮助患者相对缩短术后康复时间。

#### （三）术后康复治疗

**1. 缓解疼痛**　除临床用药外，可以采用理疗的方式来缓解术后疼痛，主要有冷疗和经皮神经电刺激疗法。冷疗可以有效降低在关节置换术中固定关节所用到骨水泥释放的热量。经皮神经电刺激疗法可以作为药物镇痛的辅助治疗，缓解疼痛效果也很不错。

**2. 体位摆放**　髋关节置换术手术入路不同，体位摆放亦有所不同，但注意有四种危险体位，一定要避免：①患侧髋关节屈曲大于90°；②患侧肢体内收超过身体中线；③患侧肢体伸髋外旋；④患侧肢体屈髋内旋。膝关节置换术后下肢采取伸直中立位，同时抬高患肢，与心脏水平。

**3. 关节活动度训练**　有关节持续被动活动（CPM）训练，关节被动、主动助力、主动运动训练（手法或器械），牵伸训练等。一般从术后第二天开始，按照CPM、关节被动活动、主动助力、主动训练顺序推进。

**4. 肌力训练**　术后1～2天便可对手术关节进行等长收缩训练和非手术关节的肌力增强训练。等长收缩训练可以帮助挤压下肢深部血管，促进血液循环，预防下肢深静脉血栓形成。肌力增强训练可采用主动活动训练或渐进抗阻训练方式。

**5. 呼吸及咳嗽训练**　指导患者进行深呼吸和有效咳嗽训练，预防肺部感染等并发症发生。

**6. 踝泵运动**　训练患者患侧踝关节主动跖屈与背伸，促进血液循环，预防下肢深静脉血栓形成。

**7. 转移训练**　转移训练可帮助患者尽早离床下地，提高日常生活活动能力。有翻身、卧－坐转移、坐－站转移等。

**8. 负重训练**　在与手术医生讨论后，确定患者假体稳定后即可开始训练。早期患者可借助平行杠、助行器或床进行站立，由部分负重逐渐到完全负重。

**9. 步行训练**　早期可进行减重步行训练或借助助行器行走，也可以单独训练患者站立期和摆动期的步态，如站立期髋伸展、膝控制等，摆动期的屈髋屈膝、伸髋屈膝、踝背屈等，以及训练行走时身体的协调配合，及时发现及时纠正患者行走时不良姿势。

**10. 日常生活活动能力训练** 在避免出现危险和特殊体位前提下，鼓励患者最大限度地独立完成日常生活活动，如穿脱衣、洗脸、如厕等。

**11. 心理健康** 患者术前术后心理会发生变化，积极疏导患者心理，多交流，多沟通，关注患者心理状况及情绪变化，帮助患者树立康复信心。

**12. 健康教育** 积极配合医护人员完成体位摆放；勤翻身，保持皮肤清洁干燥；多食用高蛋白、高维生素食物，增强抵抗力，促进伤口愈合；坚持功能锻炼，不做两腿交叉，坐矮凳，过度屈髋、内收、内外旋等危险动作，以防出现关节脱位、松动；出院后遵医嘱坚持1、3、6个月及1年后复查一次，之后每年复查一次，有疼痛、下肢肿胀等不适状况及早就医。

# 第六节　运动损伤的康复

PPT

## 素质提升

### 整体与局部的辩证关系

案例：林女士发现打羽毛球可以瘦身、健身，就爱上了这项运动，每周至少要打一次。有一次跳起接球之后，因为用力太猛，林女士崴了脚，足跟部一直隐隐作痛，很多天都没有好转。但是，她没有看医生，也没有停止打球。几个月之后，有一次穿着高跟鞋逛街时，忽然脚下剧烈疼痛倒在地上，送到医院检查，发现是跟腱断裂。林女士忽视早期运动损伤的治疗，最终变成大患。俗话说"千里之堤，溃于蚁穴"，小问题不及时治疗，积累起来，一个不经意的动作，就可能演变成"压死骆驼"的最后一根稻草。

通过上面的案例，我们应该要知道作为一名康复治疗师，在临床中要着眼于整体功能的角度进行分析，理解整体与局部相互区别与相互联系的辩证关系，充分结合收集的病史信息、评估信息进行诊断与鉴别诊断，减少误诊。现实生活中存着很多和林女士一样的事例，而作为有过专业学习的康复工作者，应该锻炼通过现象看本质的能力，要知道整体与局部是辩证统一的，局部影响整体，应树立全局观念，立足整体，将问题防范于起始处。

## 一、概述

### （一）定义

运动损伤泛指在体育或健身运动过程中产生的任何伤害。依此定义，急性关节扭伤、骨折、脱位、肌肉拉伤、肌腱断裂、滑膜炎、腱鞘囊肿、慢性的劳损或发炎性反应等，都是运动损伤。

随着大众健身的逐渐普及，相对于骨折、关节脱位等急性严重损伤而言，韧带、肌肉、肌腱、关节囊和关节软骨等的损伤更为常见。本节内容以软组织损伤康复为主展开介绍。

### （二）运动损伤的种类

骨科运动损伤有很多，依照其发生机制可分为创伤与过度使用两个类别。创伤性损伤是由于突发的、短时间内、组织受到超过其所能承受的力量所造成的损伤，如肌肉拉伤、骨折、关节扭伤等；过度使用性损伤是由于长时间重复使用而使许多轻微损伤逐步累积，且超过了组织的恢复能力所造成的伤害，包括局部组织的炎性反应以及相关的功能障碍，如肌腱炎、肱骨外上髁炎（网球肘）、软骨软化症等。

### （三）运动损伤的临床分期

**1. 急性期（炎症反应）**　损伤发生后48小时以内，会出现炎症现象，肿胀、发红、发热、休息时疼痛及功能丧失，测试关节活动度时动作会引起疼痛，而且关节活动到活动度末端前会出现防御性收缩。疼痛与动作受限是因损伤部位化学状态改变会刺激神经末梢，而组织张力增加则是因水肿、关节渗液及肌肉防御性收缩等，因此身体会固定不动疼痛的部分，若不是永久性刺激，此阶段持续4~6天。

**2. 亚急性期（增生、修复与愈合）**　伤后48小时至第6周，损伤处出血基本停止，炎症现象会逐渐减少并且最终消失，以炎性渗出、肿胀及肉芽组织增生为主。测试关节活动度时，会在允许的关节活动度末端感受到组织阻力并感觉疼痛。

**3. 慢性期（成熟与重塑）**　损伤7周以后，已经没有炎症现象，但可能会因挛缩或粘连导致范围受限，也可能因肌肉无力造成正常功能受限。在这个时期结缔组织会因所施加的压力，持续强化并进行重塑，在测试紧绷结构到允许范围末端时，可能会有牵拉的疼痛感。肌肉无力、耐力及神经肌肉控制不良都可能造成功能的限制。视组织的不同及受伤程度，这个阶段可持续6~12个月。

### （四）运动损伤常见的康复问题

**1. 出血**　组织血肿及关节积血加重局部水肿，后期易产生组织纤维化及粘连。

**2. 肿胀和疼痛**　为局部软组织及滑膜充血产生无菌性炎症所致。

**3. 瘢痕及粘连**　血肿机化形成纤维性粘连及瘢痕增生，出血量多者可致关节内外粘连。因固定不动、创伤之后或手术并发症，使得胶原纤维异常粘连于周围结构上，造成该结构的正常弹性和滑动受限。

**4. 感觉和运动功能障碍**　粘连及瘢痕会伤及感觉功能；损伤组织或部位丧失正常功能，软组织适应性缩短、粘连、肌肉无力或任何造成正常活动性丧失的情况，都可能造成功能障碍；滑液关节的正常关节内运动机制丧失；外伤、固定不动、失用、老化或严重的病理疾病等均可造成功能丧失；因疼痛、制动使肌张力及心肺功能减退；训练状态低下，伤前建立的条件反射能力下降，易导致创伤复发。

**5. 挛缩**　皮肤、筋膜、肌肉或关节囊的适应性缩短，造成该结构缺乏正常活动性或柔软度。肌肉常为失用性肌萎缩。

**6. 反射性肌肉防御性收缩**　因疼痛刺激造成的长期肌肉收缩或转移痛造成的，若非因转移痛造成，收缩的肌肉会功能性固定受伤组织，防止产生动作；当疼痛刺激缓解时，防御性收缩情况也会停止。

**7. 内因性肌肉痉挛**　当肌肉持续收缩时，因局部循环或代谢改变会造成肌肉收缩延长。病毒感染、寒冷、过久的固定不动、情绪压力或对肌肉的直接创伤，都可能造成痉挛。

**8. 肌肉力量和关节稳定性下降**　因系统性、化学性，或中枢、周边神经系统，或肌肉神经连接处的局部损伤，肌肉受到直接刺激，或单纯因不活动，均可能造成肌肉收缩力量下降。因肌肉力量不均衡，关节囊松弛，关节本体感觉减退所致。

**9. 肌筋膜腔室症候群**　骨折，重复性外伤，挤压伤害，骨骼牵引，约束性的衣物、缠绑或石膏等造成封闭且无延展性的肌筋膜腔室内压力升高会影响血管、肌肉及神经的功能，若无介入处理，将造成缺血情况及不可逆的肌肉丧失。

**10. 停训综合征**　为全身系统性功能紊乱，如失眠、焦虑、食欲下降、腹泻、心律失常等。

## 二、康复评定

### （一）病史采集

一般情况，损伤发生情况，原因及诱因，受伤部位、性质、程度、持续时间及加重和缓解因素，损伤后诊治经过，既往史等。

### （二）体格检查

全身体格检查，尤以损伤局部检查为重，如皮肤红肿及创面伤口情况、肿胀程度及肢体形态、异常活动、摩擦感及异常响声等；采用局部特殊检查方法，如肩部倒空罐试验、拿破仑试验、网球肘试验、高尔夫球试验、膝交叉韧带和膝外侧副韧带试验等。

### （三）感觉和运动功能评定

**1. 疼痛** 视觉模拟评分法（VAS）、数字评分量表法（NRS）等。

**2. 感觉** 包括浅感觉、深感觉等，以关节本体感觉检查为重点。

**3. 肢体长度及围度测量** 常用皮尺进行测量记录。

**4. 关节活动度** 以量角器、电子测角仪为主。

**5. 肌力** 可用徒手肌力评定（MMT）、器械肌力评定等。

**6. 平衡功能** 多采用观察法。

**7. 步态分析** 观察法。

**8. 其他** 生活质量评定包括日常生活活动能力、社会活动能力评定、生存质量评定、心理功能评定等。

### （四）辅助检查

如有需要，可进行神经传导、诱发电位、肌电图、X 线片、CT、MRI、KT1000、关节造影、关节镜等检查。

## 三、康复治疗 [e]微课6

### （一）康复目的

改善组织代谢，促进组织再生；消除因重复受伤动作引起的再次损伤；预防停训综合征；预防因缺乏运动产生的肌萎缩、挛缩；保持良好的训练状态。

### （二）康复原则

**1. 个体化康复** 也称个别对待（SAID）。

（1）对于非专业运动员患者，以日常生活和工作能力的恢复为目标。

（2）对于专业运动员患者，则应全面康复治疗，患肢（体）尽可能完全恢复，并行专项平衡、协调等训练，尽早恢复其专业正规训练。

**2. 全面康复** 包括力量、速度、柔软度、耐力训练以及心理等方面全面考虑。

**3. 循序渐进原则** 动作由易到难，时间由短到长，训练强度由小到大，次数由少到多，运动组合简到繁。

### （三）康复方法

**1. 急性期康复**

康复目标：控制炎症产生的影响、促进伤口愈合，以及维持其他未受伤组织和身体部位的正常功能。

（1）患者教育 告知患者在此阶段可能出现的症状（4~6 天）、能做的事情、任何注意事项和禁忌证，以及当症状减轻时可能发生什么，需让患者了解这些急性症状通常是短期的，并要懂得哪些功能活动可以适当维持。

（2）控制疼痛、水肿、痉挛

1）为了减少肌肉骨骼系统疼痛并促进愈合，受伤后的前 24~48 小时内，保护处于炎症的患部是很重要的，按照"PRICE"常规处理（表 5-2）。

2）依照受伤的类型及严重度，处理疼痛及水肿的徒手技巧也能有所帮助，例如按摩、温和关节松动术（I级）；若下肢受到影响，可能需协助辅具保护，执行部分承重或非承重行走。

（3）预防因制动导致的不良影响　必须避免完全或连续的固定不动，因其会导致邻近组织出现纤维粘连、结缔组织强度减弱及关节软骨变化。治疗的长期目标是在受伤部位形成强壮且可活动的瘢痕组织，恢复完整且无痛的功能活动。此期可进行的康复治疗方法有如下几种。

表 5-2　"PRICE"常规处理方法

| 名称 | 处理方式 |
| --- | --- |
| P（protection）保护 | 保护受伤部位，不要触碰受伤的部位，尽量避免使用受伤部位。运动伤病一旦发生，首先应立即停止活动，保护受伤部分离开运动场所，避免受伤部位二次受伤或加重。使用夹板、矫形器、贴扎、石膏等保护患处免受进一步损伤 |
| R（rest）休息 | 受伤后应立即停止运动，制动休息，防止重复损伤和加重损伤 |
| I（ice）冰敷 | 每次 15~30 分钟，每天 4~8 次，可连用 3 天。冰敷在运动损伤的初期非常关键 |
| C（compression）压迫 | 对受伤部位加压包扎，垫无菌棉及弹力绷带可与冰敷一同进行，控制伤部运动，避免重复受伤动作，减少出血和渗出 |
| E（elevation）抬高 | 抬高患肢，尽量高于心脏水平部，达到减少出血和渗出的目的。借助重力作用，将受伤部位抬高，帮助积聚在受伤部位的组织液、炎性体液回流，达到减小肿胀和疼痛的目的 |

1）被动关节活动技术　初期的活动范围可能很有限，且牵拉是该时期的禁忌证。进行不引起疼痛的被动关节活动训练，对维持关节、韧带、肌腱和肌肉的活动性，以及改善液体动力学和维持关节养分是有益的。

2）低强度关节松动术　应用 I 级或 II 级的牵张和滑动技术可有效改善关节内液态动力学，维持软骨健康，也能反射性抑制或阻挡疼痛的感觉，因此急性期时执行低强度关节松动术，对患部关节运动或其他结缔组织损伤都是有益的。

3）肌肉等长收缩训练　不引起疼痛或关节压迫前提下，非常低强度、间歇性地进行温和的等长肌肉收缩有很多用处，肌肉收缩的帮辅作用可协助循环并改善液态动力学。若肌肉损伤或受伤，必须将肌肉摆在缩短位置做定位收缩技巧；若关节受伤，根据疼痛摆位，通常在关节休息位置最舒适。

4）按摩　小心且温和地按摩受伤组织，移动液体，将有助于预防粘连发生。

### 2. 亚急性期康复

康复目标：促进血肿和渗出液的吸收，开始进行与进展非破坏性的运动和活动，即在愈合组织忍受范围内运动和活动，并且不引起再次受伤及炎症。

（1）患者教育　告知患者此阶段中预期的进展、愈合的时间及超过组织忍受程度时，会出现的迹象和症状。鼓励患者恢复从事正常活动但不应加剧症状，注意不利于愈合过程的娱乐、运动、工作相关的活动。

（2）疼痛和发炎的处理　肿胀减少、不再持续疼痛、在允许范围内疼痛不会加剧是亚急性早期能开始进行主动活动及牵拉运动的标准。

1）主动活动训练　因为受伤部位的使用受限，即使没有肌肉病变仍会出现肌肉无力。此期主动活动训练必须维持在愈合组织忍受范围内（非破坏性动作）。若以安全的强度与频率进行治疗，则疼痛与肿胀每天会逐渐减缓，患者的反应是决定运动进度和强度的最佳指标（表 5-3）。

表5-3 主动活动训练

| 名称 | 操作方法 |
| --- | --- |
| 多角度、次大强度的等长收缩运动 | 以不造成压力的方式，在亚急性早期使用次大强度的等长运动开始患部肌肉的控制和强化肌力训练，有助于患者学会使用正确的肌肉，阻力的强度和角度选择必须在无痛范围内进行 |
| 主动关节活动度运动 | 在无痛范围下进行主动关节活动技术，以建立动作控制 |
| 肌耐力训练 | 刚开始进行主动关节活动技术强调控制，接着以低强度、高重复次数的低阻力进行训练。训练过程中必须确保使用正确的动作模式执行，没有出现代偿，而且告知患者出现疲劳或出现症状时，就立即停止运动或活动 |
| 保护性承重运动 | 在组织可承受范围内的部分承重，能让患部在控制方式下早期负荷并刺激肌肉的共济收缩。提供强化帮助建立正确肌肉收缩的感知，逐步增加运动强度或减少支持或保护的程度 |

2）牵拉运动　急性期限制活动及生成的瘢痕粘连，都会造成该部位愈合组织及相关结构的柔软度下降。因此，为了增加活动性与促进生成瘢痕组织的适当排列，必须针对涉及的组织执行牵拉技巧（表5-4）。

表5-4 主动活动训练

| 名称 | 操作方法 |
| --- | --- |
| 组织暖身 | 使用仪器或主动关节活动技术增加组织的温度及放松肌肉，让牵拉更容易进行 |
| 肌肉放松技巧 | 未放松的肌肉会干扰关节松动术和非收缩性组织被动牵拉的进行，必要的话，可先采用维持-放松技术，让组织达到允许的范围末端 |
| 关节松动术 | 选择Ⅲ级持续或Ⅲ级、Ⅳ级松动技术恢复部分关节滑动，减少对软骨的过度压迫，关节牵张与滑动技巧可用来牵拉受限的关节囊组织 |
| 牵拉技巧 | 使用被动牵伸技术、自我牵伸及长期机械性牵伸来增加结缔组织的延展性 |
| 按摩 | 横跨纤维按摩可用来松动韧带及切口处，使它可自由地在关节处滑动，也可用来改善肌肉的瘢痕组织或肌腱粘连处，以取得瘢痕组织的活动性 |

除了以上物理治疗技术，根据患者自身情况，配合中药内服、熏洗、外敷、针灸按摩，局部制动、支具保护等治疗方法。

**3. 慢性期康复**

康复目标：尽可能协助患者恢复功能，返回与生活、工作相关的活动。重返高强度活动的患者需要更高强度的运动训练，以确保组织对压力的承受度。

（1）病患教育　除了限制瘢痕组织需徒手手法介入外，患者需要在运动活动中更主动积极地参与。治疗师指导患者安全地进行阻力或自我牵伸，指导安全地进行娱乐、运动或工作相关活动。

（2）牵拉　牵拉任何限制性挛缩或粘连时，应针对涉及的组织进行徒手技巧，例如关节松动术/徒手操作技巧、肌筋膜按摩、PNF牵拉及被动牵拉，再加上自我牵拉。在这个阶段，只要治疗后24小时后没有增加炎症迹象，就可进行牵拉技巧的强度和时间。

（3）建立神经肌肉控制、肌力和耐力　刚开始单独使用该肌肉或执行单一方向动作，建立对该肌肉活动及动作控制的察觉，渐进到复杂、协调所有肌群的多方向动作。

强化肌力训练，包括承重和非承重运动（闭锁链及开放链），以及离心和向心收缩。最后结合肢体动作进行躯干稳定、姿势控制、平衡运动，以达到有效的全身动作模式。

教导安全的身体力学，并模拟工作环境让患者练习活动的执行。预防疲劳相关的伤害，要建立主要动作肌肉、稳定肌肉的肌耐力及心肺耐力。

# 第七节　青少年特发性脊柱侧凸的康复

PPT

## 一、概述

### （一）定义

青少年特发性脊柱侧凸（AIS）是指脊柱一个或多个节段在冠状面上发生侧弯，横断面上同时伴有椎体旋转，矢状面上弧度改变的三维脊柱畸形。AIS 是影响青少年健康发育的一种脊柱畸形，发病率 1.02%～5.14%，女性多于男性。绝大多数 AIS 患者可以正常生活，在一定情况下，AIS 侧弯的进展常伴有肺功能下降和后背痛。

### （二）病因病理

**1. 发病原因**　尽管学者们做了多方面研究，但由于 AIS 的病理学特点十分复杂，目前仍无法明确某种因素就是 AIS 的病因，可能与遗传、姿势不良、大脑皮质运动控制等方面因素有关。

**2. 病理改变**　特发性脊柱侧凸的病理改变主要包括以下内容。

（1）椎体、棘突、椎板及小关节的改变　侧凸凹侧椎体楔形改变，并出现旋转，主侧弯的椎体和棘突向凹侧旋转。凹侧椎弓根变短变窄，椎板略小于凸侧。棘突向凹侧倾斜，使凹侧椎管变窄。在凹侧，小关节增厚并硬化而形成骨赘。

（2）肋骨的改变　椎体旋转导致凸侧肋骨移向背侧，使后背部突出，形成隆凸，严重者称为剃刀背。凸侧肋骨互相分开，间隙增宽。凹侧肋骨互相挤在一起，并向前突出，导致胸廓不对称。

（3）椎间盘、肌肉及韧带的改变　凹侧椎间隙变窄，凸侧增宽，凹侧的小肌肉可见轻度挛缩。

（4）内脏的改变　严重胸廓畸形使肺脏受压变形，由于肺泡萎缩，肺的膨胀受限，肺内张力过度，引起循环系统梗阻，严重者可引起肺源性心脏病。

### （三）临床表现

本病以女性为多。在儿童期身体增长慢，畸形并不明显，即使轻微畸形，亦无结构变化容易矫正。但此时期不易被发现；至 10 岁以后，患者椎体第二骨骺开始加速发育，侧凸畸形的发展由缓慢转为迅速，1～2 年内可以产生较明显的外观畸形。多数侧凸发生在胸椎上部并凸向右侧，其次好发于胸腰段，且凸向左侧者较多。脊柱侧凸所造成的继发性胸廓畸形，如畸形严重，可引起胸腔和腹腔容量减缩，导致内脏功能障碍。

**1. 外观畸形**　双肩高低不平，脊柱偏离中线，肩胛骨一高一低，一侧胸部出现皱褶皮纹，弯腰时双侧背部不对称，严重者可出现剃刀背畸形。

**2. 并发症**　内脏功能障碍可造成神经功能、呼吸功能、消化功能的损害等，可能出现心搏加速、肺活量减少、消化不良、食欲减退等情况。神经根在凸侧可以发生牵拉性症状，凹侧可以发生压迫性症状，神经根的刺激，可以引起胸腹部的放射性疼痛，亦有引起脊髓功能障碍者。同时对于脊柱骨结构本身发育不良的患者，可伴发脑脊膜膨出、隐形脊柱裂等神经发育异常的表现。先天性脊柱侧凸患者还可能伴有心血管系统异常，气管－食管瘘、多囊肾等多脏器异常的表现。

## 二、康复评定 ▣微课7

### （一）早期筛查的重要性

在脊柱侧凸形成和发展过程中，脊柱轻度变形时身体的外观、姿势无明显改变，又因少有疼痛或不适等容易被父母忽略，当出现明显外观异常时，侧凸角度已经变大，治疗比较困难。因此，要强调早发现、早诊断、早治疗，可以控制和矫正畸形，防止并发症的发生，减少患者对远期手术的需要。鉴于脊柱侧凸在青少年人群中的高患病率和 10～14 岁的发病高峰，建议将筛查对象年龄适当拓宽为 10～18 岁。建议选择学校作为脊柱侧凸的筛查地点，由接受过筛查培训的专业医生和学校保健医生共同完成。

### （二）病史及体格检查

**1. 病史**　对首次就诊患者应详细询问与脊柱畸形有关的一切情况，重点询问现病史、既往史及家族史等。

（1）现病史　询问脊柱侧凸出现的年龄、弯曲进展情况、有无接受过治疗及何种方式的治疗。患者现在主要的症状是什么，是否易疲劳，有无运动后气短、呼吸困难、心悸、下肢麻木、走路不便、大小便困难等。

（2）既往史　应了解脊柱畸形的幼儿母亲妊娠期的健康状况，妊娠头 3 个月内有无服药史，妊娠、分娩过程中有无并发症等。

（3）家族史　了解家族中同胞兄弟姐妹有无同样的患者。神经肌肉型的脊柱侧凸中，家族史尤为重要。

**2. 体格检查**　可从身体形态一般检查、脊柱活动度、肌力、神经系统等方面进行检查。

（1）一般身体形态检查（表 5–5）

表 5–5　检查内容及标准

| 内容 | 标准 |
| --- | --- |
| a | 双肩是否等高 |
| b | 左右肩胛骨在脊柱两侧是否对称，其下角是否等高 |
| c | 两侧腰凹是否对称 |
| d | 棘突连线是否偏离正中线 |

（2）脊柱活动度测量　常用卷尺或量角器测量颈椎及胸腰椎前屈、后伸、侧屈及旋转活动度，了解脊柱活动受限程度。

Adams 前屈试验（亚当测试）：在光线明亮处，检查者面向暴露脊背的被检者，使其直膝合足立正，双臂伸直合掌，缓慢向前弯腰至 90°左右，双手合掌逐渐置于双膝间（以免被检者躯干和肩假性偏移）。检查者目光平行随被检者弯腰由头至尾、从胸部至腰部，观察脊柱两侧是否高低不平，有否单侧肋骨隆凸或单侧肌肉挛缩。背部任何部位不对称均为前屈试验阳性，疑为脊柱侧弯。

（3）肌力评定　应用徒手肌力测定或测力计法测量双侧背肌、腹肌肌力及四肢肌力。

（4）神经系统功能评定　评定内容包括感觉、肌张力、深浅反射、病理反射以及感觉运动功能，确定有无脊髓及神经损伤并判定神经损伤的程度。每个脊柱侧凸的患者应进行详细全面的神经系统检查，一方面注意有无侧凸导致脊髓压迫，引起截瘫，早期有腱反射亢进和病理反射；另一方面注意有无合并脊髓脊膜膨出、脊髓纵裂、脊髓空洞等脊髓异常。

### （三）影像学检查

影像学检查是诊断脊柱侧弯的黄金标准。《2016SOSORT 指南：生长期特发性脊柱侧弯的骨科和康复治疗》（简称 SOSORT）专家一致认为，临床医生评估青少年查体发现形态学异常，脊柱旋转角度大于 5°，需要 X 线片检查，然后定期复查，以减少患者受辐射次数。首次进行侧面 X 线片检查可以排除脊柱和骨盆矢状面上的失衡，如舒尔曼病和椎体滑脱等，建议首次侧面检查排除相关疾病后，为减少患者的辐射，不出意外的情况下之后可不行侧面影像学检查。

**1. X 线测量** X 线检查最重要，一般借助 X 线片就可以区别侧凸的原因、分类以及弯度、部位、旋转、骨龄、代偿度等。常规的 X 线片应包括站立位的脊柱全长正侧位摄片，上端包括下颈椎，下端包括双侧腰骶关节和髂骨翼。

（1）X 线片的阅片要点

1）端椎 位置最高或最低且对于凸侧或凹侧斜度最显著的椎体。

2）顶椎 脊柱侧凸中旋转最显著，偏离中轴线最远的椎体。

3）主侧弯（原发侧弯） 是最早出现的弯曲，也是最大的结构性弯曲，柔软性和可矫正性差。当有 3 个弯曲时，中间的弯曲常是主侧弯；有 4 个弯曲时，中间两个为双主侧弯。

（2）脊柱侧凸角度测量 最常用的是 Cobb 法。在脊柱 X 线正位片上，先在弧度最上端椎体上缘画一水平线，再沿弧度最下端椎体下缘再画一水平线，最后画这两条水平线的垂直线，两重线的交角即为 Cobb 角，代表脊性侧凸的程度。若端椎上、下像不清，可取其椎弓根上、下缘的连线，然后取其重线的交角即为 Cobb 角（图 5-1）。

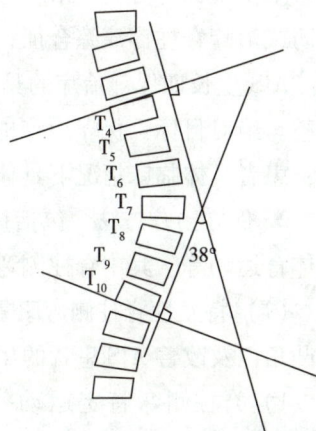

图 5-1 Cobb 角度测量方法

**2. CT 扫描** CT 可以很好地显示骨性畸形，尤其是脊柱三维重建 CT 可以很好地显示先天椎体畸形，还可以做脊髓造影 CT 扫描，可以很好地显示脊椎与神经关系，有无脊髓畸形，指导手术治疗。

**3. 磁共振成像（MRI）** MRI 相比脊髓造影是一种无创性检查，它的软组织分辨率高，可以很好地显示脊髓病变。

### （四）其他检查

**1. 脊柱测量仪测量** 对疑有脊柱侧弯的患者，可用脊柱测量仪对脊柱侧弯进行快速、无创筛查。利用脊柱侧弯测量尺检查，在前屈试验中，分别测量被检者背部各段（胸段、胸腰段、腰段），记录发现的最大偏斜角及部位，若背部不对称最严重处超过 5°时，则高度疑似脊柱侧弯。脊柱测量仪所测的躯干旋转角度的大小与脊柱侧弯的严重程度相关，倾斜角 >5°，包含了几乎所有 Cobb 角 >10°的侧弯。

**2. 骨成熟度评定** 脊柱侧凸成熟度的评价在脊柱侧凸的治疗中尤为重要。必须根据患者生理年龄、实际年龄及骨龄来全面评估，主要包括以下几方面。

（1）第二性征 男童的声音改变、女孩的月经初潮，以及乳房和阴毛的发育等。

（2）骨龄 ①手腕部骨龄；②髂嵴骨骺移动；③椎体骨骺环发育。

**3. 肺功能检查** 脊柱侧凸患者常规肺功能检查包括静止肺容量、动态肺容量和肺泡通气量，检查结果患者的肺总量和肺活量往往减少，而残气量多正常，除非到晚期。肺活量的减少与侧弯的严重程度相关。

**4. 日常生活活动能力评定** 常用 Barthel 指数进行评估，详见相关章节内容。

## 三、康复治疗

目前，AIS 的治疗方案主要依据侧弯角度和 Risser 征等情况决定，包括保守治疗和手术治疗。

保守治疗：若 Risser 征 <Ⅲ度，同时局部 Cobb 角 <25°，或者 Risser 征为Ⅳ或Ⅴ度，但是未达到手术标准时，则采用以运动疗法为主；如脊柱具备一定的生长能力（Risser 征 <Ⅲ度），局部 Cobb 角为 25°~40°，则采用 Milwaukee 支具或 Boston 支具，并配合以运动疗法的治疗手段（直到整个脊柱生长停止和 Risser 征Ⅳ度以上，方可去掉支具）。

手术治疗：若 Cobb 角 >40°，支具治疗每年加重 6°以上，或胸腰段、腰段侧凸 >35°，可以考虑手术治疗。

### （一）保守治疗

**1. 治疗目标**　国际脊柱侧弯与康复治疗协会（SOSORT）认为生长期 AIS 综合保守治疗特发性脊柱侧弯基本目标可分为两组：形态学和功能性。包括在青春期减少侧弯角度；预防或治疗呼吸功能障碍；预防或治疗脊柱疼痛综合征；通过姿势矫正改善躯干外观。

AIS 生长期保守治疗的具体目标：根据实际情况而持续变化的，需要结合患者临床状况的变化进行调整。绝对目标：保守治疗的最低预期目标，具体包括避免手术、改善外观、改善生活质量；主要目标：患者具体临床情况下具体治疗的"最佳目标"；次要目标：当显然无法实现主要目标时的次要目标。

**2. 保守治疗方法**　包括评估、观察（3~36 个月）、脊柱侧弯特定训练、矫形支具、呼吸功能训练和体育运动等。其中脊柱侧弯特定训练、矫形支具治疗下的脊柱侧弯特定训练、矫形支具使用率最高。

（1）特发性脊柱侧弯康复运动疗法　运动疗法可以降低 Cobb 角、躯干旋转角、胸椎后凸角、腰椎前凸角以及改善 AIS 患者的生活质量，也可以减少冠状面上的侧移。

1）脊柱侧弯特定运动疗法（PSSE 疗法）　物理治疗脊柱侧弯运动疗法学派包括 FITS 疗法、DoboMed 疗法、整体姿势再教育、Lyon 疗法、MedX 疗法、Schroth 疗法、SEAS 疗法和侧移疗法。德国的施罗斯脊柱弯曲矫形体系被认为是目前矫治脊柱侧弯最有效的方法。国内目前主要以保健气功、易筋经、矫正体操、瑜伽等运动疗法为主，主要目的是加强核心肌群的力量，恢复脊柱两侧肌力平衡，促使脊柱恢复到正常位置。

PSSE 疗法可以改善脊柱侧弯患者的神经运动控制能力、呼吸功能、背部肌肉力量和躯干外观，也可以减缓脊柱侧弯的恶化和/或降低 Cobb 角。SOSORT 专家推荐的 PSSE 疗法应包含 3D 自我矫正、日常生活活动能力（ADL）、正确姿势维持、患者教育等方面的内容。

2）呼吸功能和运动　脊柱侧弯患者的呼吸功能受损主要表现为限制性症状，包括呼吸肌肉的功能受损、胸廓的不对称运动和通气异常等症状。SOSORT 专家建议 AIS 患者进行有氧运动和呼吸训练。有氧运动和呼吸训练可以提高 AIS 患者的呼吸肌功能，从而改善其胸壁扩张能力和肺活量。

（2）特发性脊柱侧弯矫形支具治疗

1）主要目标　防止脊柱侧弯进展，甚至实现侧弯的部分矫正；改善临床症状；治疗脊柱三维畸形；缓解疼痛，提高生活质量；避免 Cobb 角进展达到手术阈值。

2）适应证和并发症　国际脊柱侧凸研究协会（SRS）指出，支具治疗适用于骨骼未发育成熟、Cobb 角为 20~45° 的 AIS 患者。对于 Cobb 角 >45° 的患者，支具治疗可作为拒绝手术时的替代方案。支具治疗亦存在着潜在的身体损害和心理问题，长时间佩戴支具可导致使用者出现腰背部肌肉萎缩伴肌力下降、腰背部疼痛、肺功能降低、胸廓畸形加重、压疮和皮肤过敏等并发症，生活质量明显下降。

3）支具分类　包括颈胸腰骶支具和胸腰骶支具、硬体支具与软体支具、全日型支具和夜用型支具、与计算机技术结合的支具。

4）支具治疗效果　SOSORT 指南指出，评估支具治疗有效性的标准：①骨骼成熟时曲线进展≤5°患者所占百分比，曲线进展≥6°患者所占百分比；②骨骼成熟时曲线 >45° 患者所占百分比及被建议或实施手术的患者所占百分比；③随访时间超过骨骼成熟后 2 年，以确定随后接受手术患者所占百分比。

（3）特发性脊柱侧弯的一般体育活动　SOSORT 指南建议脊柱侧弯患者经常做体育运动，因为参与体育运动可以提高患者的社交能力和心理素质，且目前没有证据证实运动会加重脊柱侧弯患者的侧弯程度。需要注意的是体育活动和 PSSE 目标不同，PSSE 针对的是脊柱侧弯畸形引起的功能障碍，而体育活动更强调患者的整体健康情况。脊柱侧弯患者的关节比一般人群松弛。脊柱侧弯患者术后方面，3 个月可以跑步，6 个月可以进行非接触式或接触式运动，12 个月后可以参与对抗运动，但无论采用何种手术方法，大约 20% 的患者不允许参加对抗性运动。

（4）特发性脊柱侧弯的物理因子治疗 主要针对侧弯角度较小和进展风险不大的患儿，不能用于脊柱骨发育成熟的患者。其作用原理是电刺激脊柱侧凸侧的有关肌肉群，使之收缩，产生对脊柱侧凸的矫正力，通过肋骨传导作用于脊柱侧凸的畸形部分，长时间地收缩锻炼，使凸侧相应肌肉的力量逐渐强于凹侧，从而矫正脊柱侧凸。电刺激治疗成功的关键是选择正确的刺激部位、适当的刺激强度和坚持长期治疗。

电制激治疗可与支具联合应用，即白天佩戴支具，夜晚行电刺激治疗。在治疗过程中应定期复查，在第一个月治疗结束后应详细检查，以确定治疗是否有效。以后每3个月复查1次。

### （二）手术治疗

对于 AIS 以下几种情况可考虑手术治疗：Cobb 角 >40°且骨骼发育未成熟者、非手术治疗无效者（半年内侧弯进展超过5°）、Cobb 角 >50°者、胸椎后凸过小或过大者、胸腰段后凸或腰椎后凸畸形并伴有明显外观畸形者。

手术治疗的目标是保持躯干平衡、改善外观、阻止弯曲进展，从而最大限度地降低 AIS 的短期及长期并发症发生率。目前主要有前路手术、后路手术、前后路联合手术及微创等手术方式。

脊柱侧凸的术后康复治疗与一般骨科术后治疗无本质区别，术后须预防肺部感染、泌尿系统感染、下肢深静脉血栓等并发症。可进行肺功能训练、四肢等长收缩及等张收缩练习、抗阻训练、踝泵运动等。为了预防内固定物移位或断裂，患者应保持正确的坐姿，不做上身前屈动作，且上肢禁止提拉重物；术后半年内，要减轻身体负重，尽量减少脊柱活动，并预防外伤；除洗澡和睡觉外，其余时间均要穿着支具，穿戴时间3个月以上，根据复查结果决定去除时间。

## 目标检测

答案解析

### 一、单项选择题

1. 神经根型颈椎减轻神经根压力的治疗
   - A. 温热量超短波
   - B. 微热量超短波
   - C. 超声治疗
   - D. 牵引治疗

2. 颈肩痛1年，四肢乏力，持物不稳，查体 Hoffmann 征阳性，诊断
   - A. 肩周炎
   - B. 颈椎病
   - C. 肩关节不稳
   - D. 肩峰下滑膜炎

3. 左肩痛1个月，查体外展外旋、后伸活动受限，诊断为
   - A. 肩周炎
   - B. 颈椎病
   - C. 肩关节不稳
   - D. 肩峰下滑膜炎

4. 软腰围最适用于
   - A. 脊椎侧弯
   - B. 轻度腰椎间盘突出
   - C. 腰椎粉碎性骨折
   - D. 脊柱炎

5. 骨折早期并发症不包括
   - A. 脂肪栓塞
   - B. 休克
   - C. 脊髓损伤
   - D. 创伤性关节炎

6. 患者，男，26岁，滑倒后致右手Colles骨折手法复位石膏固定术后两天，患者手肿胀明显，此时消除肿胀，可选择的物理治疗法有

    A. 红外线照射                B. 紫外线照射

    C. 超短波治疗                D. TENS

7. 髋关节置换术后的1~2天康复治疗，下列不正确的是

    A. 肌肉等长收缩练习        B. 关节活动技术

    C. 尽早进行负重与行走练习   D. 理疗

8. 下列动作中利于保护置换关节的是

    A. 髋关节屈曲大于90°      B. 两腿交叉

    C. 髋关节处于轻度外展或中立位  D. 坐矮凳

9. 运动损伤中常见的软组织损伤不包括

    A. 拉伤                 B. 扭伤

    C. 骨折                 D. 肌腱炎

10. 脊柱侧弯患者X线检查需拍摄

    A. 胸部X线正位片       B. 胸部X线侧位片

    C. 站立位全脊柱X线片    D. 站立位全脊柱X线正位片

11. 脊柱侧弯患者评估骨龄Risser征的常用部位是

    A. 手腕部              B. 肱骨

    C. 椎骨                D. 骨盆髂嵴

## 二、思考题

1. 关节置换术在术前、术后康复治疗项目有哪些？

2. "PRICE" 常规的内容是什么？

3. 如何根据Cobb角的角度指导患者进行康复治疗？

（陈　旭　董芳明　梁旭霞　苏　雁）

书网融合……

| 本章小结 | 微课1 | 微课2 | 微课3 | 微课4 |

| 微课5 | 微课6 | 微课7 | 题库 |

# 第六章 内脏疾病的康复

### ◉ 学习目标

1. 通过本章学习，重点掌握冠心病、高血压、慢性阻塞性肺疾病、糖尿病、骨质疏松的康复评定及康复治疗；熟悉冠心病、高血压、慢性阻塞性肺疾病、糖尿病、骨质疏松的主要功能障碍、康复治疗分期及各期目标；了解冠心病、高血压、慢性阻塞性肺疾病、糖尿病、骨质疏松的健康教育。

2. 学会对冠心病、高血压、慢性阻塞性肺疾病、糖尿病、骨质疏松的患者进行康复功能评定、制订康复方案并指导实施。具有较好的人文关怀精神、一定的分析问题及解决问题的临床思维能力，能够指导患者在社区进行康复治疗。

### ≫ 情境导入

患者，男，50 岁，因"反复胸闷、气短 2 年，加重 1 个月"入院。患者 2 年前无明显原因出现胸闷、气短，伴心悸，活动后加重。诊断为"冠心病、高血压"，给予降压、扩血管等治疗，效果尚可，但几年中常反复。近 1 个月来患者感觉发作频繁，症状较前加重，为求进一步治疗入院。患者否认糖尿病等慢性病史。吸烟 25 年，每天 1 包。查体：体温 36.2℃，脉搏 90 次/分，呼吸 22 次/分，血压 135/85mmHg，神志清，双肺听诊呼吸音无异常，腹软。心界不大，各瓣膜区无明显杂音。心电图提示：慢性心肌缺血。

讨论　1. 该患者有哪些功能障碍？

2. 患者需做哪些康复功能评定？

3. 请根据患者病情，制订个性化的康复治疗方案。

## 第一节 循环系统疾病的康复 ⓔ微课1

PPT

## 一、冠状动脉硬化性心脏病的康复

### （一）概述

**1. 定义**　冠状动脉粥样硬化性心脏病（coronary atherosclerotic heart disease）指冠状动脉粥样硬化使血管腔狭窄或阻塞，或（和）因冠状动脉功能性改变（痉挛）导致心肌缺血、缺氧或坏死而引起的心脏病，统称冠状动脉性心脏病（coronary heart disease），简称冠心病。多发生在 40 岁以后，男性多于女性。

**2. 病因病理**

（1）病因　对常见的冠状动脉粥样硬化所进行广泛而深入的研究表明，本病是多病因的疾病。主要的危险因素包括以下。

1）年龄、性别　临床上本病多见于 40 岁以上的中、老年人，49 岁以后进展较快。男性与女性相比，女性发病率较低，但在围绝经期后发病率增加。年龄和性别属于不可改变的危险因素。

2）血脂异常 脂质代谢异常是动脉粥样硬化的基本因素。

3）血压 血压增高与本病关系密切。60%～70%的冠状动脉粥样硬化患者都患有高血压，患病人数较血压正常者高3～4倍。

4）吸烟 吸烟者本病的发病率和病死率比不吸烟者高2～6倍，且与每日吸烟的支数成正比。被动吸烟也是导致冠心病发病的危险因素。

5）糖尿病与糖耐量异常 糖尿病患者中本病发病率较非糖尿病者高2倍。本病患者糖耐量减低者也常见。

次要的危险因素：肥胖；体力活动少，脑力工作紧张，经常有工作紧迫感者；常进较高热量、含较多动物性脂肪、胆固醇、糖和盐的食物者；遗传因素；性情急躁、好胜心和竞争性强、不善于劳逸结合的A型性格者。

（2）病理 主要的病理改变是冠状动脉的粥样硬化，发生冠状动脉的供血与心肌需血之间平衡关系失调，冠状动脉血流量不能满足心肌代谢的需要，引起心肌急剧的、暂时的缺血缺氧（发生心绞痛）；或因冠状动脉内不稳定的粥样斑块脱落，突然造成血管闭塞和心肌梗死。有的血管痉挛也可导致管腔闭塞，血供急剧减少或中断。心肌严重而持久地急性缺血达1小时以上，即可发生心肌梗死或急性冠脉综合征。

### 3. 临床表现与诊断

（1）心绞痛 以心前区发生缩窄、紧迫、烧灼性疼痛为主要症状，常向左侧下颌、背、肩或手臂等部位放射，疼痛常持续20分钟以上，伴有呼吸困难、出汗等的不适感为特征的临床综合征。

（2）急性冠脉综合征（ACS） 包括不稳定型心绞痛、非Q波心肌梗死和Q波心肌梗死，可分为ST段抬高和ST段不抬高两类。诊断标准如下。

1）ST段抬高的ACS 缺血性胸痛≥30分钟，服硝酸甘油不缓解，心电图至少2个肢体导联或相邻2个以上的胸前导联ST段抬高≥0.1mV。

2）ST段不抬高的ACS不稳定型心绞痛 初发劳力性心绞痛或恶化劳力性心绞痛，可有心肌缺血的客观证据：胸痛伴ST段压低≥0.05mV，或出现与胸痛相关的T波变化，或倒置T波伪改善；既往患急性心肌梗死、行经皮冠状动脉内血管成形术（PTCA）或冠状动脉旁路移植手术；既往冠状动脉造影明确了冠心病的诊断；肌钙蛋白T（TnT）或者肌钙蛋白I（TnI）增高ST段不抬高的心肌梗死与不稳定型心绞痛的区别：肌酸激酶同工酶（CK－MB）增高是否大于或等于正常上限的2倍。

（3）急性心肌梗死（AMI） 诊断必须具备下列3项中的2项：缺血性胸痛的临床病史；心电图动态演变；心肌坏死的血清心肌标志物浓度的动态改变。

### 4. 康复问题

（1）心血管功能障碍 缺乏运动本身就可以导致心血管功能减退，冠心病患者往往体力活动减少，从而降低心血管系统的适应性，导致循环功能降低。这种缺乏运动导致的心血管功能衰退只有通过适当的活动和运动训练才能解决。

（2）呼吸功能障碍 冠心病直接的全身表现是缺氧症状，与循环功能不良有关。而长期心血管功能障碍均会伴随不同程度的肺循环功能障碍，使肺血管和肺泡气体交换的效率降低，吸氧能力下降，诱发并加重缺氧症状。因此，对于冠心病患者呼吸功能的训练是不可忽视的重要环节。

（3）全身运动耐力减退 全身运动耐力是指持续进行全身体力活动的能力。冠心病和缺乏运动可导致机体吸氧能力减退和骨骼肌氧化代谢能力障碍，从而使全身运动耐力降低。

（4）代谢功能障碍 冠心病的代谢障碍主要是脂质代谢和糖代谢障碍。脂质代谢障碍主要是血胆固醇和三酰甘油水平增高，高密度脂蛋白胆固醇水平降低。脂肪和能量物质摄入过多而消耗不足（缺乏运动）是基本原因。缺乏运动可导致胰岛素抵抗，除了引起糖代谢障碍外，还可促使形成高胰岛素血症和血脂升高。因此采用适当运动锻炼的方式纠正脂质代谢十分重要。

（5）行为障碍　冠心病患者往往伴有不良生活习惯、心理障碍等，也是影响患者日常生活和治疗的重要因素。

（6）ADL 和职业能力障碍　由于心肺功能的下降及全身运动耐力的减退，冠心病患者会出现不同程度的 ADL 障碍，甚至出现职业能力的减退。

### （二）康复评定

**1. 运动试验**　身体的工作能力是恢复职业、回归家庭和社会最主要的指标。身体的工作能力可以用身体做功时的负荷量来反映。在临床实践中，人们常用代谢性指标——耗氧量来反映人体能量的需求，即代谢当量（MET）。

MET 反映的是一个复杂的代谢过程，除了心功能外，肺功能、肌肉关节功能、血红蛋白水平及携氧能力、体重和营养情况也会有一定影响。通过运动肺功能检测，本身可对患者的肺功能进行准确地判断，再结合临床检查除外其他影响因素，则 MET 与心功能呈正相关。

**2. 运动试验方法**　在运动性康复之前，应常规做运动试验。

（1）下肢运动试验

平板运动试验：在这种运动试验中，由于患者自身的体重是固定的，运动负荷主要取决于速度和平板的坡度，因而能量消耗量的增加是自动标准化的。但对于步行稳定性差（如老年人）或有下肢矫形外科情况的患者来说，平板运动试验就不太合适。此外，平板跑台占地面积大、噪声大、设备费用高、躯干运动较大而不利于心电监测；因用力抓握把手的等张收缩可使收缩压偏高。

踏车运动试验：功率自行车有坐位和半卧位踏车两种方式，但无论哪一种，其能量的消耗不仅取决于运动负荷，而且必须在负荷每增加一档时，根据体重加以标准化。许多踏车运动试验方案是只按每 2~3 分钟增加 25~50W，而不考虑体重因素，这是不恰当的。另外，踏车运动试验比较便于心电图和血压的监护和配合其他检查，如运动超声心动图和运动核素试验等。

二阶梯或跑步运动试验：在没有运动平板或功率自行车的情况下，可利用二阶梯或跑步，甚至利用步行作为运动试验的手段。这些运动试验方法较为简单，也不需要特殊的复杂设备，但结果不够精确。因此，只适用于较为基层的单位。跑步和步行运动试验则是根据完成一段规定距离（400m）所需的时间计算出其代谢当量（MET）。

（2）上肢运动试验　利用上肢功量计来进行运动试验的。适用于下肢有神经、血管和矫形外科情况的患者。一般是将踏车运动试验用的设备加以改装，把脚踏改为手摇即可。

**3. 行为类型评定**　Friedman 和 Rosenman（1974 年）提出行为类型，其特征如下。

（1）A 类型　工作主动、有进取心和雄心、有强烈的时间紧迫感（同一时间总是想做两件以上的事），但是往往缺乏耐心、易激惹、情绪易波动。此行为类型的应激反应较强烈，因此需要将应激处理作为康复的基本内容。

（2）B 类型　平易近人、耐心、充分利用业余时间放松自己、不受时间驱使、无过度的竞争性。

**4. ADL 评定**　通过对患者的自理能力评定，制订和调整康复计划，评定康复效果，确定安排回归家庭或就业。常用的 ADL 评定方法有 Barthel 指数分级法等。

**5. 职业能力评定**　评定冠心病患者的职业能力，必须结合患者的心功能分级、临床情况以及机体的最大耗氧量。如有临床症状的心功能Ⅲ级的患者，代谢当量有可能达到 4MET。这就意味着患者仍可以从事某些坐位，甚至站立位的轻度或中度的工作。此外，还须考虑患者工种的性质、工作的环境和工作量等因素。

### （三）康复治疗

**1. 康复治疗程序**　根据冠心病康复治疗的特征，国际上一般将康复治疗程序分为三期。

Ⅰ期康复　急性心肌梗死或急性冠脉综合征住院期康复。CABG 或 PTCA 术后早期康复也属于此列。发达国家此期已缩短到 3~7 天。Ⅰ期康复实际时间是发病后住院期。

Ⅱ期康复　患者出院开始，至病情稳定性完全建立为止，时间 5~6 周。由于急性阶段缩短，该期的时间也趋向于逐渐缩短。

Ⅲ期康复　患者病情处于较长期稳定状态，或过渡期过程结束的冠心病患者，包括陈旧性心肌梗死、稳定型心绞痛及隐性冠心病。PTCA 或 CABG 后的康复也属于此期。康复程序一般为 2~3 个月，自我锻炼应该持续终生。

**2. 康复治疗目标**

Ⅰ、Ⅱ期康复治疗目标　包括改善心肺功能；重新调节体力活动以恢复习惯的日常生活；向患者和家属进行有关疾病过程的教育，在早期康复阶段给予心理上的支持。

Ⅲ期康复治疗目标　包括检查和治疗影响疾病进展的易患因素，指导和加强能改善疾病预后的生活习惯，适当地调节体力，以利于恢复职业性活动和业余爱好活动。

**3. 康复治疗原则**

Ⅰ期康复　需要通过科学的指导和教育，在严格监控下，进行适量的床上和病区内活动，减少或消除绝对卧床休息所带来的不利影响。

Ⅱ期康复　给予积极的健康教育和指导，保持适当的体力活动，恢复生活自理能力，逐步适应家庭活动，待病情完全稳定，即可准备参加Ⅲ期康复锻炼。

Ⅲ期康复　进行有针对性的心肺有氧运动锻炼，从而改善机体的有氧代谢，促进心脏侧支循环形成（CABG）和冠状动脉供血量提高，心肌内在收缩性相应提高；积极控制危险因素，包括改善脂质代谢异常；改善高血糖及糖耐量异常；控制高血压；改善血液高凝状态；帮助戒烟等。

**4. 康复治疗方法**

Ⅰ期康复　循序渐进，增加活动量，生命体征一旦稳定，无合并症时即可开始。根据患者的自我感觉，尽量进行可以耐受的日常活动。

Ⅱ期康复　进行室内外散步、医疗体操（如降压舒心操、太极拳等）、气功（以静功为主）、家庭卫生、厨房活动、园艺活动或在邻近区域购物，以及作业治疗等康复手段。活动强度为 40%~50% HRmax（最大心率），活动时主观用力记分（RPE）不超过 13~15 分。

Ⅲ期康复　遵循因人而异的个体化原则；循序渐进地学习和训练适应原则；持之以恒地长期锻炼原则；整体康复的全面性原则；提高患者训练的兴趣性原则。

运动方式：包括有氧训练、循环抗阻训练、柔韧性训练、作业训练、医疗体操、气功等。运动形式可以分为间断性和连续性。间断性运动指基本训练期有若干次高峰靶强度，高峰强度之间强度降低。其优点是可以获得较强的运动刺激，所用时间较短，不至于引起不可逆的病理性改变。主要缺点是需要不断调节运动强度，操作比较麻烦。连续性运动指训练的靶强度持续不变，这是传统的操作方式，主要优点是简便，患者比较容易适应。

注意事项：训练前应进行充分地体检；要注意循序渐进，保证一定的活动量，活动中所有上肢超过头顶的活动，均应看作高强度的运动，应尽量避免或减少；定期检查和修正运动处方，避免过度训练；药物治疗发生变化时，要注意相应地调整运动方案；患者出现任何不适均应停止训练。

**5. 健康宣教**　向患者及其家属进行宣传和教育，使患者易于改善并保持健康的生活行为，主动地同心脏疾患作斗争，这十分有利于达到心脏康复的预定目标。因此，患者及其家属应该学习有关该种心脏病的表现、恢复的过程和康复的益处、康复治疗的方法及注意事项等知识。患者要改变其不恰当的生活方式和行为，改善悲观、失望的心理状态，增强生活的信心，这些都必须有家庭和社会的支持。所以康复宣教的目的就是提高患者的"健康状态"，这不仅是身体上的，而且是心理上和社会生活上的，最终可提高患者的生活质量。

## 二、原发性高血压的康复

### （一）概述

**1. 定义**　原发性高血压是指由于动脉血管硬化以及血管运动中枢调节异常所造成的动脉血压持续性增高的一种疾病。

**2. 病因病理**　原发性高血压的病因为多因素的，可分为遗传和环境因素两个方面。高血压是遗传易感性和环境因素相互作用的结果。一般认为在比例上，遗传因素约占40%，环境因素约占60%。

（1）遗传因素　高血压具有明显的家族聚集性，父母均有高血压，子女的发病概率高达46%，约60%高血压患者可有高血压家族史。高血压的遗传可能存在主要基因显性遗传和多基因关联遗传两种方式。在遗传表型上，不仅血压升高发生率体现遗传性，而且在血压高度、并发症发生以及其他相关因素方面，如肥胖也有遗传性。

（2）饮食　不同地区人群血压水平和高血压患病率与钠盐平均摄入量显著有关，摄盐越多，血压水平和患病率越高，但是同一地区人群中个体间血压水平与摄盐量并不相关，摄盐过多导致血压升高主要见于对盐敏感的人群中；高蛋白质摄入属于升压因素，动物和植物蛋白质均能升高血压；饮酒量与血压水平线性相关，尤其与收缩压，每天饮酒量超过50g乙醇者高血压发病率明显增高。

（3）精神应激　城市脑力劳动者高血压患病率超过体力劳动者，从事精神紧张度高的职业者发生高血压的可能性较大，长期生活在噪声环境中听力敏感性减退者患高血压也较多。

（4）其他因素

1）体重　超重或肥胖是血压升高的重要危险因素。高血压患者约1/3有不同程度肥胖。肥胖的类型与高血压发生关系密切，腹型肥胖者容易发生高血压。

2）避孕药　服避孕药妇女血压升高发生率及程度与服用时间有关。35岁以上妇女容易出现血压升高。口服避孕药引起的高血压一般为轻度，并且可逆转，在终止避孕药后3~6个月血压常恢复正常。

3）阻塞性睡眠呼吸暂停综合征（OSAS）　OSAS是指睡眠期间反复发作性呼吸暂停。OSAS常伴有重度打鼾。OSAS患者50%有高血压，血压高度与OSAS病程有关。

本病的病理基础是血管紧张度增高和血管硬化，使外周阻力增高，导致血压增高。高血压早期无明显病理改变。长期高血压引起全身小动脉病变，表现为小动脉中层平滑肌细胞增殖和纤维化，管壁增厚和管腔狭窄，导致重要靶器官如心、脑、肾组织缺血。长期高血压及伴随的危险因素可促进动脉粥样硬化的形成及发展，该病变主要累及中、大动脉。

**3. 临床表现与诊断**

（1）临床表现　绝大多数原发性高血压（95%~99%）属于缓进型，多见于中老年，其特点是起病隐匿、进展缓慢、病程长达20年以上，初期很少有症状，约半数患者因体检或高血压并发其他疾病就医时测量血压才发现增高；高血压临床表现无特异性，主要表现为头晕、头痛、头胀、视物模糊、心悸、健忘、多梦、耳鸣、乏力等。

（2）诊断　主要根据所测量的血压值，并依据高血压判断标准进行诊断。一旦诊断高血压，需做有关实验室检查，评估靶器官损害和相关危险因素。

**4. 康复问题**

（1）身体活动能力下降　原发性高血压患者由于活动时过分忧虑，往往限制活动，导致心肺失健和骨骼肌失健，使运动耐力下降。这一问题不能用药物治疗解决。

（2）心血管疾病发作危险性增大　原发性高血压是脑血管意外、心肌梗死、肾功能障碍等严重合并症的常见诱因或病理基础。这些合并症往往导致严重残疾。从康复一级预防的角度应该控制血压。缺乏运动是这些合并症的共性问题。

（3）长期药物治疗的困难　尽管原发性高血压一般都可以用药物有效地控制，但脉压很小的舒张期高血压，药物治疗效果不佳；药物长期使用难免有副作用，也会有经济压力；同时单纯药物治疗不能主动纠正由于缺乏运动导致的身体失健。

### （二）康复评定

1. 确定血压值及其他心血管危险因素。

2. 有无靶器官损害或糖尿病。

3. 有无并存的临床情况，如心、脑、肾脏病变。

4. 根据我国高血压人群的危险度分层标准进行危险度分层。

5. ADL 评定　通过对患者的自理能力评定，制订和调整康复计划、评定康复效果、确定安排回归家庭或就业。常用的 ADL 评定方法有 Barthel 指数分级法等。

6. 职业能力评定　评定高血压患者的职业能力，必须结合患者的心功能分级、临床情况及机体的最大耗氧量。

### （三）康复治疗

**1. 康复治疗目标**　主要治疗目标是最大限度地降低心血管病的死亡和病残的危险。在治疗高血压的同时，通过非药物手段积极干预患者所有可逆性危险因素（如吸烟、血脂异常或糖尿病），并适当处理患者同时存在的各种临床情况及功能障碍。

（1）使血压下降到接近正常范围。血压降至 140/90mmHg 以下，老年患者的收缩压降至 150mmHg 以下，合并糖尿病或肾病的高血压患者，降压目标是 130/80mmHg 以下。

（2）防止或减少心脑血管并发症。

（3）减少对单纯药物降压的副作用及治疗费用。

（4）提高生活质量。

**2. 康复治疗原则**

（1）建立合理的生活方式　高血压的发生与发展，与下列危险因素有关：缺乏运动、精神紧张、肥胖、嗜烟等。要控制和消除这些因素，主要是建立合理的生活方式。正确处理应激，善于放松身心，坚持适量的运动锻炼，合理饮食避免超重，还要戒烟。

（2）早期康复　终生坚持高血压病早期进行康复，花费少，效果好，价值大，可预防病变的发展及继发病变的产生，甚至可基本控制和治愈。

（3）强调综合治疗　高血压的防治不能单纯依靠药物或其他某一方法，必须多途径地综合治疗，如在药物治疗的同时，必须注重调节饮食、调摄情志、适量运动等。这样的综合疗法起效快、降压效果明显。

（4）强调非药物治疗　利用运动、饮食、娱乐、行为等康复法，使血压下降和保持在稳定水平，消除症状，从身体、心理上适应生活要求，改善生活质量，控制危险因素和病变的发展。

**3. 适应证和禁忌证**

（1）适应证　主要适用于临界性高血压，Ⅰ～Ⅱ期高血压以及部分病情稳定的Ⅲ期高血压患者。

对于目前血压属于正常偏高者，也有助于预防高血压的发生，达到一级预防的目的。

（2）禁忌证  任何临床情况不稳定患者，包括急进性高血压、重症高血压或高血压危象，病情不稳定的Ⅲ期高血压，合并其他严重并发症，如严重心律失常、心动过速、脑血管痉挛、心力衰竭、不稳定型心绞痛、出现明显降压药的副作用而未能控制、运动中血压过度增高（>29.33/14.67kPa 或 220/110mmHg）。

**4. 康复治疗**  高血压的康复治疗主要强调非药物治疗，其主要内容包括规律的运动锻炼、放松训练、医疗体操、行为治疗和高血压危险因素控制。高血压的社区康复近年来得到广泛重视。

（1）改善生活方式，纠正危险因素

1）改善行为方式  主要是纠正过分激动的性格，避免过分的情绪激动，逐步学会适当的应激处理技术和心态。吸烟可以增加血管紧张度，增高血压，因此戒烟也是行为纠正的内容。运动训练和心理应激治疗均可以显著提高患者承受外界应激的能力，从而提高患者的社会适应能力和生活质量。

2）降低体重  主要通过减少热量摄入和增加活动消耗来实现。实施时应注意循序渐进。

3）限制酒精摄入  每天酒精摄入量应该低于 20～30g。

4）减少钠盐摄入  已有研究表明，采用降低饮食钠盐的方式，可以使收缩压降低 5～10mmHg。建议饮食中钠的含量 <100mmol/d 或 2.3g/d，或氯化钠摄入少于 6g/d。

5）维持饮食中足够的钾、钙和镁  高钾饮食有助于防止高血压发生，钾不足可以诱发高血压，并导致心室异位节律。饮食中的钙与血压呈负相关，低钙可增加高钠摄入对血压的影响。有证据提示低镁与高血压有关。

6）减少饮食中胆固醇和饱和脂肪酸的摄取  每日胆固醇摄入应 <300mg，脂肪占总热量的 30% 以下，饱和脂肪酸占总热量的 10% 以下。运动与饮食结合疗法在血脂和血压改善方面作用最强。

7）慎用避孕药  口服避孕药和激素替代疗法所采用的雌激素和孕酮均可能升高血压，因此对高血压患者应该避免使用。

8）降低血糖和改善胰岛素抵抗  高胰岛素血症和胰岛素抵抗可以从多途径影响高血压，胰岛素具有肾脏储钠作用，同时增加儿茶酚胺释放，增强血管壁对缩血管物质的敏感性，降低血管对舒血管物质的敏感性。此外，胰岛素还可增加组织生长因子的生成，从而增加细胞钠和钙的含量。规律的运动、减重和高纤维素饮食可以治疗胰岛素抵抗。降糖药、"减肥药"和某些抗高血压药对降压和胰岛素抵抗有协同作用。

（2）运动疗法  高血压患者的运动治疗侧重于降低外周血管阻力，在方法上强调中小强度、较长时间、大肌群的动力性运动（有氧训练），以及各类放松性活动，包括气功、太极拳、放松疗法等。对轻症患者以运动治疗为主，对于Ⅱ期以上的高血压患者则应在降压药物的基础上进行运动治疗。适当的运动治疗可以减少药物用量，降低药物副作用，稳定血压。

1）运动强度  不宜过大，一般认为运动强度在 6～8MET 以下，运动时心率以维持在 100～125 次/分为宜。平素心动过缓或使用β受体阻滞剂者，则运动后心率与安静时相比增加 20 次/分为宜。运动持续时间每次 30～60 分钟，运动频率至少每周 3 次，每日坚持者效果更佳。

2）运动方式  常用的运动医疗治疗方法有有氧训练、循环抗阻运动、降压体操等。

1）有氧训练  常用方式为步行、踏车、游泳、慢节奏的交谊舞等。强度一般为 50%～70% 最大心率（HRmax）或 40%～60% 最大吸氧量（VO$_2$max），主观用力记分（RPE）一般为 11～13。停止活动后心率应在 3～5 分钟内恢复正常。步行速度一般不超过 110 米/分，一般为 50～80 米/分，每次锻炼 30～40 分钟，其间可穿插休息或医疗休操、太极拳等中国民族形式的拳操。50 岁以上者活动时的心率一般不超过 120 次/分。活动强度越大，越要注重准备活动和结束活动。训练效应的产生需要至少 1 周的时间，达到较显著的降压效应需要 4～6 周。一段时间训练后，收缩压一般可降低 10mmHg，舒张压一般降低 8mmHg 左右。

2）循环抗阻运动　研究提示，在一定范围内，中小强度的抗阻运动可产生良好的降压作用，并不引起血压过分升高。一般采用循环抗阻训练，即采用相当于 40% 最大一次收缩力作为运动强度，做大肌群（如肱二头肌、腰背肌、胸大肌、股四头肌等）的抗阻收缩，每节在 10～30 秒内重复 8～15 次收缩，各节运动间休息 15～30 秒，10～15 节为一循环，每次训练 1～2 个循环，每周 3～5 次，8～12 周为 1 疗程。逐步适应后可按每周 5% 的增量逐渐增加运动量。

3）降压体操　降压体操的动作、幅度宜大，肌肉放松，速度适中平稳，要和腹式呼吸结合进行，在做体操时应按节次循序进行，不做长时间头低位动作（如过度体前屈），不跳跃，不快速旋转，不使劲憋气，不紧张用力，不过分上举双臂等，避免血压波动或增加心脏负担。高血压体疗运动量与冠心病不同，宜小不宜大。这是因为大运动量可以使血压波动过大和心率剧增，既会引起头痛、头晕等症状，也有发生脑血管意外、心绞痛的可能，而较小运动量，则可见末梢血管阻力降低，心脏每分输出量减小，血压下降。

（3）饮食疗法　高血压患者应在低盐饮食的基础上，掌握三高三低的饮食原则（高蛋白、高维生素、高纤维、低糖、低盐、低脂肪）。

1）控制热量　在高血压患者中，肥胖或体型高大者较多，肥胖者脂肪过多，压迫心肌，增加心脏负担。因此，高血压患者首先要节制饮食，控制体重，随体重减轻，血压可下降，相反体重每增加 12.5kg，收缩压可上升 10mmHg，舒张压升高 7mmHg。建议低热量饮食，每日每千克体重需 25～30cal（104.65～125.58J）热量。

2）采用低脂肪、低胆固醇饮食　食物中的不饱和脂肪酸增多时，血浆胆固醇水平可下降，因此应尽量食用植物油，如花生油、豆油、菜油、芝麻油，而以玉米油为最好。同时应避免食用过多的胆固醇食物，如动物内脏（肝、脑、心、肾等）、蛋黄、肥肉、乌贼鱼等。

3）适量蛋白质　蛋白质代谢产生的有害物质，可引起血压波动，应限制动物蛋白，而选高生物价优质蛋白，其中植物蛋白质可占 50%。动物蛋白可选用鱼肉、鸡肉、牛肉、鸡蛋白、牛奶、猪瘦肉等。

4）进食多糖类碳水化物　进食多糖碳水化物、含食物纤维高的食物，如淀粉、糙米、标准粉、玉米、小米等均可促进胃肠蠕动，加速胆固醇排出，对防治高血压病有利。葡萄糖、果糖及蔗糖等，均有升高血脂之忧，故应少用。

5）合理摄入矿物质和微量元素　限钠，食盐中含大量钠离子，人群普查和动物实验都证明，摄盐越多，高血压患病率越高。限制食盐后血压可降低，故高血压患者供给食盐以每日 2～5g 为宜。补钾，有些利尿降压药可使钾大量从尿中排出，故应供给含钾丰富食物或钾制剂，含钾高食物有龙须菜、豌豆苗、莴笋、芹菜、丝瓜、茄子等。补钙，钙治疗高血压病有一定疗效，含钙丰富的食物有黄豆及其制品，如葵花子、核桃、牛奶、花生、鱼、虾、红枣、韭菜、柿子、芹菜、蒜苗等。

6）补充足量维生素 C　大剂量维生素 C 可使胆固醇氧化为胆酸排出体外，改善心功能和血液循环。橘子、大枣、番茄、芹菜叶、油菜、小白菜、莴笋叶等食物中均含有丰富的维生素 C，总之多吃新鲜蔬菜和水果，有助于高血压的防治。

7）饮茶戒烟少酒　卷烟中尼古丁可刺激心脏、使心搏增快、血管收缩、血压升高和加速动脉粥样硬化；饮少量葡萄酒可扩张血管，活血通脉，但长期大量饮酒则会促进动脉粥样硬化；茶叶含有多种对防治高血压的有效成分，其中以绿茶为好。

8）食物选择　多选用能保护血管和降血压、降脂的食物，如有降压作用的食物有芹菜、胡萝卜、番茄、荸荠、黄瓜、木耳、海带、香蕉等，降脂食物有山楂、香菇、大蒜、洋葱、海鱼、绿豆等。此外草菇、香菇、平菇、蘑菇、黑木耳、银耳等蕈类食物营养丰富，味道鲜美，对防治高血压、脑出血、脑血栓均有较好效果。禁忌食物：所有过咸食物及腌制品、蛤贝类、虾米、皮蛋、酒、浓茶、咖啡、辛辣的刺激性食物。

（4）康复注意事项 高血压患者康复治疗时要注意以下。

1）锻炼要持之以恒，如果停止锻炼，训练效果可以在 2 周内完全消失。

2）高血压合并冠心病时活动强度应偏小。

3）不要轻易停止药物治疗，在很多情况下，运动治疗只是高血压治疗的辅助方法，特别是 Ⅱ 期以上的患者。

4）不排斥药物治疗，但在运动时应该考虑药物对血管反应的影响。

5）坚持整体的综合康复，切忌偏执于某一治疗手段。

# 第二节　呼吸系统疾病的康复

PPT

## 一、概述

现代呼吸康复技术出现于 20 世纪 40 年代末和 50 年代初，当时主要用于治疗肺结核及小儿麻痹症引起的呼吸肌麻痹。后来，随着疾病谱的改变及呼吸康复医学的发展，呼吸康复逐渐应用于各种疾病如慢性阻塞性肺疾病、神经肌肉及脊髓疾患所引起的呼吸功能障碍。本节将重点介绍慢性阻塞性肺疾病的呼吸康复治疗。

### （一）定义

慢性阻塞性肺疾病（chronic obstructive pulmonary disease，COPD）主要是指慢性阻塞性支气管炎、阻塞性肺气肿及其并发症肺源性心脏病等。本病的共同特征是慢性进行性肺组织破坏、持久性气道阻塞。慢性阻塞性肺病是一种慢性进展性疾病，病程往往长达 30 ~ 40 年，预后不良。

### （二）病因

**1. 吸烟** 吸烟是慢性阻塞性肺疾病的重要原因。吸烟时间长、吸烟量多的人慢性阻塞性肺疾病的发病率越高。被动吸烟同样危险。吸烟会降低支气管抵抗力，引起支气管痉挛，增加气道阻力。

**2. 空气污染和其他理化因素** 氯气、二氧化硫、氧化氮等化学气体对支气管黏膜有刺激和细胞毒性作用。空气中的粉尘、刺激性烟雾等，都可能成为慢性阻塞性肺病的发生或加重因素。

**3. 感染** 慢性支气管炎的发生、发展和复发与感染关系密切。流感嗜血杆菌和肺炎球菌是慢性阻塞性肺疾病急性发作的主要致病原因。其他常见的病原微生物还有腺病毒、流感病毒、呼吸道合胞病毒等。

**4. 过敏** 支气管哮喘、喘息性支气管肺炎与过敏因素关系明确。

**5. 其他因素** 限制体力活动或肢体活动的措施（如长期卧床）、呼吸道免疫功能减退、肾上腺皮质功能减退导致的全身免疫功能低下等都是慢性阻塞性肺疾病发生的危险因素。

### （三）临床表现

**1. 呼吸困难** 呼吸困难是慢性阻塞性肺疾病的标志性症状，也是最突出的症状，主要变现为气短、气促，患者常因此焦虑、烦躁不安。早期出现在劳力活动或剧烈运动后，以后逐渐加重，严重者在日常生活甚至休息时也会感到气短等不适。

**2. 慢性咳嗽、咳痰** 慢性咳痰一般为首发症状，咳嗽后往往会有少量白色黏痰，合并感染后为脓痰，少数病例咳嗽不伴有咳痰。

**3. 其他表现**　喘息和胸闷也是慢性阻塞性肺病的常见临床表现，有的病人可有体重下降、精神抑郁和（或）焦虑等表现。

## 二、康复评定

慢性阻塞性肺疾病患者最基本的评定是呼吸功能评定和运动功能评估。

### （一）呼吸功能评定

呼吸功能评定主要包括呼吸功能障碍程度评定以及有无出现呼吸短促及程度进行分级等。

肺功能检查是慢性阻塞性肺疾病诊断的金标准。肺功能检查是判断气流受限增高最客观的指标，重复性较好，对慢性阻塞性肺疾病的诊断、严重度评价、疾病进展状况、疗效评价、预后等有重要意义。肺功能测试主要包括肺活量（VC）、第 1 秒用力呼气量（$FEV_1$）、用力肺活量（FVC）和 1 秒率（$FEV_1/FVC$）来判断。1 秒率是判断本病的敏感指标，可作为判断本病严重程度和预后的指标。

**1. 气短、气急症状分级**　国内目前使用比较多的是根据 Borg 量表计分法改进（南京医科大学）的呼吸困难评分法（表 6-1）。

表 6-1　气短、气急症状分级评分法问卷

| 分级 | 呼吸困难严重症状 |
| --- | --- |
| 1 级 | 无气短气急 |
| 2 级 | 稍感气短、气急 |
| 3 级 | 轻度气短、气急 |
| 4 级 | 明显气短、气急 |
| 5 级 | 气短、气急严重，不能耐受 |

**2. 呼吸功能改善或恶化程度**　呼吸困难加重或改善时，可以使用呼吸困难变化评定分值半定量评定（表 6-2）。

表 6-2　呼吸困难变化评定分值半定量评定

| 呼吸功能改善或恶化程度 | 半定量值 |
| --- | --- |
| 明显改善 | -5 |
| 中等改善 | -3 |
| 轻度改善 | -1 |
| 不变 | 0 |

**3. 夜间呼吸评定**　慢性阻塞性肺疾病合并夜间睡眠呼吸暂停综合征，容易出现大脑缺氧，诱发脑血管疾病。对高危人群如打鼾、肥胖人群建议对其睡眠深度、胸壁运动频率和深度、气流等进行评定，鉴别病变性质为中枢抑制性或阻塞性，从而判断病变性质及其严重程度。

### （二）运动能力评定

**1. 活动平板或功率车运动试验**　在功率自行车或者步行器上进行分级运动试验，有规律、间隔地逐渐增加活动等级至患者的耐受极限，从而获得患者的最大心率、最大耗氧量（$VO_2max$）、最大代谢当量值、运动时间等相关量化指标，评定患者的运动能力，也可以通过这两项试验中患者的主观用力程度分级（RPE）评定患者的运动能力。

**2. 计时步行距离测定评定**　6 分钟或 12 分钟步行距离是呼吸康复中最常使用的评定运动功能的方法。这种方法不需要特殊仪器，步行运动也与患者日常活动密切相关，容易掌握。在步行测试中，应注意患者逐步增加步行时间和步行速度。在患者行走过程中，可检测其血氧饱和度、心电图等。对于不能

进行活动平板运动试验的患者可行计时步行距离测定，以判断患者在运动中发生低氧血症的可能性及患者的运动能力。6 分钟或 12 分钟步行距离测定评定方法与上述分级运动试验有良好的相关性。

### （三）日常生活活动能力评定

慢性阻塞性肺病患者尤其是严重患者常有日常生活或者活动方面的障碍，可将患者的日常生活活动能力分为以下 6 个级别（表 6 - 3）。

表 6 - 3　日常生活活动能力评定表

| 分级 | 日常生活活动能力 |
| --- | --- |
| 0 级 | 虽然存在不同程度的肺气肿，但活动如常人，对日常生活无影响，活动时无气短 |
| 1 级 | 一般劳动时出现气短 |
| 2 级 | 平地步行无气短，速度较快或登楼、上坡时，同行的同龄健康人不觉气短而自己有气短 |
| 3 级 | 慢走不到百步即有气短 |
| 4 级 | 讲话或穿衣等轻微动作时即有气短 |
| 5 级 | 安静时出现气短，无法平卧 |

### （四）心理、认知功能评定

慢性阻塞性肺疾病患者经常处于持续紧张不安的焦虑状态，这是因为他们对呼吸困难和窒息的恐惧，呼吸更为困难。中、重度的慢性阻塞性肺疾病的患者往往有沮丧的心理障碍。另外，慢性阻塞性肺疾病患者由于慢性缺氧，可引起器质性脑损害，表现出情绪、认知等障碍。因此，需要对慢性阻塞性肺疾病患者进行相应的心理、认知功能评定。

### （五）其他功能评定

对于慢性阻塞性肺疾病患者的评估还包括上肢或下肢肌肉力量评估、呼吸肌力量评估（最大吸气压及最大呼气压）、营养状态评估等。

## 三、康复治疗 ⓔ 微课 2

### （一）康复目标

尽可能建立生理性呼吸模式，改善患者的呼吸功能，恢复有效的呼吸；阻止或延缓肺部病变的进展，消除疾病遗留的功能障碍，充分有效地利用残存的肺功能；进行积极地呼吸训练和运动训练，增加体力运动耐力和活动能力，提高机体能量储备，改善心理状态，提高生活质量；改善和支持心肺功能，通过有效的康复手段治疗和预防并发症；消除呼吸困难对心理状况的影响，缓解抑郁、焦虑、紧张等心理障碍。

### （二）呼吸训练

最重要的是进行腹式呼吸训练，为了能顺利地进行腹式呼吸，常用的训练方法如下。

**1. 放松训练法**　放松全身肌群，特别是紧张的辅助呼吸肌群，包括上胸部肩带肌和颈肌群，这种放松有利于消除紧张的情绪，减少呼吸肌耗氧量，缓解呼吸困难症状。常用方法有双手置上腹部法、两手分置胸腹法、下胸季肋部布带束胸法、抬臀呼气法等。两手分置胸腹法：患者坐位或仰卧位，一手置于胸部两乳头胸骨处，一手置于上腹部剑突下、脐上方。呼气时腹部的手随之下沉，并稍施加压力，吸气时腹部对抗此加压的手，使之缓缓隆起。注意，呼吸过程中置于胸部的手基本不动。

**2. 缩唇呼气法**　呼气时将嘴唇缩紧，如同吹笛状，使气体通过缩窄的口形缓缓呼出。采用缩唇呼气法时，吸气时最好经鼻，因为空气经过鼻黏膜和鼻毛的吸附、过滤、加温、湿润可以减少对气管和支气管的刺激。缩唇呼气应在自然呼气时使用。缩唇呼气可以防止或延缓气道的塌陷，使呼吸较深而缓慢，增加肺泡通气量，提高动脉氧饱和度，改善肺部换气功能。

**3. 深慢呼吸训练** 腹式呼吸一般呼吸频率较慢，还要求吸气相长于呼气相，每次吸气后要稍停片刻，可增强通换气效应。深慢呼吸可相对减少生理无效腔量，减少解剖无效腔的影响而提高肺泡的通气量，提高血气交换率。

### （三）运动训练

运动耐力下降是慢性阻塞性肺疾病患者的常见主诉。运动训练可以改善呼吸肌和辅助呼吸肌功能，改善心肺功能和整体体能。运动训练包括上肢训练、下肢训练、呼吸肌训练和呼吸体操等。

**1. 上肢训练** 上肢肌力训练主要集中在日常生活的功能工作中使用的肌群和吸气辅助肌群。可以使用手摇车方法，从无阻力开始，主观强度以运动时稍感气短为宜。上肢训练做运动时一定要动作缓慢和顺畅，可以坐在有靠背的椅子上进行。上肢肌力训练在举起上肢时吸气，放下时呼气。

**2. 下肢训练** 下肢训练可明显增加慢性阻塞性肺疾病患者的活动耐量，减轻呼吸困难症状。慢性阻塞性肺疾病患者康复计划必须至少包括下肢耐力运动训练，因为这是使用大肌群进行的下肢有氧运动。下肢肌力与运动耐力训练相互促进。可以通过步行训练和功率自行车进行。运动强度用目标心率作为标准。步行训练，简单方便、经济，随时随地可以进行，作为训练方法，容易实现活动功能的最大改变。训练频率可以从每天 1 次至每周 2 次不等，一个训练计划应该持续至少 4~8 周，时间越长效果越明显。

**3. 呼吸肌训练** 包括吸气肌训练、呼气肌训练。呼吸肌训练可以改善呼吸肌耐力，缓解慢性阻塞性肺疾病患者呼吸困难症状。可以使用不同口径的抗阻呼吸器以增加吸气耐力，增强吸气肌肌力。呼气肌训练可进行增强腹肌练习和吹蜡烛训练。

### （四）排痰训练

排痰训练包括胸部叩击、震颤、直接咳嗽和体位引流。排痰训练可以促进呼吸道分泌物排出，减少支气管肺的感染。体位引流是根据支气管肺段解剖位置，利用重力作用，使分泌物沿支气管的走向流到大支气管开口处，进而引流至总支气管内，最后咳出。体位引流配合胸部叩击、胸壁震颤技术使用，效果更好。对于排痰无力、长期卧床的老年患者要进行拍背和胸壁震颤术以协助排痰。咳嗽是呼吸系统的一种重要防御功能，具有清除呼吸道异物和分泌物的保护性作用，因此，要教会患者正确的咳嗽方法，以促进分泌物排出，减少肺部反复感染的机会。

### （五）吸氧疗法

氧疗是慢性阻塞性肺疾病患者不可缺少的康复治疗方法，氧疗可以改善这类患者由于气道狭窄引起的缺氧和低氧血症。持续低流量吸氧适用于有低氧血症即休息时 $PaO_2 < 6.6kPa$（50mmHg）或血氧饱和度（$SaO_2$）<90%。可通过导管、氧气面罩或机械通气给氧。吸氧可 24 小时持续或以夜间为主。

### （六）心理治疗

随着病情逐年加重、反复住院治疗，当慢性阻塞性肺疾病患者了解到本病呈慢性进程且不可治愈时，常产生多种心理改变，表现为无望感，焦虑、抑郁、沮丧。

医务人员要针对以上情况对患者和家属进行教育，通过心理康复的手段，使他们能够正视现状，接受现实，从容面对，增强战胜疾病的信心和勇气。要指导患者放下思想包袱，减轻心理负担，放松肌肉，可以有助于减轻呼吸困难及焦虑的情绪。鼓励患者树立生活目标，去过有意义的、能自给自足的和在经济上有生产能力的生活。

### （七）健康教育

慢性阻塞性肺疾病患者因反复急性发作，病情呈不断恶化趋势，应重视缓解期的预防及治疗并长期坚持，以最大限度地延缓病情发展。同时，为获得比较满意的康复治疗效果，要对患者及家属进行健康宣教。健康宣教包括呼吸系统的解剖、生理、病理知识常识、常用药物的使用注意事项、家庭氧疗技术等。

**1. 消除或减轻对支气管的刺激**　减轻大气污染、工厂防尘雾吸入（通风、过滤），特别要强调戒烟。各种年龄、各期的慢性阻塞性肺疾病患者均应戒烟。大量流行病学调查报告及实验室研究均已明确表明，吸烟是慢性支气管炎和肺气肿的主要病因。特别当已患支气管炎继续吸烟，常可加重对支气管的刺激。

**2. 防治感染**　对慢性支气管炎患者长期应用抗生素并不提倡，但一旦出现脓痰等感染征象应及早就医进行规范治疗，以免发生进一步严重感染。慢性阻塞性肺疾病患者要积极预防感冒，可采用中医康复技术中的太极拳、八段锦等锻炼方法进行锻炼，增强体质，预防感冒。同时要积极控制可能存在的感染灶，如鼻旁窦炎等。

**3. 家庭氧疗**　长期低流量吸氧可增加患者的运动耐力，提高患者的生存质量，使慢性阻塞性肺疾病患者的生存率提高。在氧气的使用过程中要注意安全，防止火灾及爆炸等意外情况的发生。

# 第三节　代谢系统疾病的康复 🔘微课3

## 一、糖尿病的康复

### （一）概述

**1. 定义**　糖尿病（diabetes mellitus）是一组以持续性高血糖为特征的、由基因和环境因素相互作用所致的代谢障碍性疾病。主要由于胰岛素绝对或相对不足及靶细胞对胰岛素敏感性降低，导致碳水化合物、蛋白质、脂肪、电解质和水等一系列代谢紊乱。临床主要表现为多饮、多尿、多食、体重减轻等"三多一少"症状，或伴有多种急性和慢性并发症，占死亡病因的第5位，是严重致残性疾病。

**2. 病因病理**

（1）病因　糖尿病的发生与多种因素如遗传、病毒感染、自身免疫以及胰岛组织的破坏有关。另外，不良的饮食习惯、缺少运动和心理社会应激等也是诱发糖尿病不可忽视的重要原因。1型和2型糖尿病的病因和发病机制有所不同，2型糖尿病的主要危险因素：①糖尿病阳性家族史；②年龄增长；③肥胖，体重指数（BMI）$>25kg/m^2$；④腰围/臀围（WHR）男性 $>0.90$、女性 $>0.85$；⑤分娩巨大胎儿的母亲；⑥脂肪代谢紊乱（尤其高三酰甘油血症）。

（2）病理　1型糖尿病患者常有明显的胰岛病理改变。由于胰岛 B 细胞被异常的自身免疫反应选择性破坏，体内胰岛素数量减少，只有正常的10%，A 细胞相对增多，胰岛内毛细血管旁纤维组织增生，严重者可见广泛纤维化，血管内膜增厚。2型糖尿病患者胰岛病变较轻，在光学显微镜下约有1/3病例没有组织学上肯定病变。主要由于肥胖等原因所致体内胰岛素分泌相对不足或胰岛素受体缺陷，或由于骨骼肌、脂肪、肝脏等体内胰岛素的靶细胞出现了胰岛素受体，造成靶细胞摄取与利用葡萄糖减少，导致血糖升高。

**3. 临床表现与诊断**

（1）临床表现　糖尿病的症状可概括为"三多一少"，即多饮、多食、多尿和体重减轻。1型糖尿病可发生在任何年龄，以儿童和青少年为多见，一般起病急，常突然出现多尿、多饮、多食、明显消瘦等症状，容易发生酮症酸中毒，合并各种急慢性感染，必须依赖外源性胰岛素维持生命，即须终身接受胰岛素治疗。2 型糖尿病多见于 35 岁以后中老年人，起病缓慢、隐匿，大部分患者体重超重或肥胖，没有显著的多食，部分患者甚至没有明显症状，是在健康检查或检查其他疾病时发现。

（2）诊断　1980 年以来，国际上通用 WHO 的诊断标准，1997 年美国糖尿病协会（ADA）提出修改糖尿病诊断标准为：症状（多尿、多饮、多食和体重减轻）＋随机血糖 ≥11.1mmol/L（200mg/dl）或空腹血糖（FPG）≥7.0mmol/L（126mg/dl），或口服葡萄糖耐量试验（OGTT）中，2 小时血糖 ≥11.1mmol/L（200mg/dl）。症状不典型者，需另一天再证实。

**4. 康复问题**

（1）视力障碍　合并白内障、青光眼及视网膜病变时出现视力减低，甚至失明。

（2）肾功能障碍　糖尿病合并肾脏病变，可出现蛋白尿，甚至导致肾功能不全，严重影响患者的生活质量，甚至危及生命。

（3）ADL 能力降低　当患者合并周围神经及自主神经损害时，常常出现感觉异常、肌肉萎缩、直立性低血压及排尿异常，严重影响患者的日常生活活动能力。

（4）心血管功能障碍　高血压、冠心病是糖尿病常见的合并症，患病后患者体力活动减少，导致心血管系统的适应能力降低，循环功能减退。

（5）步行障碍　合并外周血管病变和足坏疽，影响患者的步行能力，需要穿戴矫形支具，严重者需截肢。

（6）心理障碍　糖尿病患者常常伴有不良生活习惯、自我管理能力降低及心理障碍，对患者日常生活和治疗产生严重的不良影响。

**（二）康复评定**

**1. 胰岛功能评定**

（1）血糖测定　空腹血糖检测是了解体内血糖浓度及糖代谢状况的常用指标。

正常值：邻甲苯胺法，空腹血浆葡萄糖为 3.9～6.4mmol/L，一般两次空腹血糖 ≥7.0mmol/L 即可诊断为糖尿病。空腹血糖 7.3～7.8mmol/L，为轻度增高；8.4～10.1mmol/L，为中度增高；超过 10.1mmol/L，为重度增高。

（2）尿糖测定（GLU）　正常人尿液中可有微量葡萄糖（24 小时 0.56～5.0mmol/L），但尿干化学试带法检查呈阴性反应。当血糖 8.8mmol/L，超过肾小管重吸收能力的最大限度即肾糖阈，或因近端肾小管回吸收功能障碍时，尿糖增加，糖定性试验呈阳性反应，称为糖尿。

（3）葡萄糖耐量试验（OGTT）　检查人体血糖的调节功能，是诊断糖尿病的重要检测指标。

方法：试验前 3 日，每日糖摄入量不少于 150g，试验前一天夜间禁食 10 小时以上（可以饮水）。用 75g 葡萄糖溶于 300ml 温开水中口服，约 5 分钟饮完。在服用糖水前及服糖水后 30、60、120、180 分钟采取血标本送检血浆葡萄糖水平。正常人口服一定量葡萄糖后，在短时间内暂时升高的血糖即可降至空腹水平，此现象称为耐糖现象。

正常糖耐量：空腹 <6.38mmol/L；30、60 分钟，<11.1mmol/L；120 分钟，<7.77mmol/L；180 分钟，<6.38mmol/L。当糖代谢紊乱后，口服一定量葡萄糖后急剧升高，经久不能恢复至空腹水平；或血糖升高虽不明显，在短时间内不能降至原先水平，称为耐糖异常或糖耐量降低。若服用糖后 2 小时，血糖测定 11.1mmol/L，且伴尿糖阳性，或有"三多一少"临床症状即可确诊为糖尿病。

（4）糖化血红蛋白测定（GHb）　是血红蛋白（Hb）与葡萄糖非酶催化缩合成的，GHb 中的糖基化血红蛋白（GHbA1）是葡萄糖或磷酸化葡萄糖等与血红蛋白 2 条链的 N 端氨基酸发生结合反应的产物。其量与血糖浓度呈正相关，可用于了解较长时间内糖尿病的控制情况，作为糖尿病长期控制情况的评价和监测指标。

参考值：电泳法，为5.6~7.5mmol/L；微柱法，为4.1~6.8mmol/L；比色法，为1.41±0.11mmol/L。

（5）糖尿病慢性病变及并发症的评定

1）冠心病的评定　心血管并发症是引起糖尿病患者死亡的首要病因。流行病学显示糖尿病伴发冠心病较同年龄、同性别的非糖尿病人群高4倍左右，病死率增高5~6倍。糖尿病心脏病的症状和体征如下。

①休息时心动过速　休息状态下心率超过90次/分，有时心率可达130次/分。

②直立性低血压　当从卧位起立时，收缩期血压下降>30mmHg（4kPa）或舒张期血压下降>20mmHg（2.67kPa），常伴头晕、软弱、心悸、大汗、视力障碍、晕厥，甚至休克。

③无痛性心肌梗死　发病率较高，可达24%~42%，患者仅有恶心、呕吐、充血性心力衰竭或表现为心律不齐、心源性休克，有些仅出现疲乏、无力、头晕等症状，无明显心前区疼痛，故易漏诊与误诊，病死率亦高达26%~58%。

④猝死　因各种应激如感染、手术、麻醉等均可导致猝死。

2）糖尿病肾病的评定　糖尿病肾病是糖尿病常见的并发症，是糖尿病全身性微血管病变表现，是糖尿病患者的主要死亡原因之一。

早期多无症状，血压可正常或偏高。用放射免疫法测定尿微量白蛋白排出量>200μg/min，此期叫作隐匿性肾病或早期肾病。如能积极控制高血压及高血糖，病变可望好转。如控制不良，随病变的进展可发展为临床糖尿病肾病，临床表现为蛋白尿、水肿、高血压、肾功能不全、贫血及其他症状视网膜病变并非肾病表现。

3）糖尿病足的评定　糖尿病患者踝关节以下部位的皮肤溃疡、肢端坏疽或感染。主要由于长期神经和血管病变所致。

①塞姆斯·韦恩斯坦单丝（SWME）检测　用一种尼龙单丝探针对足部进行刺激，评估足部的感觉。正常足部的保护性感觉阈值是5.07，感觉低于此阈值水平有发生足部溃疡的危险。

②痛觉检查　针刺足底9个不同部位和足背1个部位，2个以上部位无感觉表明痛觉显著丧失。

③振动觉试验　使用生物振动阈测定仪进行足部检查，振动感觉阈值>25V，说明足部发生溃疡的危险性明显增加；或使用有刻度的音叉在拇指末关节处检查，可诊断患者有无振动觉减退，如检查3次中有2次答错，表示音叉振动感觉缺失。

④足部供血评定。

4）糖尿病性视网膜病变的评定　糖尿病视网膜病变临床表现：除全身症状以多饮、多食、多尿及尿糖、血糖升高为特征外，并有双眼视网膜出现鲜红色毛细血管瘤，火焰状出血，后期有灰白色渗出，鲜红色新生血管形成，易发生玻璃体红色积血为主要特征的眼底改变。早期眼底病变不影响黄斑部时，视力不受影响，患者无自觉症状，有时患者感觉视力减退或眼前有黑影飞动（或飘动）。若病变发展3~5年或血糖控制不好，可引起不同程度的眼底出血、渗出、水肿、血管瘤。如眼底黄斑受累，可出现视力下降，黑矇，视野中心暗点，中心视力下降和视物变形等症状。当血管或新生血管大量出血到玻璃体腔，将严重影响视力，甚至失明。

### （三）康复治疗

**1. 康复目标**　使血糖达到或接近正常水平；纠正代谢紊乱，纠正糖尿病引起的症状；防止或延缓并发症的发生，防止引起心、脑、肾、眼、血管和神经等病变；肥胖者积极减体重，维持较好的健康和劳动能力；儿童保持正常的生长发育；提高老年人的生活质量，延长寿命，降低病死率和致残率。

**2. 康复原则** 遵循早期治疗、长期治疗、综合治疗和个体化治疗的原则。糖尿病强调综合治疗：饮食控制、运动疗法、药物治疗、糖尿病教育及血糖自我监测。1 型糖尿病以胰岛素治疗为主，配合饮食和运动疗法；2 型糖尿病治疗以改善患者生活方式，控制饮食和运动锻炼为重点。

**3. 康复方法**

（1）饮食疗法 糖尿病患者每天食物摄入量应根据患者每天对热量的需要供给。每日需要总热量与体重和工作性质有关：标准体重×每天每千克体重所需热量。这些热量由食物中的三大营养物质——碳水化合物、蛋白质、脂肪提供，其中碳水化合物应占总热量的 60%～70%，蛋白质占 10%～20%，脂肪占 30%，据此可以计算出三大营养物质每天的摄入量。一日三餐热量分布可按早 1/5、中 2/5、晚 2/5 的为宜。

（2）运动疗法 运动不足是 2 型糖尿病发病的重要环境因素，长期规律的运动可以减少 2 型糖尿病的发生，提高胰岛素的敏感性，有利于控制血糖和预防糖尿病并发症。运动处方如下。

1）运动强度 糖尿病患者适宜的运动强度为中等强度，可以根据运动中靶心率确定，也可根据运动试验确定，常取运动试验中最高心率的 70%～80% 作为靶心率。

2）运动量 运动量=运动强度×运动时间。体重正常的患者，运动所消耗的热量应与其摄入的热量保持平衡，但对肥胖和超重的人要求运动消耗的热量大于摄入热量。

3）运动方式 行走、慢跑、骑自行车、游泳、登山、上下楼梯、打乒乓球、打篮球、打网球等运动，可以改善心血管功能和代谢功能；散步、打太极拳、健身气功、保健体操等可起到放松精神、消除疲劳的作用，都适合糖尿病患者长期进行，其中步行是国内外最常用的运动项目。

4）运动时间 运动时间可自 10 分钟开始，逐渐延长至 30～40 分钟，如果运动时间过短达不到体内代谢的效果，但运动时间过长，易产生疲劳，加重病情。

5）运动频率 一般认为每周运动 3～4 次较为合适，如果身体较好，每次运动后不感觉疲劳者，可坚持每天 1 次，运动锻炼不应间断。

（3）自我血糖（SMBG）检测 SMBG 是近 10 年来糖尿病患者管理方法的主要进展之一。要求患者应用便携式血糖计经常观察和记录血糖水平，为调整药物剂量提供依据。

（4）糖尿病教育 通过对糖尿病患者及其家属的宣传教育，使他们了解糖尿病基本知识，积极配合医护人员，自觉执行康复治疗方案，改变不健康的生活习惯，自我管理，可有效预防和控制并发症的发生发展。

（5）药物治疗 药物治疗包括口服降糖药如磺脲类（格列齐特、格列吡嗪、优降糖）、双胍类（二甲双胍、苯乙双胍）及胰岛素治疗。

（6）物理治疗 在治疗糖尿病、控制血糖的基础上配合电刺激疗法、低频脉冲电刺激、脉冲磁疗法、超声波及紫外线治疗，可明显缓解症状。

1）感觉异常 糖尿病周围神经病变可引起感觉异常。如肢体疼痛、麻木或感觉过敏，可选用超短波微热量或温热量，每次 15～20 分钟，10～20 次为 1 疗程；脉冲磁疗强度 0.6～0.8T，每天 1～2 次，每次 10～20 分钟，10～20 次为 1 疗程；紫外线红斑量照射，一般小腿 10～20MED，足背 20～30MED，每天 1 次，4～6 次为 1 疗程。

2）运动神经受累 如肌张力减低、肌力减弱、肌肉萎缩等，可用正弦调制中频电流或方波刺激，一般频率 10～30Hz，调制度 100%，每次治疗 10～20 分钟，10～20 次为 1 疗程。

## 二、骨质疏松症的康复

### （一）概述

**1. 定义** 骨质疏松症（osteoporosis，OP）是由于人体代谢异常所导致的骨量减少，骨组织微细结构破坏，骨脆性增高及易发生骨折为特征的全身性疾病。骨质疏松症的发病情况与地区环境、食物结构、营养水平以及种族有关，并且随着年龄的增长而增加。目前全世界已有 2 亿多人患有骨质疏松症，其中 33% 的绝经后妇女和大多数 65 岁以上的老年人。据我国流行病学调查报告，60 岁以上的男性发病率约为 10%，女性 40% 左右，为男性的 3 ~ 5 倍。随着人口的老龄化，骨质疏松症目前已成为越来越严重的公共性健康问题。

**2. 病因病理**

（1）病因　骨质疏松症主要可分为原发性骨质疏松症和继发性骨质疏松症两大类。前者由于妇女绝经后或老年人骨组织的病理生理变化所致；后者可见于各种年龄，由某些原因和疾病引起。常见致病因素如下。

1）内分泌紊乱　与体内激素（雌激素和雄激素）、降钙素、甲状旁腺素等调节紊乱而导致骨代谢的异常有关。

2）营养不良　主要与钙的供给不足（食物缺钙）或钙的摄入受限（小肠对钙的吸收不良），微量元素以及维生素类缺乏有关。

3）不良嗜好　吸烟可降低雌激素水平，影响钙吸收；酗酒可损害肝脏，不利于维生素 D 在肝内活化而影响钙的吸收。

4）缺乏日光照射　日光照射不足，使皮肤内 7 - 脱氢胆固醇转化成维生素 $D_3$ 的数量减少，可影响人体对钙的吸收。

5）其他因素　①骨密度峰值：20 ~ 39 岁时骨密度达到最高值，称为骨密度峰值。如骨密度峰值降低易发生骨质疏松。②性别和年龄：女性较男性容易发生，尤其是绝经期女性。③家族史：阳性家族史者较阴性家族史发病率明显增高。④运动缺乏：运动缺乏对骨强度的影响非常大，甚至超过了与骨代谢相关的激素、钙、维生素 D 的影响。

（2）病理　骨质疏松症的病理变化主要是患者全身性、进行性的骨组织减少，骨的微细结构退化，表现为骨小梁变细、变稀，骨强度下降。

**3. 临床表现与诊断**

（1）临床表现

1）症状　主要表现为疼痛、身长缩短、驼背、骨折等。

2）体征　在身材矮小的妇女中常可见到不同程度的驼背，常为保护性体位所致，没有其他明确的体征。如发生了压缩性骨折，则在相应的椎体局部出现明显压痛。两侧腰肌或臀部亦可出现压痛。

（2）诊断　骨质疏松症的诊断应结合患者的性别、年龄、是否绝经、有无家族史、临床表现、影像学及临床生化检查等多项指标进行综合分析。

**4. 康复问题**

（1）运动障碍　骨质疏松所引起的疼痛常常影响患者的活动，从而导致肌肉萎缩、关节运动障碍等。

（2）ADL 能力受限　疼痛、运动障碍极易发生损伤，常常影响患者的日常生活、工作及学习。

（3）易发生骨折　骨质疏松的患者常常受到轻度损伤或未受损伤时导致骨折，给患者生活带来极大不便和痛苦。

**（二）康复评定**

**1. 临床评定**

（1）骨痛分级评定　可以用目测类比定级法，让患者根据自己感受疼痛的程度在线段上画出位置，进行测量。

（2）腰背叩/压痛评定法　0分为无叩/压痛；1分为轻叩/压痛；2分为明显叩/压痛；3分为重度叩/压痛（叩/压痛时出现退缩反应）。

**2. ADL 能力评定**　可采用 Barthel 评定，详见康复评定技术。

### （三）康复治疗

**1. 康复治疗目标**

（1）近期目标　缓解或控制疼痛；改善患者生活质量；抑制过快的骨吸收，减少骨量丢失；降低骨折发生率。

（2）远期目标　改善骨质量，增加骨小梁；防治废用综合征；减低骨丢失，控制骨质疏松引起的骨痛。

**2. 康复治疗原则**　骨质疏松症治疗效果很慢，因此要特别强调系统性预防和康复治疗。治疗原则：早诊断，早治疗；补钙为主，止痛为辅；物理治疗为主，药物治疗为辅；长期运动治疗与饮食营养相结合。

**3. 康复治疗方法**

（1）运动治疗　运动治疗、补钙与饮食调节并称为防止骨质疏松三大措施。运动治疗具有促进性激素分泌，促进钙吸收，增加骨皮质血流量，促进骨形成的作用。同时还可以纠正患者驼背畸形，防止或减少由于肌力不足而导致的容易跌倒，改善症状，增强全身体力，提高生活质量等作用。

1）增强肌力练习　增强肌力可以保护关节免受损伤，从而避免骨折的发生。常用方法有等张抗阻训练，如举哑铃、沙袋等重物，或使用专门的肌力训练器械和利用自身体重作为负荷练习等。四肢肌力练习还可采用肌肉等长训练；腰背部肌肉可以采用等张、等长练习，如在俯卧位下进行上胸部离床的抬高上体练习，以及髋部离床的抬高下体练习。

2）纠正畸形的练习　骨质疏松症患者常出现驼背畸形，使身材明显变矮。纠正的方法是做背伸肌肌力练习，同时对屈肌群进行牵张练习，如扩胸，牵张上肢、腹肌和下肢肌群。训练时应注意循序渐进，一次不应牵张次数过多，时间过长，以免发生损伤。此外，在日常生活中注意保持正确的姿势。

3）防止跌倒　跌倒是引起骨折的最常见原因。防止跌倒的方法除了多做增强下肢肌力的练习外，还宜进行脊椎灵活性练习和增强平衡协调性的练习。若出现骨折时，可针对骨折进行相应的训练。还应当进行增强全身健康状态的训练，通常采取有氧训练法，以提高整体健康水平。

4）关节活动度练习　应鼓励患者进行主动的关节活动练习；对于昏迷、截瘫、偏瘫、神经损伤等患者，须进行被动的关节活动训练，以防止关节挛缩和骨质疏松。

（2）理疗　疼痛是骨质疏松的主要症状，对大部分老年患者非甾体抗炎药不能长期使用，理疗就成为缓解骨质疏松所引起的慢性疼痛的首选方法。此外理疗还具有减少组织粘连，改善局部血液循环，促进骨折愈合，促进钙磷沉着，增强肌力，防止肌肉萎缩的作用。常用方法有超短波、微波、红外线、磁疗、超声波及人工紫外线等疗法。

（3）饮食补钙　补钙应该以饮食补充为主，如增加乳制品的摄入，建议每天至少饮用500ml 鲜牛奶，另外要多食用含钙量高的食物如鱼、虾、豆制品等。如果食物中的钙摄入不足或骨质疏松较重，可直接补充钙剂，最好选择酸性钙。

（4）支具、腰围　在治疗中佩戴合适的腰围、支具可以缓解疼痛，矫正姿势，预防骨折。

## 素质提升

1. 让学生思考内脏疾病常见病因，引导学生积极参与疾病的一、二级预防宣传，尽医学生的责任与义务，为健康中国做出自己的贡献。

2. 在内脏疾病诊断的问诊及检查操作中培养学生的严谨性、规范性。

3. 着重讲解内脏疾病患者的临床表现、功能障碍，强调学生在与患者接触、进行评定与治疗过程中注意患者感受，减少患者的不适感，培养学生对患者的爱心、耐心、细心。

## 目标检测

答案解析

### 一、选择题

1. 调节人体血糖水平的主要器官是
    A. 脑
    B. 肾
    C. 肝
    D. 骨骼肌

2. 短时间剧烈运动时，血糖浓度变化的趋势是
    A. 上升
    B. 先不变后上升
    C. 下降
    D. 无明显变化

3. 肾糖阈是指体血糖浓度达到
    A. 4.4 mmol/L
    B. 5.5 mmol/L
    C. 6.6 mmol/L
    D. 8.8 mmol/L

4. 骨质疏松病因
    A. 内分泌紊乱
    B. 营养不良
    C. 不良嗜好
    D. 血压高

5. 慢性阻塞性肺疾病康复治疗的禁忌证不包括
    A. 合并严重肺高压
    B. 病情稳定的 COPD 患者
    C. 合并不稳定型心绞痛
    D. 合并近期肋骨骨折

6. 关于慢性阻塞性肺疾病呼吸肌训练说法错误的是
    A. 呼吸肌训练可以改善呼吸肌耐力，缓解呼吸困难症状
    B. 吸气训练方法：采用口径可以调节的呼气管在患者可以接受的前提下，将吸气阻力增大，以增加吸气肌耐力
    C. 腹肌训练是在仰卧位，腹部放置沙袋作挺腹训练
    D. 吹蜡烛是吸气训练

7. $VO_2 max$ 是
    A. 氧吸收率
    B. 每分通气量
    C. 最大吸氧量
    D. 二氧化碳排出量

8. 原发性高血压的发病机制中，最主要的是
    A. 盐酸量过多
    B. 精神过于紧张
    C. 肾脏病变
    D. 是一种多因疾病

9. 关于肺活量，下列描述正确的是
   A. 尽力吸气后缓慢而完全呼出的最大容量
   B. 尽力吸气后尽力而完全呼出的最大容量
   C. 缓慢吸气后尽力而完全呼出的最大容量
   D. 缓慢吸气后缓慢而完全呼出的最大容量

## 二、简答题

1. 简述骨质疏松临床表现。
2. 简述糖尿病临床表现包括。

（鲁　海　董芳明）

书网融合……

本章小结

微课1

微课2

微课3

题库

# 参考文献

［1］ 戴红，姜贵云. 康复医学［M］. 北京：北京大学出版社，2019.

［2］ 励建安. 作业治疗［M］. 北京：电子工业出版社，2019.

［3］ 王玉龙，周菊芝. 康复评定技术［M］.3 版. 北京：人民卫生出版社，2021.

［4］ 窦祖林. 作业治疗学［M］.3 版. 北京：人民卫生出版社，2021.

［5］ 宋为群，孟宪国. 康复医学［M］.4 版. 北京：人民卫生出版社，2019.

［6］ 黄晓琳，燕铁斌. 康复医学［M］.6 版. 北京：人民卫生出版社，2018.

［7］ 王左生，冯晓东. 康复医学［M］.6 版. 郑州：郑州大学出版社，2020.

［8］ 励建安，江钟立. 康复医学［M］.3 版. 北京：科学出版社，2019.

［9］ 章稼，王于领. 运动治疗技术［M］.3 版. 北京：人民卫生出版社，2020.

［10］ 张维杰，吴军. 物理因子治疗技术［M］. 北京：人民卫生出版社，2019.

［11］ 王左生，马金. 言语治疗技术［M］.3 版. 北京：人民卫生出版社，2020.

［12］ 燕铁斌. 物理治疗学［M］.3 版. 北京：人民卫生出版社，2018.

［13］ 张建忠. 康复医学［M］. 北京：人民卫生出版社，2016.

［14］ 王玉龙，张秀花. 康复评定技术［M］.3 版. 北京：人民卫生出版社，2020.

［15］ 肖小红，李古强. 康复辅助器具技术［M］.2 版. 北京：人民卫生出版社，2019.

［16］ 张绍岚，王红星. 常见疾病康复［M］.3 版. 北京：人民卫生出版社，2019.

［17］ 倪朝民. 神经康复学［M］.3 版. 北京：人民卫生出版社，2013.